中医认识论的
当代建构

李红文 —— 著

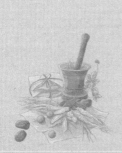
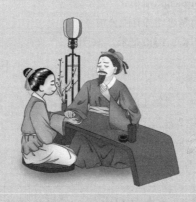

九州出版社
JIUZHOUPRESS

图书在版编目（CIP）数据

中医认识论的当代建构 / 李红文著. -- 北京：九

州出版社，2024.2

ISBN 978-7-5225-2594-5

Ⅰ. ①中… Ⅱ. ①李… Ⅲ. ①中医学–认识论 Ⅳ.

①R2

中国国家版本馆 CIP 数据核字(2024)第 040176 号

中医认识论的当代建构

作　　者　李红文　著

责任编辑　陈春玲

出版发行　九州出版社

地　　址　北京市西城区阜外大街甲 35 号(100037)

发行电话　(010)68992190/3/5/6

网　　址　www.jiuzhoupress.com

印　　刷　长沙市精宏印务有限公司

开　　本　710 毫米 × 1000 毫米　16 开

印　　张　19.5

字　　数　260 千字

版　　次　2024 年 2 月第 1 版

印　　次　2024 年 2 月第 1 次印刷

书　　号　ISBN 978-7-5225-2594-5

定　　价　98.00 元

序　言

前不久李红文教授送我一本他写的著作清样《中医认识论的当代建构》，并邀请我为他的新著作序，一看书名我不由眼前一亮，回家再细细品读，深为红文教授这些年学习、研究中医所取得的成就而兴奋不已！红文教授系华中科技大学哲学学士，北京大学哲学硕士、博士，美国耶鲁大学、奥地利维也纳大学访问学者，可以说是一位钟情于哲学、学贯中西的青年才俊，长期以来专心从事哲学、伦理学的研究，取得不少高水平成果，深受同行瞩目。2014年作为高层次人才引进到湖南中医药大学，一直从事伦理学方面的教学与研究工作，同时利用业余时间学习中医、研究中医，近十年来心无旁骛、默默无闻地学习与研究，终于取得今日之成果，这本专著即是他来到湖南中医药大学之后的倾心之作，更是厚积薄发之作。该书将哲学与中医紧密结合起来，从哲学角度去认识中医、去分析中医，并试图用哲学的语言去构建中医，促使人们从更高层次、更广视野去看待中医，他的这种学术见解和探索精神十分难能可贵。

毛泽东主席曾经指出"中国医药学是一个伟大的宝库，应当努力发掘，加以提高"，习近平总书记说："中医药学是中国古代科学的瑰宝，也是打开中华文明宝库的钥匙"。可见中医药确实是一个"宝库"，里面有很多"宝藏"，但是究竟有哪些"宝藏"，红文教授的这本专著从认识论角度给我们做了一个展示和指引。中医认识论，或者更广义地说中医哲学，就是这座"宝库"里面十分珍贵的"宝贝"之一。认识论属于哲学研究的一个核心板块，长期以来在哲学中占有十分突出的位置，一般把哲学分为本体论、认识论、价值论等不同构成部分。认识论或称知识论，主要研究知识的基本性质、知识如何可能、知识形成的条件、知识表达的形式及其与世界的关系等。那么，中医里面究竟有没有认识论、知识论的内容？答案显然是有的。中医近现代以来一直遭到西方医学的非议和诘难，一个很重要的原因就在于它很难"打扮"成现代知识的样式和模样，很难符合现代实验医学的基本要求，进而很难满足现代科学的评判标准，因而往往被贴上"不科学"的标签。这种中西之争、科学之争夹杂了政治、经济、文化、意识形态等多方面的因素，讨论起来十分复杂，很难得出令辩论双方满意的证据和结论。但是，不论争论如何，中医自身的知识问题却是其中最为关键的核心部分，这就是说，中医知识究竟是何种知识，它究竟有什么本质特征，与现代科学知识究竟有什么本质的不同？只有深入到这种问题的本质部分，才能够比较清晰地、逻辑地回答上述一系列有关中医的"科学性"问题。红文博士敏锐地认识到这个问题的重要性，并潜心钻研，写成这本专著，我认为是很有现实意义的。

我们需要认真研究中医，弘扬中医精神。这是科学精神的必然要求。在功利主义盛行的时代，不少中医研习者仅仅是把中医当作一个治病救人的手段或曰谋生的工具，这当然无可厚非。但是，中医的真正宗旨却远远超越于这些东西之上。古人有"上医""中医""下医"的区分，所谓："上医医国、中医医人、下医医病"，由此可见"中医人"的博大胸襟和远见卓识。习近平总书记常常用中医理论阐述治国理政的道理，为什么中医治病救人的理论和修身、齐家、治国、平天下有关联？我想，从中医认识论的角度或许能揭开谜团。如果我们把中医理论搞清楚了，把人体五脏六腑、经络血脉、五运六气等等都搞清楚了，那就等于把人身"小宇宙"搞清楚了，而人身这个"小宇宙"却又是与国家、与世界等"大宇宙"等紧密相连、结构相似的，这称之为"身国同构"。我想，大概只有"中医哲学"才有对于宇宙和人生如此这般智慧的理解吧！

我们需要认真研究中医，探索中医知识。这是实事求是的必然要求。客观地研究中医，科学地认识中医，客观地看待中医药的独特优势，清醒地认识中医药存在的弱点和不足，做到既不盲目"护短"，又不盲目"自大"，真正地坚持中医文化自信，做一个明白的"中医人"，这才是研究中医的正确态度。红文教授的这本书对中医的思维方式、语言方式、逻辑方法、知识结构、科学性问题等都进行了深入阐述和论证。我认为研究得较深，对中医知识的特征与缺陷把握得也比较精准，一些讨论和论证也令人启发和深思。比如，他认为中医的"直觉神秘主义"问题，是造成中医难学、不好学的主要原因，中医强调"医者意也"，主张学习中医靠体验、悟性，而悟性这个东西是很难把握、很难教的，在大学课堂上根本无法进行，这就造成了现代中医教育面临一个两难困境，进不能像西医那样靠实验、解剖，退不能像传统中医那样师徒之间传帮带、口传心授。所以，把中医知识问题探讨清楚了，相应地中医教育问题也就知道该怎么做了，两者之间是紧密相连的。

　　红文博士的这本书原本有 30 多万字，这次只出版了其中的认识论部分，将其中的本体论部分"拿掉"了，从而显得内容更加紧凑连贯。不过，我倒是希望看到他继续完成本体论的建构部分，在中医哲学这块"富矿"里继续深挖，拿出更有影响力的研究成果出来，真心期待红文教授在未来的学术之路上越走越好！

　　是为序。

廖端辉

（湖南中医药大学原党委书记、二级教授、博士生导师）

2023 年 10 月 30 日

M^{U LU} 目 录

第一章 中医知识的思维方式建构

第二章　中医知识的语言方式建构

第三章　中医知识的逻辑方法建构

第四章 中医知识的内在结构分析

第五章 中医的科学性问题及其重构

第六章 中医的现代化问题及其重构

中医认识论界说：
中医知识结构之谜的哲学探索

重提中医知识问题，构建中医认识论是新时代的一项重要而紧迫的理论与现实任务。历史上没有哪个时代能够像我们这样如此高度重视中医药事业的发展，但同时又对中医知识的本质、中医的科学性存在如此之大的迷惘与争议。中医药是我们这个时代一座有待挖掘的富矿。习近平总书记指出，"中医药学是中国古代科学的瑰宝，也是打开中华文明宝库的钥匙"①。古老的岐黄之术，历久弥新。它需要众多的有识之士突破学科发展的壁垒，抛弃学科之间的各种成见、偏见乃至门户之见，深入中医药问题的内部一探事物的究竟，探索其存在的本质、特色、优势和精

---

① 引自2015年习近平总书记在致中国中医科学院成立60周年的贺信。2012年习近平同志当选党的总书记以来，在多个重要场合对中医药做出了高度的评价，并且在很多重要讲话中都使用了大量的中医术语，体现了国家领导人对中医药事业的高度重视。

华①，挖掘这座祖先遗传下来的"宝库"中蕴藏的"宝物"，不断推动中医药事业繁荣发展。

当今时代，我国的中医药事业迎来了发展的春天。党的二十大报告明确提出："坚持和发展马克思主义，必须同中华优秀传统文化相结合。"中医药是中华优秀传统文化的重要组成部分，必须不断促进中医药传承创新发展。无论是2016年国务院颁发的《中医药发展战略规划纲要（2016—2030年）》（以下简称《规划纲要》），还是2017年7月1日起施行的《中华人民共和国中医药法》（以下简称《中医药法》），以及2019年10月20日发布的《中共中央国务院关于促进中医药传承创新的意见》，都将中医药事业置于党和国家卫生健康事业发展战略全局的高度，要求从思想认识、法律地位、学术发展与实践运用上落实中医药与西医药并重的平等地位。这些纲领性文件在中医药发展史上是空前的，具有非同寻常的重要历史意义和战略意义。从历史意义来说，《中医药法》是我国历史上第一部为传统中医药振兴而制定的国家法律，是中医药发展史上的一座重要里程碑；而《规划纲要》实施的时间跨度长达15年之久，相当于三个"五年计划"的长度，实属历史罕见。从战略意义上来说，我们将中医药发展上升为国家战略，站在历史和全局的高度，不仅为中医药事业发展提供了宏观的顶层设计和法律制度保障，明确了发展中医药事业的指导思想、基本原则、发展目标和重点任务，而且给予

---

① 王君平.挖掘中医药宝库的精华——访我国首位诺贝尔生理学或医学奖获得者屠呦呦[N].人民日报，2018-01-05（4）.习近平总书记2018年10月22日在广东珠海横琴新区粤澳合作中医药科技产业园考察时指出，中医药学是中华文明的瑰宝，要深入发掘中医药宝库中的精华，推进产学研一体化，推进中医药产业化、现代化，让中医药走向世界。

千千万万的"中医人""中医药从业者"巨大的信心和鼓励，对于实现两个一百年奋斗目标具有重大现实和深远历史意义。

一、中医认识论的概念与理论辨析

中医认识论（Epistemology of Traditional Chinese Medicine），顾名思义，是关于中医的认识问题的理论学说。如此说来，中医认识论不过是认识论在中医领域的体现，即一般认识论体现在中医领域的独特性内容。这是我们对于中医认识论的基本规定，围绕这个基本规定，我们需要对中医认识论的概念做出进一步的澄清和梳理。

首先，从语法来考察，"中医认识论"是由两个词构成的："中医"与"认识论"。对这两个关键词的理解，就构成了我们对于中医认识论的概念理解。在哲学上，我们把"中医"理解为对象或客体，把"认识"一词当作动词，把"认识论"当作名词。合起来理解，就意味着人们对于中医认知活动与规律的总体性、一般性认识和把握。这样一种总体性的认知和把握可以形成一套理论体系，深刻地体现中医的理论特点，从而形成系统性的中医认识论。

其次，"中医认识论"的重点是认识论。认识论，作为哲学的分支学科，需要进行基本的概念界说。"认识论"一词来自希腊语，由 episteme（知识）和 logos（词/演讲/道说）组成，意指关于知识的学说，可以称之为知识论。现代西方哲学的认识论基本延续的是知识论脉络，主要研究知识的基本性质、知识形成的条件、知识表达的形式及其与世界的关系等。虽然认识论和知识论不能画等号，各自有着不同的侧重点，但其基本目标和研究内容大体上是一致的。

需要注意的是，认识论与认识不是一回事，每个人都有关于某种事物的具体认识，这并不意味着他就掌握了哲学的认识论，个人的认识只能构成认识论的基本素材和原材料，但还不能形成系统性的认识论思想。正如一个人购买了钢筋水泥，他只是拥有了一堆建筑材料，还不能说是拥有了完整的建筑物。同样，一个人在日常生活中使用中医来治疗疾病，形成了对中医的朴素直觉和感性经验，甚至能够道说个一二三，但拥有这种经验知识还不足以表明他就形成了完整的中医认识论。认识论属于哲学范畴，它是一种体系性建构，不是零碎的、碎片化的认识现象，而是对这些具体的现象进行的高度抽象和总结概括。

还有值得注意的是，认识的对象和认识论的对象也不是一回事。认识的对象是一个具体的客观存在物，比如，对客观的天文现象所形成的认识和知识就构成了天文学，对客观的物理现象所形成的认识和知识则构成了物理学。认识论的对象不是客观事物本身，而是人类的认识思维活动过程及其结果。就认识思维活动而言，不同阶段、不同形式、不同学科的认识呈现出极为不同的思维方式和特点，并且由这种认识活动所产生的知识也具有不同的历史形态，甚至是构成了彼此不可通约的范式。认识论研究就是要深刻揭示这些不同范式的知识形态之间究竟隐藏着哪些秘密，究竟为何形成如此迥异的知识范式。

最后，"中医认识论"是有关"中医"的认识论，而不是什么其他学科的认识论。中医概念的范围有广义和狭义之分，有传统和现代之分。在此，作者使用的是广义的中医概念，它不仅包括中医学的基本理论，还包含中药、针灸、推拿、按摩、拔罐、气功、食疗等中医的特色疗法。并且作者采用的是传统中医的概念，而不是现代中医的概念或经过现代化改造之后的中医概念。中医认识论所要探究的是传统中医认识思维活动规律及中医知识结构之谜。目前，全国有20余所中医药高等院校，基本上都取名为"中医药大学"，或者是将"中医学院"升格为"中医药大学"。而对于"中医药大学"的英文名称，基本上倾向于翻译为university of Chinese medicine，而不是university of traditional Chinese medicine，这意味着今日的"中医药大学"已经不再完全是传统意义上的中医院校了。它明显地向我们昭示了今日中医院校所研究和发展的知识也不再是纯粹的传统中医了。中医认识论所要研究的显然不是经过现代科学改造之后的中医，而是在1840年鸦片战争之前中国人所一直使用和发展的中医理论和知识体系，这套知识体系在理论上有着相对封闭且自我融贯的特征，有着自身的独特优势，但也极容易受到外部知识体系的攻击和挑战。只有回归到传统中医知识体系之中，我们才能深刻理解和把握中医知识的理论基础与特色，才能更加明晰地描绘出中医的知识谱系。

二、中医认识论的本质与基本性质

中医认识论，作为一种哲学探索活动，本质上是一门反思的科学（广义的"科学"）。按照德国哲学家黑格尔的说法，反思的对象和内容是思想本身①。认识论是对于人类认识活动的系统性反思，而中医认识论是对于中医认识活动的系统性反思。这种系统性的反思形成了"中医哲学"，而"中医"认识论属于中医哲学的范畴。中医认识论的反思性本质使得它区别于

---

① [德]黑格尔.小逻辑[M].贺麟译.北京：商务印书馆，1980：39.

一般性的中医知识，也区别于作为实践着的中医知识探索活动，毋宁说，它是要后退一步将这种认识活动及其所形成的中医知识当作自己的认识对象来研究之、揣摩之、反思之。它不是去获取某种知识，而是要对业已获得的知识进行反思，在这个意义上，我们可以说，它是有关知识的反思性知识。

中医认识论，作为一种对象性活动，其反思的对象是中医认识活动、实践活动与中医知识。一方面我们要反思中医的认知探索活动与实践活动，分析中医认知方式、思维方式的特点，把握中医思维发展的一般性规律，剖析中医实践活动中的基本认知规律。另一方面，我们要反思中医认知活动的结果，即中医知识体系。中医作为一门传统的医学，有着其自身的特点，有着其自身产生、发展、演变的内在逻辑和运动规律，其所形成的博大精深的中医专业知识体系是人们不断探索的结果。很显然，这种对象的特点决定了中医认识论的基本性质，也规定了科学地研究中医认识论的基本任务和方法。

中医认识论，作为一种科学研究，它所研究的对象具有显著的"前现代"特征。中医认识活动发生于现代之前，属于前现代的科学认识活动，它所形成的中医知识属于前现代的"科学知识"。前现代意味着它属于一种传统学问，有悠久的历史，也意味着它在思维方式、知识结构等方面与我们今人所理解的现代医学和现代科学相去甚远，不可避免地存在这样或那样的弱点。从传统到现代，中医的知识结构和知识体系面临着内部和外部的双重挑战，内部的挑战是它需要经历一个明显的范式转换或知识的更新迭代，外部的挑战是百余年来它不断地受到西医的猛烈攻击，无论是知识体系还是结构，无论是学科范式还是学科建制，都遭到了很多受过西医教育的人的激进批评与质疑。如果说，外部的挑战强迫我们被动地进行革命和现代化，那么，内部的挑战就意味着我们要主动地进行自我革命和现代化。不论是外部的、被动的，还是内部的、主动的，都无一例外证明了"前现代"的"传统中医"必须来一场自我革命，才能在现代科学技术的冲击之下站稳脚跟、求得生存与发展的空间。在今天，我们提出了"中医现代化"的目标[①]，这不仅意味着我们对于中医的弱点有着非常清醒的认识，而且深刻地意识到世界发展的大趋势、大潮流，在浩浩荡荡的世界规律面前，传统中医必须经历现代化的"脱胎换骨"，才能闯出一片新天地。

中医认识论，作为一种学术探索，它所研究的中医知识属于一种特殊类型的"科学知识"。中医认识论研究的基本目标正是要揭示这种知识的特殊性体现在何处，揭开中医的知识结构之谜。中医知识究竟是一种什么知识，究竟是什么意义上的科学知识，它的科学性体现在什么地方？这些都是我们要认真研究的主题。当然，我们是在广义的意义上来理解"科学"，并且将"科学"定义为一种"分科之学"。在探索之初，我们无须纠缠于中医究竟是不是科学、中医科不科学等棘手难题。真正的解决思路应该是，先将中医的科学性问题搁置一旁，或者说运用西方现代现象学方法

①比如，2016年2月国务院颁布的《中医药发展战略规划纲要（2016—2030年）》明确提出，"充分利用现代科学技术和方法，推动中医药理论与实践不断发展，推进中医药现代化，在创新中不断形成新特色、新优势"。2016年12月全国人大通过的《中华人民共和国中医药法》第三条提出，"坚持继承和创新相结合，保持和发挥中医药特色和优势，运用现代科学技术，促进中医药理论和实践的发展"；第三十八条提出，"运用现代科学技术和传统中医药研究方法，开展中医药科学研究，加强中西医结合研究，促进中医药理论和技术方法的继承和创新"。这些纲领性的法律和文件，都把中医现代化作为发展的基本的目标和任务，都强调运用现代科学技术，推进中西医资源整合、优势互补、协同创新。

将其"悬搁"起来，进而直接去揭示和还原中医的知识本质，而当我们真正把握了其知识结构、逻辑方法、本质特征之后，关于它究竟科学与否的问题就自然迎刃而解了。

三、中医认识论的研究对象与方法

中医认识论的研究对象是中医认识活动及其结果。这包含有三个部分的内容。一是作为人类思维认识活动的过程，这种过程完整地展现在古代医家对于生命本质、人体结构、疾病规律、治疗手段、药物药理、生死观念等认知活动之中。二是作为中医认知探索活动的结果，形成了系统性的中医知识体系，这种知识在漫长的传统社会中不断完善和发展，不断吸收了儒释道三家的哲学思想，构建了一套极其完备但又相对封闭的庞大知识结构。三是运用中医知识和技术进行诊疗的实践活动，医学知识不是抽象的哲学构思，而是要应用于具体的疾病诊断、治疗和康复活动之中，应用于养生保健的实践生活之中，这些实践性的活动也构成了中医认识论的反思对象之一。中医认识论的研究对象和具体内容，可以用如下表格予以简洁地表达：

表1-1 中医认识论的研究对象及具体内容

研究对象	中医认识活动	中医认识结果	中医实践
具体内容或形式	主体与客体、思维方式、认识方法、认识工具、感性认识与理性认识、模糊认识与明晰认识	知识：体系与结构、语言与表达、真理与规律	诊断、方剂、药物、康复、养生、保健等

毫无疑问，传统中医知识是自我融洽、自圆其说的，有着其独特的本

体论、认识论、方法论，建立起了独特的世界观、生命观和价值观，从而形成了一套极具中国文化特点、符合中国人思维方式、满足中国人的实用主义需求的复杂知识体系。然而，这套知识系统太过于圆融与精致，缺少了现代科学的那种怀疑精神、批判精神与分析方法，以至于在近现代随着国门被西方列强用坚船利炮打开之后，就开始遭到西方医学和自然科学的猛烈攻击，并且一再上演了废除中医、取消中医的论调。时至今日，虽然中医得到了党和国家的高度重视，中医事业迎来了发展的春天，但是中医现代化、科学化的主张仍然是发展的主题，无论是在《中医药法》，还是在中医药发展规划纲要中，中医现代化都被视为中医发展的指导性原则和方向。

然而，要想全面地、真实地、科学地揭示和再现中医认识活动的特殊道路，并不是一件轻而易举的事情。中医认识活动具有高度的复杂性，它所探索的生命运动也是非常复杂的，在科学技术较不发达的传统社会，想要获得关于人体结构、生命运动、疾病健康的知识，也是非常艰难的。正是这种复杂性和困难度，使得积极开展中医认识论就有着更加重要的理论意义和实践意义。对于复杂对象的研究，需要掌握科学的研究方法，运用现代科学知识，从多角度、多手段、多方式进行全方位的探究，只有这样才能更好地解开中国古人关于生命健康与疾病的自我认识之谜。具体地说，主要有以下基本方法来研究中医认识论。

（一）分析哲学方法

采用分析哲学的方法作为我们的首要研究方法，意味着我们要直指中医的弱点和不足。大家都普遍地认为，中医是重视整体而不是局部、重视综合而不是分析的，这是其优势，也是其劣势。综合的方法是好的、全面的，但是如果没有分析方法作为基础，这种综合极有可能是不好的，甚至是错误的。如果我们不把一种中草药的药性与成分搞清楚，就贸然地去进行方剂配伍，很有可能配出来的方剂在理论上满足中医的阴阳五行学说，在艺术上满足"君臣佐使"的排兵布阵，在实践中却轻则毫无疗效、重则致人死命。这种现象在实践中时有发生，以至于自古以来庸医层出不穷，害人不浅的事情时有发生。有人会做出如下辩解，以为中医正名：那些害人的庸医不过是一群技艺不高、医德卑劣之徒，他们所做之事跟中医本身没有什么关系，不能因为他们的行为而全盘否认了中医。我不否认这种辩护的合理性，也承认做一名好中医需要掌握精湛的医术，具备高尚的医德情操，唯有德艺双馨才能成为真正的好中医。我想表达的是，庸医的出现绝不只是极个别的偶然现象，它背后应该与中医知识结构本身有着隐秘的、千丝万缕的关系。不论是庸医还是"神医"，我们能否在中医的知识结构中给出明确的界限？中医知识结构自身的缺陷难道不正是为庸医的诞生提供了某种滋生的空间和地盘？为了理性地解决这些问题，我们需要真正的分析方法对中医知识进行全面的"解剖"，正如对人体的解剖促进了现代医学的进步，对中医知识的解剖也是现代中医进步的阶梯。

采用分析哲学的方法，还意味着我们要用尽可能客观的方法，对中医的语言、概念和范畴进行逻辑分析，阐明它们的意义。我们使用分析哲学的方法，但并不意味着就要承认或接受它的某些基本观点。比如，逻辑经验主义主张通过语言的分析来消灭形而上学，认为形而上学的思辨没有任何意义①，对这种激进的观点作者持保留态度。事实上，形而上学的思辨和假设并非毫无意义，相反，它是任何学科存在与发展的必不可少的本体论基础和理论前提。特别是对中医来说，形而上学的成分不仅是基础性的，而且是构成性的，取消了中医的形而上学基础，就意味着从根基上彻底颠覆了中医的知识系统。捍卫中医、发展中医，就必须巩固它的形而上学基础，而不是自掘坟墓，成为中医的掘墓人。

（二）现象学方法

现象学（Phenomenology）是20世纪西方流行的一种哲学思潮。现象学的"现象"概念不同于我们日常生活中所理解的经验现象，它既不是客观事物的表象，也不是客观存在的经验事实或感性经验提供的"感觉材料"，而是一种不同于任何心理经验的"纯粹意识内的存有"。现象学的特点是它提出了一套非常不同的方法论，主张回到原始的意识现象，描述和分析观念的构成过程，以此获得有关观念的规定性与实在性的明证。

具体来说，现象学的方法主要有"悬置"与"本质直观"，它的基本口号是"回到事情本身"。"悬置"要求我们抛弃"世界观哲学"，把宗教的、科学的、道德的或日常生活中的对于世界的看法统统悬搁起来，存而不论，经过这种"悬置"，"我们所达到的就是纯粹现象或者自身显现的东西"。②这样一种方法实际上就是要反对任何形式的预设、前见或成见，不掺杂任何

---

① 分析哲学的日常语言学派没有逻辑经验主义那么激进，他们认为形而上学命题虽荒谬，但带有启发性，哲学家的任务是通过研究荒谬的形而上学命题了解概念系统的结构。

② 倪梁康.现象学的观念[M].上海：上海译文出版社，1986：83.

个人的主观的看法与态度，放弃任何有关世界存在的信念，在此基础上开始哲学研究。"本质直观"是一种本质还原的方法，也就是要通过本质直观达到事物的本质，这是现象学的最基本方法，也是它区别于事实科学和经验心理学的地方。胡塞尔认为，本质先于存在，并把存在问题存而不论。"对自然科学而言，现实的存在是抽象的存在，它被赋予了实存之物的意义却并无严格的根据；现象学的存在本身并不是现实的存在，而是一切可能世界和一切可想象之物的存在。"①

运用现象学的方法，可以对中医的生活世界观进行解释，对中医的"证""气"等核心概念进行现象学还原。中医属于经验医学，而不是实验医学，中医知识并非是来自于实验所得，"而是以中国古人的日常生活世界为基础建构起来的"②，它与人们的生活方式和对世界的观察密切相关，正所谓"近取诸身，远取诸物"。在这个意义上，中医知识的合理性建立在日常生活的自明性之上的。无论是阴阳、五行，还是"证"与"藏象"的概念，都可以追溯到日常生活的具体体验，"生活世界是自然科学的被遗忘的意义基础"③。运用现象学的本质直观，我们将会发现中医的"证"所依据的是没有工具和仪器设备干扰下的"自然事实"，它是"中医认识主体通过我思的意向活动，赋予证候等经验材料以某种意义，主动构造的我思对象"④。总之，借助于现象学的本质还原、悬搁方法，我们能够廓清传统中医中所常见、但

① 邓晓芒.胡塞尔现象学导引[J].武汉大学学报，1998,03:51-53.

② 邱鸿钟主编.中医的科学思维与认识论[C].北京：科学出版社，2011：37.

③ [奥匈帝国]胡塞尔.欧洲科学的危机和超验现象学[M].张庆熊译.上海：上海译文出版社，1988：58.

④ 邱鸿钟主编.中医的科学思维与认识论[C].北京：科学出版社，2011：49.

又难以明确其具体意义且争论不休的那些概念的真实含义，还原其问题的本来面目，直面事情本身，深入开展中医认识论的研究。

（三）要素—结构法

任何事物都有基本结构，并且是由若干个基本要素组成基本结构的。运用要素—结构法进行分析，首先面对的是中医知识，重点分析中医知识的基本要素与结构。中医知识不是零散的知识拼凑，更不是碎片化的知识集合，而是有着其自身要素与结构的医学知识体系。对于这样一门复杂的知识体系，我们需要运用解剖学的方法，对它的各组成要素进行分析和解剖。正如对人体的解剖一样，我们需要将中医知识的"脏腑结构"清理出来，找出其自我运行的内在机理，辨析其存在与发展的病理特征，寻求可能的补偏救弊之方，指出其可能的发展之路。

运用要素—结构法，还需要对主体的认知进行分析，任何认识形式都包含有认识主体、认识客体和认识中介三个基本要素[1]，它们共同构成了认识系统不可缺乏的三个组成部分，中医认识也不例外。作为主体的人，与作为对象的客体之间要建立联系，构建起认知关联和知识系统，就需要凭借一定的认知中介。人正是通过一定的中介、媒介来认识世界的，每个人都是通过某种工具或器官来感知世界、认知世界的，每个人观看世界的方式不同，所得到的关于世界的知识就呈现出不同的样式。中医大概就是古人观看世界的一种样式，观看生命、健康与疾病的一套理论与实践方法。正是依赖于一种独

---

① 欧阳康.社会认识论导论[M].北京：北京师范大学出版社，2017：18.

特的"看"的方式，中医才形成了一套极为独特的知识系统。

运用要素—结构法，需要掌握各系统要素之间的辩证关系。认识主体、客体和中介之间是自我相关、互相缠绕的，三者之间既相互规定、相互联系，又相互区别、相互作用。认识主体总是一定社会历史条件之下的主体，他总是依赖于一定的认识手段和工具来感知世界、把握生命运动规律的。离开了一定的方法、手段、工具，我们显然无法获得对于客观对象事物的完整知识。认识客体总是在主体关照之下的客体，当它作为对象来被观看时，就演变为主体视阈之下的存在物，而不是一个纯粹的、客观的存在物。也就是说，当一个客体进入人的视野之中，成为人的对象物之后，就不可避免地受到了主体性的干扰和污染，就无法再保持自身的独立存在性。这一点在中医知识中体现得尤为明显，对中医而言，重要的不是人体结构在事实上如何，而是拥有一套特定的世界观、生命观和疾病观的古人是如何构想身体的。在中医的世界图式之中，解剖学变得微不足道①，重要的不是人的孤立身体及其组成要素，而是作为整体的生命与整个世界的逻辑关联和基本秩序，以及疾病在这套逻辑关联与秩序中所处的空间与时间位置。为了建构起这种内在的逻辑和秩序，中医需要预设一套系统的形而上学理论假设，以此作为其观看世界、认识生命、治疗疾病的基础。

---

① 这样说，倒不是因为在古代没有现代意义上的解剖学，因此用现代解剖学来责备古人是没有道理的；而是说，中医缺少解剖学意义上的分析工具和方法，缺乏对整体元素的还原性分析，正是在这个意义上，中医与现代解剖学分属于两个极不相同的范式领域，拥有不同的哲学基础和认识论特征。

（四）历史学方法

采用历史学方法意味着我们要将中医知识体系与结构的形成看作是一个历史发展的过程。在此过程中，它有其产生、发展和演变的脉络与逻辑。中医知识并非是天生就有的，而是当中华文明发展到一定的历史阶段之后，在古圣先贤认识世界、认识生命与疾病的过程中逐渐萌芽诞生的。中医知识的形成表明古代中国人自我认识能力和水平发展到了一定的高度，自我意识能力也发展到较高的水平。正如列宁所说，我们"应当历史地观察自己的对象，研究并概括认识的起源和发展，从不知到知的转化"①，"从生动的直观到抽象的思维，并从抽象的思维到实践，这就是认识真理、认识客观实在的辩证的途径"②。

运用历史学方法，不仅要考察中医知识形成之前的自然历史和社会历史，而且要考察中医知识本身的史前史。前者是中医知识形成的"外史"，后者是中医形成的"内史"。"外史"意味着中医的形成与发展有着特殊的自然环境和社会环境，通过历史学的考察，我们试图去揭示：为何在那种特定的自然和社会条件下才会出现中医、形成中医知识，而不是在之前或之后的某个历史阶段？这种特定的自然和社会条件究竟为中医提供了哪些肥沃的土壤，以至于它能够在某个历史时刻天才般地涌现出来？"内史"意味着中医作为相对独立的知识门类，在人类知识的形成发展过程必然展现出一定的历史脉络和规律。就知识本身而言，它体现了相对独立的"内"的特征。用

---

① ［俄］列宁.列宁选集（第2卷）[M].中共中央马克思恩格斯列宁斯大林著作编译局译.北京：人民出版社，1995：422.

② ［俄］列宁.列宁全集（第38卷）[M].中共中央马克思恩格斯列宁斯大林著作编译局译.北京：人民出版社，1960：181.

黑格尔的话来说，中医知识的"内史"所要展现的不过是"绝对精神"的逻辑发展史，中医知识不过是主体的绝对精神对于生命本身的认识和把握。然而，我们只有将"内史"和"外史"结合，才能完整地理解中医知识形成的发展历程，才能完整地把握中医知识的历史脉络和发展规律。

借助于历史分析方法，我们还要尝试去回答：为何在人类认知水平较不成熟、科学技术水平处于相对低级的阶段，古代中国人却能够发展出知识体系成熟甚至是堪称完备的医学技术系统，并且能够一直传承发展至今？离开了具体的社会历史环境，我们无法对中医作出科学的说明和解释。任何高级的、复杂的、成熟的、完善的知识形式都是从相对低级的、简单的、不那么成熟和完善的知识形式发展而来的。人类的认知水平是不断发展和进步的，医学知识的发展也是在不断展开和拓展的过程之中。坚持历史分析的方法，就是要反对对人类的认识和知识作出超历史的抽象评价，既不能厚古薄今，也不能薄古厚今；既不能将古人发明的中医吹捧上天，也不能将它贬损入地；既要反对非理性的意气之争，也要反对争名夺利的门派之争。要坚持站在客观的立场，运用理性的思维、科学的方法，历史地分析中医，还原中医产生与发展的社会历史语境，予以同情地理解。

四、中医认识论的学科地位与功能

中医认识论从中医哲学中分离出来，成为一个相对独立的研究领域，在整个中医哲学乃至中国哲学中占有极其独特而重要的地位。只是长期以来，中医认识论的研究少有人问津，对它的忽视一方面显示了边缘学科的尴尬位置，另一方面也深刻地再现了这是时代的理论贫乏。不论中医曾经受到了怎样的质疑，也不论中医在近年来是如何受到党和国家的高度重视，我们都应该抛弃感性的意气之争。不管外界如何风云变幻，不管是赞扬也好、批评也罢，都应该冷静下来，以真正理性的态度、实事求是的方法来研究中医认识问题，发展并构建系统性的中医认识论。

从学科属性来考察，中医认识论是一种独特的认识论，归根结底还是认识论。它专指中国古圣先贤、历代医家们在认识和探索生命活动过程中形成的独特认识规律、规范体系。既为认识论，就属于哲学的分支学科范围，就会体现哲学认识论的基本规律，就要按照哲学中的认识论来研究和重构中医中的认识问题。

（一）作为中医哲学的核心内容

中医认识论是中医哲学的核心内容，任何哲学都需要探讨认识论问题，中医哲学也不例外。特别是，自笛卡尔以来的西方哲学经历了从本体论向认识论的转换之后，知识论就成为哲学的核心主题。就其学科属性而言，中医认识论属于中医哲学，而中医哲学大致可以归为中国哲学的范畴。这是我们按照当今中国大学学科划分给出的基本定位。中医哲学研究的是中医的哲学问题，它一方面属于医学哲学[①]，因为中医也属于医学；另一方面又属于中国哲学，因为中医的根基是传统中国哲学。这种特殊的属性定位虽然增加了研究的复杂性和难度，但却提示出中医哲学和中医认识论的独特地位。

---

① 医学哲学在我国属于科学技术哲学的范畴，因此，中医哲学既可以看作是中国哲学的研究分支，也可以看作是科学技术哲学（哲学一级学科之下的二级学科）的研究分支。这种复杂的属性是由中医自身的独特性带来的，同时也不可避免地增加了本课题的研究难度。

　　如果按照学科层级来划分，中国哲学属于哲学一级学科下面的二级学科，那么中医哲学只能算是中国哲学之下的三级学科了。如此一来，中医认识论似乎只能算是四级学科了。这种学科层级的划分显然只是一种学科管理的方便法门，不能真正反映某个具体学科的真实地位和学科属性。这种层级划分虽然是一个现代学科分类法，但它却深刻地体现了中国人思维方式中根深蒂固的等级观念和实用主义倾向，因为有等级观念，所以需要给事物划分出一个高低级别；因为管理之方便实用，所以需要给事物进行相对的区分、归类与编号。

　　抛开这种学科的级别性问题，我认为目前中医认识论的研究与发展与其应有的学科地位和重要性是不相匹配的。总体来说，如果一个学科属于一级学科，那么它的地位就较高、较为稳固，反之，如果一个学科属于三级乃至四级，那么它的地位就较低。以此来看，中医认识论顶多算是一个四级学科罢了，无怪乎在一个号称拥有众多国医大师、20余所中医药大学的中华大地，却缺少原汁原味的、真正像样的系统性中医认识论研究著作。

　　中医认识论研究的这种低水平现状显然是与它的边缘地位、尴尬位置紧密相关的。在当今的学科分类中，中医是在哲学指导下的自然科学，而哲学属于人文学科，那么中医哲学就属于哲学与中医的交叉学科。而任何一门交叉学科要真正发展起来，在学科分工过于细致的今天是一件极其困难的事情。对于中医哲学而言，那些真正从事中医的人很少有较深的哲学造诣，中医药院校更多的是将中医当作一门治病救人的专业技术来进行训练，强调的是它的治病救人的工具性、实用性价值，很少思考，甚至从不思考中医背后的深厚哲学根基和文化底蕴。而那些从专业哲学系训练出来的人，即便是中国哲学方向的硕士或博士，即便是熟读四书五经、精研传统经典，却往往缺少中医方面的知识与训练，更缺乏中医的临床实践经验，想要真正地从事中医哲学的研究也绝非易事。理想的情况是，从事中医哲学的研究，需要复合型的专业知识背景，既懂得中医，又懂得哲学，才能够很好地将二者结合起来。

（二）作为中医学基础理论的凝练与精华

作为中医哲学研究分支的中医认识论，是中医学理论的高度凝练和升华，它深刻地阐释了中医学的哲学基础、认知规律和方法论。中医学经过两千多年的历史发展，形成了较为系统的知识系统。中医学中包含了丰富的哲学理论和观点，对于这些哲学观点需要进行系统性的研究。而中医哲学就是研究中医本体论、认识论和方法论的学问，是对中医学本质问题、终极问题和普遍问题的系统性反思，是中医核心价值和思维方式的集中体现。"如果说中国哲学是中国文化的核心和灵魂，那么中医哲学也是中医文化的核心和灵魂，中医哲学不仅是中医学的思想指导，而且是中医学的本质特征、特色优势的根本所在。"[1]

作为中医哲学分支的中医认识论，体现了中国哲学的基本精神与时代精华。按照马克思的观点，"任何真正的哲学都是自己时代精神的精华"。也就是说，一个特定时代的哲学内容反映了自己的时代精神，触摸了时代的脉搏，真正地把握了那个时代的思想精华，因而才能够真正成为属于那个时代的哲学。那么，中医认识论作为中医哲学的研究分支，毫无疑问体现了中医的思想精髓，反映了中医诞生发展的时代精神。"中医哲学是东方生命哲学

---

[1] 张其成主编.中医哲学基础[C].北京：中国中医药出版社，2016：3.

的代表"①，值得我们进行深入研究和挖掘。

中医认识论的研究内容与方法不同于中医学。中医学虽然也包含了认识论、方法论的内容，但它只是将其作为认识工具和思维方法接受下来，在临床中加以实践和应用，并不对其作更深一层的反思。比如，中医将望闻问切作为临床诊治的方法，并不询问这背后有什么深刻的哲学道理。中医认识论不同于此，它恰恰要在中医学所习以为常的地方，对其常用的思维方式、认识工具、方法和手段进行哲学的反思和清理，认真地考究其合理性与逻辑性，判断其真正的价值。如果说中医接受的是一套发展成熟的知识系统和治病技术，它所展现的是中医的"是什么"，那么中医认识论/中医哲学则是要对这套已然接受的知识和技术进行刨根问底，认真地追问"为什么"。这种追问无疑是要提供一种具有世界观、方法论和价值观的普遍理论，探究的是一种形而上之"道"，而不是形而下之"器"与"术"。当然，中医认识论的研究必须从中医学的实际情况出发，并不是将外部观点强加给中医学，而是要在综合考量中医学的发展历史和现状、深入探讨生命活动和疾病规律的基础上，对中医的医学观、天人观、生命观、疾病观、诊疗观、方法论等一般性问题进行理论探讨。

（三）作为哲学认识论的丰富和发展

中医认识论是对一般性的哲学认识论的丰富和发展。认识论是对人类认识的系统反思，它的研究对象是认识本身，即认识发展的一般过程及其规

---

① 张其成.中医生命哲学[M].北京：中国中医药出版社，2016：10.

律，包括知识的形成、发展和运用①。认识论作为哲学研究的主干分支，是随着哲学的产生而产生、随着哲学的发展而发展的，它是哲学的一个重要组成部分。然而，人类的认识发展虽然有着一般过程及其规律，但是在不同的学科中则有着不同的体现，甚至表现出巨大的差异性。比如，物理学的认识发展与化学、生物学、经济学、社会学等学科就有着一定的区别，而同样是属于医学，传统中医的认识发展与西方医学也存在较大的理论差别，这种差别有时候甚至是根本性的、基础性的。因此，哲学中的认识论只能提供带有普遍性的一般性认知规律，它并不能将所有学科的认知发展史、认知规律和认知方法都予以穷尽，它只能作出一般性的总结和抽象。爱因斯坦说："认识论要是不同科学接触，就会成为一个空架子。"②哲学认识论有待于各个具体学科认识论的丰富、完善和发展，从内容上予以充实，从方法上予以具体化，从认知规律上进行实证化，从知识形态上予以明晰化。中医认识论正是在这个意义上来展开其理论旨趣的。

五、中医认识论的时代价值与意义

中医认识论研究是新时代繁荣和发展中医药事业的时代课题，其具有非常重要的理论价值和实践意义。从理论与实践上讲，积极开展中医认识论研究，科学地认识中医药，客观地看待中医药的独特优势，清醒地认识中医药存在的弱点与不足，既是不断丰富和完善中医基础理论、中医哲学的迫切需要，也是推进中医现代化发展、中医药继承创新的基础性、奠基性工作。

① 齐振海主编.认识论探索[C].北京：北京师范大学出版社，2008：12.
② [美]爱因斯坦.爱因斯坦文集（第1卷）[M].许良英，范岱年译.北京：商务印书馆，1976：480.

（一）时代的呼唤

我们这个时代是一个伟大的时代，伟大的时代呼唤伟大的中医。毛主席说过，"中国医药学是一个伟大的宝库，应当努力发掘，加以提高"[①]。习近平总书记指出，"中医药学凝聚着深邃的哲学智慧和中华民族几千年的健康养生理念及其实践经验，是中国古代科学的瑰宝，也是打开中华文明宝库的钥匙"[②]。回顾历史，我们不难看出，几代国家领导人都高度重视中医药事业，对中医药作出了高度的评价。不仅高度肯定了中医药对中华文明和世界文明的巨大贡献，而且主张在国家卫生健康事业发展战略中充分保障和发挥中医药的独特优势和作用。中医之所以"伟大"，包含有多重内涵。

第一，中医药是中华优秀传统文化的宝贵资源[③]。中医药学作为传统医学，在几千年理论的发展与实践探索过程中，广泛汲取中国古代哲学的智慧和科学技术知识的精华，将哲学与医学有机融合，形成了人文学科和生命科学融贯一体的医学知识体系，构成了中华文化的重要内容。

第二，中医药是中华优秀传统文化的重要载体。任何文化的传承都需要有一个载体，它要么是物质文化遗产，要么是非物质文化遗产。而中医药是物质文化和非物质文化的融合，它既有看得见的部分（如中草药、针灸、推

---

①摘自1958年10月1日毛泽东在《卫生部党组关于西医学中医离职班情况成绩和经验给中央的报告》上作的批示。

②曹洪欣.中医药是打开中华文明宝库的钥匙[N].人民日报，2015-03-25（20）.

③《中医药发展战略规划纲要（2016—2030年）》提出了"五种资源说"，指出中医药是"我国独特的卫生资源、潜力巨大的经济资源、具有原创优势的科技资源、优秀的文化资源和重要的生态资源"。中医药"五种资源"的科学定位，凸显了中医药对国家经济社会发展的贡献，说明党和政府注重把中医药摆在国家发展大局中来谋划。

拿等），也有看不见的部分（如道、气、阴阳等）。这些宝贵的遗产作为文化的载体，不仅生动展示了古人是如何看待世界、认识生命和治疗疾病的，而且一些重要的思想观念和价值观熔铸于其中，从而保证了中医药文化的持续传播[①]。

第三，中医药是中西文明对话的窗口。文明只有在对话交流中才能发展，故步自封、封闭僵化的老路是没有前途的。近百余年来，中华文明受到了西方文明的强烈冲击，特别是中医受到了西医的激烈批评甚至"围剿"，从1912年的"漏列中医案"、1929年的"废止中医案"，到1933年民国政府提出的废除中医中药，再到新中国成立初期所谓的"改造旧医"，以及2006年知识界掀起的"中医存废之争"，中医药走过了风雨沧桑的坎坷历史。[②]尽管如此，它并没有被西医所淹没，反而是历久弥新、愈挫愈勇，在新时代焕发出蓬勃生机。我们清醒地认识到，只有以海纳百川的博大胸怀，广泛吸取西方医学和科学技术的先进文明成果，走中西汇通、中西医结合的创新之路，才能不断开创中医药事业的光明未来。在当前的"一带一路"倡议实施过程中，中医药仍然是中西文明对话的重要内容、纽带和载体，承担着文化传播和经贸往来的重要历史使命，能够不断增强中国的文化自信和国际竞争力。

第四，中医药学提供了独特的医学知识体系。中医药学属于中国古代的

---

①中医药文化中有很多闪光的哲学思想、价值观念，深刻地影响了"中医人"的职业实践和中国人民的日常生活，如"仁者寿"的道德健康理念、"医乃仁术"的医德观、"大医精诚"的职业追求、"治未病"的早期干预理念、"扶正祛邪"的治疗法则等。

②王淑军.中医药作为国家战略的四个价值取向[N].中国中医药报，2018-12-13(3).

科学技术范畴，属于传统医药学。它产生于中国早期历史的特殊社会历史环境，在现代科学技术和现代实验医学没有诞生的两千多年前，对人类的医学知识作出了独树一帜、不可磨灭的贡献。我们不能用现代医学和现代科学的评价标准来苛责古人，应该回到它所产生的那个特殊的历史时期，看看同时代的世界上其他国家的医学知识状况，对比分析中医药在当时的世界医学知识体系中所处的地位和水平。我们应该做一个横向的比较，而不是做跨越时空的纵向比较。任何以现代科学之名，对传统中医作出的超历史评价和批判都是不公平的、有失公允的。当然，我们对中医的"同情理解"，并不意味着它没有任何缺陷，不需要改进和发展，相反，它需要在当代社会历史条件下与时俱进，不断开拓创新。

第五，中医药为中国人民的健康福祉和美好生活作出了不可替代的贡献。在现代西医传入中国之前，中国人民一直是依靠中医药来保护健康、治疗疾病、养生保健的。直到西医传入中国并逐渐主导医药卫生领域之时，中医药仍然发挥着西医药无法取代的功能和作用。新中国成立后特别是改革开放以来，中医药事业在医疗、保健、科研、教育、产业等各个方面都取得了令世人瞩目的成就。特别是2020年全球新冠肺炎疫情以来，中医药在这场事关人类命运的重大传染病防治中再次得到了充分检验，为中国的抗疫作出了积极的贡献。

（二）中医需要坚实的理论基础

作为科学研究，我们需要进一步地反思和追问：中医药作为一个宝库，究竟藏着什么"宝贝"和"精华"呢？我们又该如何挖掘这些"精华"呢？

中医药学作为古代科学的瑰宝，它是何以能够成为一门科学的呢？它的科学性究竟体现在何处呢？既然是古代科学的瑰宝与典范，它与今天的现代医学有何本质区别呢？它所凝聚的哲学智慧究竟是何种智慧？它所凝聚的实践经验究竟是何种经验？对传统中医药如何进行继承，又如何创新呢？这一系列的问题都是事关中医药的本质与基本属性的核心问题，事关中医药学何以成为一门科学的根本问题，事关中医药如何能够实现现代化的关键问题。对这些问题的回答，要求学术界从理论上予以澄清和解决，不断发展和完善中医的基础理论，吸收中医的哲学智慧，建立更加牢靠和稳固的理论基础。

没有坚实的理论基础，中医很容易受到西医和现代科学的激进批评。回顾百余年来的中医发展史，可以明显地感受到，传统中医之所以受到西医的猛烈攻击，就在于它在基础理论上与现代科学差异巨大，无法与现代医学进行有效的对话和交流。中医无论是在理论基础，还是在思维方式、逻辑推理、语言使用、知识结构、知识判断等方面都与现代医学知识迥然不同，甚至格格不入。难怪任何受到现代科学知识教育的人都觉得中医有点"怪异"，也难怪生活在西方文化语境中的外国人甚至无法理解中医所使用的一些基本概念，如"道""气""阴阳"。研究中医认识论就是要从根本上搞清楚中医的理论基础，深刻地认识和把握它的理论特征和基本奥秘。

（三）中医认识论将从根本上夯实中医理论基础

研究中医认识论，"可以解决为什么中医学理论体系、临床实践是这个样子，而不是西医那种样子"①的问题。中医认识论研究就是要从根本上解开中医知识结构之谜，解释中医知识究竟是何种知识、中医临床实践究竟是何种实践，只有把握了中医知识的基本性质与结构，才能够清楚了解中医知识和中医临床实践可能存在的问题与不足，才有可能修正和完善中医知识的理论根基。任何知识体系的构建都是从地基开始的，缺少牢靠的地基，一个学科很容易受到批评甚至颠覆。如果几何学体系居然建立在错误或可能是错误的公理和定理之上，那么我们无法"设想"它是科学的；如果物理学家提出的物体运动定律被证明是错误的，那么我就无法接受它是科学的定律。同理，如果中医学的理论基础被证明为建立在不可靠的基础之上，那么我们很难从理性上承认它是科学的。"科学是向前发展的，不可能重归蒙昧。天文学不会重归占星术，化学不会重归炼金术，生物学不会重归神创论，同样，医学科学也不会重归玄学、原始医术。"②

在中医认识论的研究框架中，我们将按照理性的精神与指示（而不是任何别的权力或权威的指示），对中医认识活动、实践活动和知识体系做出逻辑的、清晰的审阅和检视，并在可能的限度内进一步夯实中医的理论基础。按照德国哲学家康德的说法，一切人类的知识都需要经过理性法庭的审判和裁决，在理性的范围内我们才能够对知识给予恰当的说明，划出它可能的地盘和界限。在科学技术高速发展和知识大爆炸的21世纪，人类的知识范围和数量呈现出几何级的增长，理性运用能力已经远远超越了古人。既然人类能够运用理性的力量将古人的很多梦想变成现实（比

---

① 张其成.中医生命哲学[M].北京：中国中医药出版社，2016：16.
② 方舟子.批评中医[M].北京：中国协和医科大学出版社，2007：20.

如飞翔、登月），那么凭借这种理性能力，我们同样能对中医知识的性质、结构与逻辑做出清楚明白的探索与研究。那种将中医神秘化、拒绝对话与交流、拒绝理性分析与批判的态度，都是非理性的傲慢和自以为是。那些传统保守主义者、顽固分子的痴心妄想、妄自尊大，最终必将遭到无情的淘汰。

（四）中医认识论将提供清晰的中医知识谱系

任何知识都要求清晰性、逻辑性，中医认识论的研究就是要尽最大可能地提供清晰的中医知识谱系，把历史上那些没有讲清楚明白的地方在理论上予以彻底的澄清，把其中存在的错误地方予以纠正，把其中还有存疑而未解决的地方予以标示，以待后人做出进一步的研究。现代分析哲学家维特根斯坦指出，哲学的目的是对思想进行逻辑的澄清，哲学是一种活动，其实质是阐明，使命题变得清晰，使晦涩的思想变得清晰和界限分明[①]。哲学上的很多争论起源于概念的模糊、语言的混乱和滥用、命题的含糊，中医的争论也是如此。比如，中医是否科学、中医是科学还是文化、中医能不能现代化、中西医能不能结合，等等，这些带有根本性的问题不是仅仅通过实验或临床经验就能够解决的，而是要通过哲学的研究，消除其中语言的误解、逻辑的混乱，使其意义变得更加清楚明晰，解决无意义的命题和无谓的争论。哲学家的工作不是要取代具体的医学研究，而是要在医学的元问题上发声，解决医学的形而上学根基问题[②]。

---

① [美]查尔斯沃斯.哲学的还原[M].田晓春译.成都：四川人民出版社，1987：145.
② 邱鸿钟主编.中医的科学思维与认识论[C].北京：科学出版社，2011：2.

中医知识具有相当大的哲学性、模糊性，这给我们的工作造成了极大的困难。中医的哲学性，意味着它诞生的基础来源于哲学构造、思辨和假设，它所使用的概念是在先秦两汉时期就处于普遍流行、被广为接受的范畴，我们今人理解起来存在一定的障碍。中医所使用的"道""气""阴阳"都是抽象的形而上学概念，要理解它的意义必须回归古代哲学的世界。中医的模糊性，意味着中医知识不像现代代数知识、物理知识、几何知识那样清楚明白，意味着它的思维方式停留在形象思维、类比思维、象数思维的阶段，意味着它所使用的语言不是严格的数学语言、符号语言，如此种种都是中医知识的性质和结构所决定的。我们要采用对比研究的方法，将中医知识与现代医学、数学、几何学、逻辑学等学科进行广泛的比较说明，清晰地展示中医的知识图谱，为学术界提供一幅相对清楚准确的地图。

有些人可能会对这种方式提出质疑，认为中医知识不是显性知识，而是隐性知识，学习中医不能采用学习西医的那种方式，它更多地依靠"悟性""拜师学艺"，而不是"知性""实验求知"。这种提法不无道理，中医几千年来确实是依靠这种方式来传承香火的，中医的知识特征使得它似乎很难按照西医的那种路径去发展。但是，承认中医的隐性特征和模糊性，并不意味着我们要固守这种隐性和模糊性，更不意味着拒绝对它的明白分析和清晰研究。曾经我们以为很模糊的东西，随着理性能力的增强和知识范围的扩展，可能就会变得清晰明白起来。特别是，在人工智能和大数据技术蓬勃发展的今天，我们获取数据的能力远远超越古人，分析问题、解决问题的能力也超越古人很多。借助于大数据和数据处理能力，我们能够解决一些被认为是很模糊的问题，对于中医的模糊性问题，我认为运用大数据技术能够取得一些突破。

还有人质疑清晰性、逻辑性和明见性的理由是，中医知识需要"悟性"才能获得，并且倾向于将"悟性"说得比较玄乎，为常人所难以捉摸。我们没有必要将此看得过于神秘。那些凡是带有"艺术性""技艺性"特征的东西，据说在很大程度上都要有很好的悟性才能学得很好。悟性的本质是什么？为何艺术需要悟性乃至天才？难道不正是艺术难以把握、难以捉摸吗？中医的艺术性特征体现在"医者，艺也"和"医者，意也"这两个浓缩的概括之中。"医者，艺也"，指的就是古代医术的技艺性特征、艺术性特征。作为一门技艺，要学习好医术，需要不停地实践，在实践中提升治病救人的本领，因为医学的目的是要解决身体的疾病，而不是停留在单纯的知识层面。传统医术带有某些工匠特色，需要较好的悟性领悟能力和意会能力，在实践中反复磨炼，方能求得进步。但是，我们不能以"悟性"来对抗"知性"能力的发展，不能以"悟性""意会性"为借口来控制医术的传播范围。那些号称独门秘籍、独家秘方、祖传中医的"中医传人"，他们将自身的医术或药方视为至宝，不肯轻易以术示人，其根本动机究竟是什么？难道真的是世界上找不到"悟性"很高的人将它传承下去？还是仅仅想保护自己的饭碗与"知识产权"不受挑战和威胁？那些声称"只可意会不可言传"的东西难道真的不能通过明晰的方式传达出来？我认为，科学研究应该坚持逻辑性、清晰性，而不是一味地主张或宣扬非逻辑性、模糊性与神秘性，甚至是神奇性。现实生活中无数事例证明，凡是那些装神弄鬼、神神秘秘的东西都带有某种欺骗性、迷惑性，很多不良商家更是利用民众的无知、盲从、迷信的心理，从中骗取钱财①。我们应该正本清源地讲解中医、宣传中医、弘扬中医，以清晰的语言向民众传递清楚明白的知识，消除社会上普遍存在的各种误解和迷信心理。

（五）中医认识论研究将提升理论自信、实践自信与学术自信

中医认识论研究作为一种哲学研究，将提升我们的理论自信。中医中包含了非常丰富的古代哲学思想，融儒释道三家于一体，吸纳了传统哲学中的理论智慧和思想精华，值得我们深入挖掘和精深研究。我们要对中医有基本的理论自信，不断拓展它的理论深度，扎牢它的理论根基。

中医认识论研究作为一种实践探索，将提升我们的实践自信。医学是实践科学，是解决生命健康、治疗疾病的具体科学，需要将医学知识和理论运用于临床实践与技能操作之中。它不是抽象的玄谈，而是以解决问题为导向的实践。中医认识论的研究，将更加全面而系统地反思中医认识活动、实践活动，把握实践规律，促进实践水平发展。大力发展中医药，有利于推动我国医药卫生体制改革，有利于构建政府承担得起、百姓自付得起、财政可持续保障的中国特色基本医疗制度，有利于以"中国式办法"解决医改这一世界性难题。

中医认识论研究作为一种学术研究，将提升我们的学术自信。中医基础理论的不断夯实，中医实践根基的不断扎牢，都需要学术研究从纵深两个方

---

① 2018年12月被曝光的天津权健集团公司事件就是一起典型案例，这个案例在中国绝不只是第一个，也不会是最后一个。打着中医的旗号，夸大火疗、药物治疗的神奇功能，行欺骗诈骗之实。具体案例细节，可参考网络媒体的相关报道。

面持续推进。中医研究的学术自信在于，我们不再简单地跟随西方，而是拥有自己独立自主的研究道路和研发能力，形成属于自身的特色学科，构建习近平新时代中国特色中医认识论的理论体系和话语体系。

总之，开展中医认识论研究，是坚持中医药文化自信的时代课题。我们要以新时代的历史责任感和使命感，努力挖掘中医药宝库中蕴含的深厚哲学思想、理论知识与经济社会资源，扎实推进中医药事业的科学发展，推进中医药保护、传承与利用，弘扬中华优秀文化。

六、本书的总体框架与基本结构

本书围绕中医认识论展开，主要从思维、语言、逻辑与结构等四个方面来阐述中医的知识体系。中医知识区别于西医知识的独特性正在于这些内部"构件"的不同，中医认识论的主要任务就是去清晰地描画这些"构件"，阐释这些"构件"的内在机理和逻辑关联。中医知识的复杂性也体现在这些方面，其中错综复杂的关联性使得很多"构件"难以进行条块化的清晰分割，不像人体的解剖结构那样可以做到"条分缕析"，而往往是彼此之间存在"骨肉相连"的连带关系，或者是如人体之经络般的"网状"关系。然而，无论如何，我们都将以现代语言的方式，尽最大可能地展示这种复杂知识的内在奥秘和整体面貌。

中医认识论的核心在于重构传统中医的理论知识体系，这种重构采取的是哲学的、认识论的方式，而不是现代医学的、自然科学的方式。哲学的重构是一种比现代医学或自然科学更为基本的方式，它是要将隐含在医学知识之中的内在逻辑清晰地展现出来，将隐藏在中医知识之中的思维方式、语言规律、逻辑方法与知识结构完整地描画出来。这是一个更高阶的再现与重构，而不是对现成中医知识的简单重述，毋宁说，它是将已有中医知识作为研究对象，对其进行抽象的哲学分析和研究，以图揭示其内在的奥秘。这样做的目的，是为了清晰地告诉人们，中医知识究竟是何种知识、它有哪些基本特征、它有哪些优点和弱点。中医知识要想成为一种普遍有效的、为现代人所能理解与接受的理论知识和实践知识，就必须用现代科学与哲学的方式重构完整的知识谱系，对其"知识大厦"的地基进行认真的清理，提供一幅完整的知识地图。

与此同时，我们需要着眼于中医的科学化、现代化难题。这是中医遭遇西医、中国传统文化遭遇西方文化的一次洗礼、一场炼狱。中医的危机是中国传统文化危机的时代表征，是中国文明与西方文明对抗与交融过程中产生的必然现象。中医和西医分属两种不同性质的文化和文明形态，在全球化时代必将再次产生对话与交流、博弈与共存的新议题。因而，从哲学与科学的内在逻辑角度阐释中医的科学性、真理性、现代性问题，是本书的重点内容。

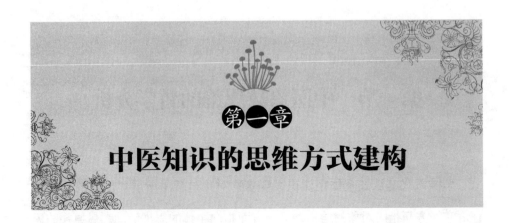

第一章
中医知识的思维方式建构

中医知识的独特性在于它的别具一格的思维方式。事实上任何一种理论知识的形成都与它的思维方式密不可分，有什么样的思维方式就会产生什么样的知识，因为知识无非是人的思维活动的产物，知识的形成历史恰恰就是人类思维方式的形成史、演变史。研究中医的思维方式，正是要去复原传统中医诞生的原生思维结构，识别它的思维特征，而这就要求我们从博大精深的中医知识体系中窥探它的内在思维奥秘，从浩瀚的中医经典文献中探寻它的根本之道。

对中医思维方式的研究不能停留在浅表的层次，而应该深入其哲学的内核之中。已有的相关研究虽然为我们提供了大量的文献参考，但仅凭这些资料还远远不能抵达中医认识论的核心地带。对中医的思维方式进行归纳总结是必需的第一步，对其核心的思想进行分析才是认识论研究的中心。更重要的是，我们要揭示这种思维方式与知识体系之间的内在关联，分析这种前现代的传统思维方式之利弊，阐释它与今日之思维如何转换对接。

第一节 中医象数思维的哲学分析

思维方式是认知主体在认识客观事物对象过程中所展现出来的样态特征。它一方面指向对象的结构，另一方面指向主体的思维活动。最原初的思维活动不能脱离人的感性经验，人们对外在事物的感觉构成了认知的基本素材。正是在这种感性经验的基础上，传统中医表现出鲜明的象数思维特点，成为其理论建构的基本思维方式之一。象数思维实际上包含有形象思维和数学思维两个方面，一个偏向于以经验直觉为主，一个偏向于抽象理性思维为主。将二者合称为象数思维，实际上是来自《周易》的理论。"中医'象数思维'是中华传统文化思维模式的典型"[①]，需要我们认真深入研究。

一、形象思维及其特征

形象思维是一种以事物的外在直观形象和表象为基础和主要内容的人类思维活动过程。很显然，形象思维指向的是事物的外在形象，它是以人类视觉活动为原初形式的，更直接地说，它是我们所"看到"的事物表象。形象思维有两个方面，一个是人直观感受到的事物之"形"与"象"，一个是基于"形"与"象"的原初思维加工。事物的"形"与"象"是被直接给予的，是外在客观事物加诸人的视觉神经之上的印象，是思维加工的原初质料

---

① 张其成.中医文化精神[M].北京：中国中医药出版社，2016：41.

与素材。但是，任何事物的"形"与"象"并非是朴素的、原生态的，而是经过了人类思维活动的加工，人的感觉器官并非是被动地去接受外在事物之"形"与"象"，而是经过了人的认知活动的过滤、筛选、加工、重组等主体建构的。最直接的例子是，同样一个事物，人们对它的形象描述可能是千差万别的，诗人有诗人的描述，哲学家有哲学家的描述。

形象思维在其原初的形式上是一种较低阶段认知形式。这是因为它主要依赖于人的感性经验，特别是以人的视觉经验为主要内容。感性经验占主导，抽象思维就显得不足。在人的成长阶段中，儿童主要是采用这种感性的形象思维，他们的绘画作品、游戏活动都是基于对世界的朴素认知，直接来源于最基本的生活经验。他们的想象力也是基于生活世界，他们的幼稚天真、梦幻色彩无一不揭示并表达了这种原初的形象观念。思维加工的成分越少，就越能显示出这个世界的原初映象。这也就是儿童的绘画作品大多停留在素描的低级阶段，而没有完全进入艺术家的创造阶段的主要原因。艺术家的作品显然不是直白的素描，而是对原初形象材料的再加工、再处理，经过主体抽象思维的裁剪、组合、改变、创造，也就是说艺术家的主体精神完全熔铸在其作品之中，其形象获得了新的情感、观念、审美等创造性元素，与原始经验完美地融合在一起。艺术家的作品来源于生活经验，但是又高于生活经验，这种"高"体现在它的主体建构性，体现在抽象思维对形象思维的统摄与吸收、加工与处理之中。

中医形象思维来源于《易经》，它可以说是象数思维的代表。"医者易也"可以从这个方面来理解。《易经》通过卦象来表达对世界的基本认知，而这些卦象是来源于朴素的直接观察经验，"仰则观象于天，俯则观法于地，观鸟兽之文与地之宜，近取诸身，远取诸物，于是作八卦，以通神明之德，以类万物之情"。这是典型的观物取象法，在对天文地理等自然事物进行观察的基础上，概括出该事物的形象或特征。所谓"易者，象也。象也者，像也"，无论怎么解释，"象"都离不开事物的外在形象，都不能脱离人的感性经验。但是八卦取象又远远超越了感性经验，不单纯地是对事物的形象模拟，更多的是一种象征，甚至是抽象和意象的表达。八卦符号就是在原初感性形象的基础上进行的抽象，进而表达某种哲理性的意象。在这个意义上，象是基础、是材料，象是用，意是本，象从意。

中医形象思维的第一个特点是形象性。这就是说它以直观形象的方式来呈现，用图形、图像或形象化的符号来表达。中医的基本核心概念如阴阳、五行就是这种形象化的概念，阴阳取自太阳、月亮的形象特征，分别代表正面、阳光的力量，与负面、黑暗的力量；而五行则是取自金木水火土五种自然物质的直观形象，将其经验性地描述为"木曰曲直""火曰炎上""土曰稼穑""金曰从革""水曰润下"。这种形象化的表达符合人们的认知习惯，因为人们总是从第一眼看上去的样子来开始认识事物的。

中医形象思维的第二个特点是想象性。想象是人类的一种特殊的认知形式和能力，它不拘泥于事物的表象和形象，而是对已经获得的原初形象进行再加工而形成新的形象，通过奇思妙想创造出自然界本来不存在的内容。想象是人类创造力的源泉。艺术家创造的作品需要大量的想象力，科学家在发现科学规律、发明新事物的过程中也需要想象力。想象的材料源于现实，但是其结果和作品一定是超越现实的。想象区别于幻想和空想，后者是缺乏现实基础或应用价值的，是完全凭空产生的，一般也不会付诸行动。

中医形象思维的第三个特点是概括性。外在事物的形象一般来说是杂乱零碎的，即便是处于初级阶段的形象思维也会对这种初始的感觉印象进行思维加工，从中概括总结出一些规律性的特征，以提高对事物的规律性把握。这些概括就形成了事物的性质，比如大小、长短、粗细、高矮、伸缩、进退、曲直、上下、升降浮沉、颜色、声音、气味、质感等，这些概念是基于事物的形象而加以理性概括和把握的，是我们描述事物对象的基本语言和方式。中医思维的概括性就体现在这里。以阴阳概念为例，这一概念的形成实际上是基于太阳月亮形象的概括总结，进而用太极图的形象思维来加以描述，用阴阳鱼来表述世界的阴阳二分、阴阳互动、万物负阴而抱阳的观念，并且用鱼眼来表达阴中有阳、阳中有阴的观念，阴阳鱼的曲线线条具有螺旋动感的特点，表达阴阳相互作用、相互转化的观念。这种概括是形象化的，也是粗线条的，对事物是大体的把握、形象的把握，属于定性的分析，与严格的数理逻辑有很大区别。

中医形象思维的第四个特点是非逻辑性。逻辑思维是完全的推理性、抽象性思维，它是按照严谨的科学方式进行一步步的推演、演算和证明的。形象思维对原始感觉素材虽然也进行简单的加工，但往往停留在较为浅表的阶段，其思维的结论只具有或然性或似真性，而没有绝对必然性，其结论的可靠性需要进一步的逻辑证明和实践检验。比如，存在着"吃啥补啥"的思维，吃与肾脏形状相似的食物就能补肾，这完全建立在表象的似真性上，实际上是似是而非，两者之间完全没有逻辑必然性。这种非逻辑性既是它的优点，也是它的缺点。当然，我们也不能完全割裂形象思维和逻辑思维的关系，二者之间是相互依赖的，逻辑思维往往需要借助于形象思维的手段来运作，形象思维所使用的概念也需要借助一定的逻辑思维，并且也往往被抽象思维所修饰，只是两种思维方式的侧重点有所不同而已。

中医形象思维的第五个特点是经验直观性。中医起源于人类对疾病经验的直接体验或观察，无论是自身疾病的个体体验，还是对他人疾病的外在症状的观察，都是一种经验性的认识。这不仅深刻地体现在中医的诊断方式上，而且体现在中医的治疗方式上。中医的诊断几乎完全是依赖于个体医生的经验性观察和叙事，依赖于望闻问切的直观经验，对患者舌苔颜色、面色、身体气味、过往病患经验的叙事、把脉等，无一不是基于经验性的把握。以诊脉的脉象为例，它完全依靠医生的三根手指所直接捕获的脉搏跳动感觉印象，这些感觉是直观的、个体的，只能通过形象化的描述来定义，如浮脉、沉脉、滑脉，它是"心中了了、指下难明"的一种状态。中医所使用的治疗方法也是经验直观的，如汗、吐、下、和、温、清、消、补八法，是在对疾病性质、部位、轻重程度不同而形成的经验性治疗。在这八法的流摄下，我们常用的针灸，它是在设想经络的循行路线的基础上，对穴位进行刺激，在关联功能和疾病症状之间的联系之上运用综合经验把握所得。

二、数学思维及其特征

单纯的形象思维是感性经验的，要想超越这种感性直观的局限性，就必须进入更加抽象的思维模式之中。数学思维就是这样一种极其抽象的纯粹形式科学，既不同于纯粹的自然科学，又不同于社会科学和人文学科，但它与形象思维相结合，产生了中国文化中较为独特的象数思维。能够将感性与理性、经验与超验、具象与抽象完美地融合在一起，恐怕只有中国的易经与中医文化才能够做到这一点。

中国古代的数学发展具有鲜明的文化特点和认知取向。数学作为纯粹理性科学的产生是基于生产生活需要而产生的，并且依赖于一定的文化语境。第一个特点是，它缺少系统的数学符号发明，偏重于象数解释。它在总体上是"一种以普通文字书写的文章数学"，"拙于符号计算，而偏重于象数解释"，"所谓象数就是指以数作为某种形象和象征的符号，而不在于计数"①。这种象数理念起源于《周易》，《周易》将天规定为奇数，将地规定为偶数，"天数五"，即一三五七九的总和为25；"地数五"，即二四六八十的总和为30，合起来为55。但是，无论是《周易》还是《黄帝内经》，"极数"的目的并不在于纯粹的数学计算和逻辑推演，而在于取象，是为了描述和解释"象"，也就是老子所说的"善数者不用筹策"。象数方法的使用，是为了使得中医知识更加理论化、条理化，显得简洁易用，而不是为了发展纯粹的数学科学②。

第二个特点是善用数学概念模型，但缺乏数学统计方法。"所谓模型是指一种可以代表或再现原型客体某种本质特征的物质形式或思维形式的类似物。"医学的发展离不开模型的方法，与现代医学所使用的动物模型相比，中医更加擅长于使用气象模型、生活模型、农耕模型、数学模型等。受古代科学技术发展水平的限制，中医的模型方法主要是司外揣内的黑箱模型、随四季变化的动态模型、排列组合的河图洛书模型、三阴三阳模型、五行生克

---

① 邱鸿钟主编.中医的科学思维与认识论[C].北京：科学出版社，2011：136.
② 《素问·天元纪大论》曰："善言始者，必会于终，善言近者，必知其远，是则至数极而道不惑，所谓明矣，愿夫子推而次之，令有条理，简而不匮，久而不绝，易用难忘，为之纲纪，至数之要，愿尽闻之。"（姚春鹏译注.黄帝内经[M].北京：中华书局，2016.）

模型等。这些数学模型方法并非使用实物，"而是运用基本概念对周围世界及其实物之间的经验关系进行的简化和系统化处理"，"相比西方生物学和医学广泛应用统计学而言，中国偏重于个案研究，缺乏数学统计方法"①。

第三个特点是算法倾向，轻理论系统化。中国古人理解的数学主要是计算活动，表现出很强的算法倾向，一切数学研究和发展都与实际生产生活中的计算问题密切相关，计算程序和算法规则体现在实际问题的解答之中，不讲究命题的形式推导和理论的系统化。对土地的丈量，对算筹和算盘计算工具的发明，最鲜明地体现了这一点。"与《几何原本》形成的构造性理论体系相比，中国的数学，如《九章算术》从整体上却没有构建出一个系统化的理论体系，而只是一些解答实际问题的数学解题集。"这种以计算、算法为主要倾向的特点，注重的是数学的实践应用，其优点在于问题导向，弱点在于缺乏纯粹数学的科学化、理论化、系统化，从而带有明显的经验性特征。

第四个特点是对于数的认知与解释倾向于数学的本体论。这是从数的哲学高度来进行的理论阐释，将数看成是万物的本原，认为"数与道非二本也""万物莫逃乎数也，是数也，先天地而已存，后天地而已立，盖一而二，二而一者也"。（《九章算术·序》）《孙子算经》从万物本体论的角度来认识算数，其论述堪称经典："夫算者，天地之经纬，群生之元首；五常之本末，阴阳之父母；星辰之建号，三光之表里；五行之准平，四时之终始；万物之祖宗，六艺之纲纪。稽群伦之聚散，考二气之降升；推寒暑之迭运，步远近之殊同；观天道精微之兆基，察地理从横之长短；采神祇之所在，极成

---

① 邱鸿钟主编.中医的科学思维与认识论[C].北京：科学出版社，2011：138-139.

败之符验；穷道德之理，究性命之情。立规矩，准方圆，谨法度，约尺丈，立权衡，平重轻，剖毫厘，析黍絫；历亿载而不朽，施八极而无疆。散之不可胜究，敛之不盈掌握。向之者富有余，背之者贫且窭；心开者幼冲而即悟，意闭者皓首而难精。夫欲学之者必务量能揆已，志在所专。如是则焉有不成者哉。"这就是说，万事万物都是受到数的规律的制约的，天体日月运行的规律，气候演变和气象的预测，客观世界的物理与人世间的社会变化乃至生物与生命现象、大地测量，莫不按照数量关系来运转。至于人们约定的度量衡单位，乃至物理、化学上的各种计量单位也需要遵从数学规律。数学规律是永恒的，大到整个宇宙小到原子核内部都有数学规律遵循，它不以时间和空间的变化而改变。尊重数学规律，就能开发财富，吉庆有余；违背数学规律，就会贫穷落后。学习数学若能专心致志，就不会不成功。这种数学本体论的思想在传统中医中是存在的，但是现代中医人的数学本体论观念几乎荡然无存，只是剩下"末技"而无"根本"了。

第五个特点是中国古代数学在中医领域的应用虽然缺乏整体的构造性和理论的系统化，但是表现出"明显的构造化行为"。具体来说，"传统中医运用阴阳二元模型、洛书九宫模型、三阴三阳模型、五行生克数学模型等基本的概念模型将医学的观察和临床经验以及推理知识系统化，建构了一个涵盖生理、病理、诊治行为和人与天地相参的整体认知图式或整体论理论"[1]。中医中的很多概念模型可以进行进一步的数学化处理，比如阴阳四时变化、昼夜生物钟变化、子午流注针灸理论、五运六气疾病流行学等具有三角函数、

---

① 邱鸿钟主编.中医的科学思维与认识论[C].北京：科学出版社，2011：145.

时间函数、拓扑方程等数学特征，五行之间的相生相克关系可以表述为群之间的映射关系，洛书则可以表述为三阶幻方或代数矩阵，八卦符号可以用二进制表示，阴阳理论中含有奇偶数律与二值逻辑，中医方剂的"君臣佐使"配伍在排列组合上具有量效关系等。总之，中医理论中具有数学挖掘潜力，但是仍然是以定性为主，更多的是文章数学而非符号数学，现代中医研究需要将定性转化为定量，建立更加精确的数学模型。

第二节 中医辩证思维的哲学分析

中医中蕴含着极其深刻的辩证思维。李约瑟指出，"当希腊人和印度人很早就仔细地考虑形式逻辑的时候，中国人一直倾向于发展辩证逻辑"[1]。辩证思维实际上就是哲学的辩证法，主张以普遍联系、矛盾运动和发展变化的观点去看问题、观察和认识事物，揭示客观事物的运动变化规律。中国古人虽然不懂得现代哲学的辩证逻辑，但发展出了较为发达的、自发的朴素辩证思维。"人们远在知道什么是辩证法以前，就已经辩证地思考了，正像人们远在散文这一名词出现以前，就已经用散文讲话一样。"[2]中医的辩证思维以阴阳范畴为逻辑起点，以阴阳学说的对立统一规律来把握人体生命运动的各个方

---

① [英]李约瑟.中国科学技术史（第3卷）[M].北京：科学出版社，1975：337.

② [德]马克思，[德]恩格斯.马克思恩格斯全集（第3卷）[M].中共中央马克思恩格斯列宁斯大林著作编译局译.北京：人民出版社，1960：182.

面和不同阶段，构建了一个系统性的、独具中国文化特色的辩证思维体系。

一、阴阳互根

阴阳是中国哲学和中医的基本概念范畴。"阴阳学说是研究中医理论逻辑体系的切入点，是一把钥匙。"[①]"明于阴阳，如惑之解，如醉之醒。"（《灵枢·病传》）作为"天地之道""万物之纲纪"，阴阳无非是指世界上两股非常根本的力量，它决定着万事万物的生长、变化、存亡之道。既然如此重要，那么就要搞清楚阴阳之间的辩证关系，阐明二者之间的对立统一规律。

阴阳一正一负，首先是相互对立的。世界上对立的事物与性质很多，这些对立的事物和性质综合概括起来就是阴阳之间的对立，如水与火、男与女、形与气、血与气、静与躁、左与右[②]。阴阳关系简单地说就是自然界普遍存在的对立制约关系，万物有阴必有阳，有正必有反，正所谓"阴阳者，一分为二也"。（张介宾《类经·阴阳类》）从哲学的观点看，阴阳对立实际上揭示了同一事物的内在差异、内在矛盾和内在的对立规定性，只有将这种内在的矛盾揭示出来，才能对事物有更加深刻的认识。任何一个事物都可以分为阴阳两面，而这阴阳两面则又可以继续地分为阴阳两面，也就是说阴阳之中还可以继续分阴阳，形成逐级阴阳分析法。从矛盾的两个方面去分析事物的内在差异，这就要求在疾病的诊断治疗中要先别脏腑之阴阳，治疗以调整身体以至重新回归阴阳平衡的状态。

---

① 邱鸿钟主编.中医的科学思维与认识论[C].北京：科学出版社，2011：103.
②《素问·阴阳应象大论》曰："阴静阳躁……阳化气，阴成形"，"阴阳者，血气之男女也；左右者，阴阳之道路也；水火者，阴阳之征兆也。"

阴阳之间既是相互对立的，又是互根互存、相互依赖、相互转化的关系。阴阳之间虽然对立，但不能因此而被割裂，正所谓"独阳不生，孤阴不长"。阴阳两方面的功能不同，这些功能的实现需要对立双方的共同作用才能生效，"阳生阴长，阳杀阴藏"，"阴在内，阳之守也；阳在外，阴之使也。"（《素问·阴阳应象大论》）阴阳一内一外、一守一使，相互配合协调才能实现好人的整体功能的协调。如人的生理功能中兴奋属阳，抑制属阴，没有兴奋就无所谓抑制，没有抑制就无所谓兴奋。阴阳之间不仅相互依存，而且在一定的条件下向相反的方向转化，"夫物之生从于化，物之极由乎变，变化之相薄，成败之所由也……成败倚伏生乎动，动而不已，则变作矣"。（《素问·六微旨大论》）以中医的寒热变化为例，我们就能够深刻地理解阴阳转化的规律。"四时之变，寒暑之胜，重阴必阳，重阳必阴；故阴主寒，阳主热，故寒甚则热，热甚则寒，故曰寒生热，热生寒，此阴阳之变也。故曰：冬伤于寒，春生病热；春伤于风，夏生飧泄肠澼，夏伤于暑，秋生痎疟；秋伤于湿，冬生咳嗽。是谓四时之序也。"（《灵枢·论疾诊尺》）这就是说，一年四季的气候变化实乃阴阳之变化，阴气走向极端就变成阳气，阳气走向鼎盛就变成阴气，过度寒冷就变热，过度热就会变成寒，寒热之间是相互生成、转化的关系，这种关系与四季变化的顺序规律是一致的。

阴阳之间还有动态平衡的关系。这有两个方面，一是阴阳之间的两股力量会相互斗争，产生运动变化，阴阳之间不是静止不变的关系，而是始终在发展变化的，不断推动着世界的发展变化。二是这种对立斗争的运动会导致一种平衡和谐的状态，这种平衡状态就是医学所要追求的健康状态。正反两方面的力量不平衡，就是阴阳失调，就是"阴阳离决，精神乃绝"；正反两方面的力量大致平衡，就是阴阳和谐，就是"阴平阳秘，精神乃治"。不过，这种平衡是动态的，平衡点一旦被打破，就会产生新的失衡；而新的失衡发展到极点，就会产生新的平衡。总之，阴阳平衡的关系是动态的，是随着事物发展变化而改变的。必须用辩证发展的眼光来看待之，而不可用静止不变的思维来局限之。

二、五行生克

中医除了使用阴阳概念之外，还使用了五行范畴，并且将它作为一个理论纲领，建立了一个广大完备、无所不包、相互贯通的整体体系。阴阳五行合起来构成了中医的最重要的基础理论框架，可以说其他一些概念范畴都可以纳入阴阳五行的分析结构之中。

单就五行本身而言，从辩证法的角度来看，五行之间的生克关系是最集中的体现。相生相克，有生必有克。无生，就没有事物的发生发展；没有克，就不能保持事物之间的平衡关系。相生就是能够促进生长发展，相克就是以相反的力量来制约其过度膨胀。五行中的某一行出现有余或不足的情况，其所生和所胜一行就会予以资助或克制，从而实现这五行之间的内部平衡。一切事物的存在与发展都是生中有克、克中有生，在相生相克之中实现事物的整体良性发展。

五行的生克关系在中医的理论和实践中得到了广泛的应用。人的身体脏腑与五行之间建立起一一对应的关系，这样五脏六腑之间就存在这种相生相克的关系，即生我、我生、克我、我克的内在联系。

五行相生相克的关系很好理解，这主要是基于取象比类的方法，对它们之间的关系的解释实际上是很直观的，在这方面实际上是和形象思维联系在一起的。如木生火，这取象于我们看得见的木头能够燃烧产生火苗；火生土，是因为火烧之后，会成灰烬，变成土；土生金，是因为金属矿物产生于岩石土壤之中；金生水，是因为金属在高温条件下能够变成液态物质，像水一样；水生木，是因为水有滋润生长之功能，树木因雨水灌溉而成长。五行相克的关系也是按照这种模式来理解的，解释起来一样的具有形象化、感性化、具体化的色彩。

值得注意的是，五行之间除了生克的关系之外，还有相乘、相侮、乘侮、胜复、制化的复杂关系，这些常常为人所忽视①。不过，这些关系实际上是由相生相克的关系演变而来的。相乘是指五行中的一行被克制得太过，对方有恃强凌弱、乘虚侵袭之意，比如木乘土虚。相侮是指反克，五行中的某一行过于强盛，那么克它的那一行就会显得力量很弱，会被反克。如木本受金克，但如果金太弱，就会被木反克，称作"金虚木侮"。乘侮是指既发生相乘又发生相侮的情况，比如木过强时，既可以乘土，又可以侮金。五行胜复是指胜气和复气之间会产生相互斗争协调的关系，过度克制的力量称之为胜气，与胜气相斗争的相反的力量称之为复气。如水太过，就会对火形成过分的克制，火气必然受损，这时候土气就会出来制止水气，成为水这一胜气的复气，从而使得原本失去的平衡关系再度得以调整。而制化就是克制和化生，"制则生化"，有克制必然有生化的力量予以化解和平衡，如木克土，但土生金，而金又能克木，这样木不可能过度克土，必然遭到克制自身力量的制约。

---

① 张其成.中医五行新探[M].北京：中国中医药出版社，2017：42-44.

三、知常达变

中医和易经一样都阐述了关于变化的基本观念。易即变易、变化之义。运动变化大概是事物发展的最基本规律，对变化的观察与思考促使人们去思考事物的不变之道。

首先，事物的运动变化是普遍的、永恒的。这是辩证法的基本观点，也是中医和中国哲学所坚持的一贯之道。"物生谓之化，物极谓之变"，变和化分别阐述的是两种不同的意思，事物的产生即为化，事物发展到极点就会发生变故，这是经验智慧的高度总结。"夫物之生，从于化；物之极，由乎变。变化之相薄，成败之所由也。""成败倚伏，生乎动，动而不已，则变化矣。"事物成长与消亡的原因在于运动变化，它是一切事物成败之关键。"物生"是相对渐进发展的状态，"物极"则是事物走向顶点、临界点要开始产生质变了，表示新的事物要产生了，而旧的事物则走向灭亡，这实际上是从量变到质变的观点。

其次，要把握变与常的辩证思维观念。事物虽然是处于永恒变化之中，但是在变中有不变之理。生命运动中那些相对不变、稳定的生理病理规律为"常"，如"心者，生之本，神之变也"，这里就阐释了"常"与"变"的关系，心的生命活动为"常"为"本"，但是它也可以变化为"神"。而"变"则是那些变化性、变动性，任何事物在各个发展阶段"非常则变"。常与变对立统一的关系，一方面变即常，常乃变，"五气更立，各有所胜，盛虚之变，此其常也"（《素问·六节藏象论》）。这就是说，五行之间的关系，有所胜，也有所不胜。另一方面，常与变是相互包含的，常中有变，变以测常，变中有常，常以测变。常中有变化，变化是用以显现常理的。以诊脉为例，把脉的时候要注意五行、四时、八风、六合等各种奇妙的变化。为了把握五脏的"常病"，需要分析五脏的病变。人体的生理变化虽然很多，但是往往变中有常，遵循一定的规律。例如，表面上同样的病因，但病变有多种，每个人的体质不同则表现出不同的疾病症状，而人的体质条件就是决定疾病变化的根本。

第三，《黄帝内经》还提出了知常达变的思维方法。知常就是要把握人的生理活动变化规律，一个是"顺逆"，即顺应人的生存规律和自然规律就能维持正常的生命活动，违背自然生存之道就会产生病理变化和疾病。这些生命自然之道阐述得十分清楚，"法于阴阳，合于术数，食饮有节，起居有常，不妄作劳"。如果违背了这些规律则会导致不好的后果，"从阴阳则生，逆之则死，从之则治，逆之则乱"（《素问·上古天真论》）。另外一个是要把握生理的有余与不足，太过与不足都会导致疾病，"过犹不及"。人的气、血、神、志都存在有余与不足的表现，人的脉象、呼吸也存在这些问题，医生正是要辩证地把握病人身体存在的各种有余不足之象。《素问·玉机真藏论》非常详细地辨别了人的春脉、夏脉、秋脉和冬脉的"太过"与"不及"，指出了不同季节脉象的太过与不及反映了相应的不同病变，形成了非常丰富的脉象理论①。

中医往往通过模式推理来知常达变，常用的模式主要有中医的一些核心

---

① 如关于春脉的太过与不及："帝曰：春脉太过与不及，其病皆何如？岐伯曰：太过则令人善忘，忽忽眩冒而巅疾；其不及，则令人胸痛引背，下则两胁胠满。"关于夏脉："帝曰：夏脉太过与不及，其病皆何如？岐伯曰：太过则令人身热而肤痛，为浸淫；其不及则令人烦心，上见咳唾，下为气泄。"关于秋脉："帝曰：秋脉太过与不及，其病皆何如？岐伯曰：太过则令人逆气而背痛。愠愠然，其不及则令人喘，呼吸少气而咳，上气见血，下闻病音。"关于冬脉："帝曰：冬脉太过与不及，其病皆何如？岐伯曰：太过则令人解㑊，脊脉痛而少气不欲言；其不及则令人心悬，如病饥，䏚中清，脊中痛，少腹满，小便变。"

概念范畴，如阴阳、四时、五行、六经、十二经脉等模式。对五脏病变则用五行生克模式来推测，对面色、脉象的变化则用四时阴阳模式来推导，对杂病则用十二经脉结合五脏六腑的方式来推测，如在《素问·热论》篇中用六经的模式来推理外感热病的变化，在《素问·咳论》以五脏六腑的模式推测心咳、肺咳等，《素问·刺疟》按六经、六脏将疟疾分为十二疟，以区分同一疾病中的不同阶段和亚型。

总之，事物是千变万化的，要在变化的事物之中把握其不变的规律，认识其常道、至道。正所谓：至道在微，变化无穷，孰知其原。窘乎哉，消者瞿瞿，孰知其要。闵闵之当，孰者为良。恍惚之数，生于毫厘，毫厘之数，起于度量，千之万之，可以益大，推之大之，其形乃制。（《素问·灵兰秘典论》）

第三节　中医系统思维的哲学分析

中医的系统思维倾向于将人体看成是一个系统性的整体，这种整体观是传统中医认识论和方法论的主要特质，也是中医的独特优势之所在。以整体而非部分或局部的方式来认识人体疾病，这在科学技术不发达、现代解剖学产生之前的传统社会占据着绝对的核心地位。这种整体观广泛全面地体现在中医的身体观、疾病观、诊断观、治疗观和养生观等多个方面，体现在中医如何辩证地看待体内与体表、脏腑之间、心身之间的各种关系之中。

中医的系统观、整体观蕴含了丰富的系统科学、功能主义和结构主义的思想，但不能将它们等同于现代的系统科学。它是系统科学诞生之前的一种认知思维方式，认知的能力和水平还比较有限，认知的仪器和工具还比较简朴，属于朴素阶段的系统思维，还远远没有达到现代系统科学水平的高度。有些人认为中医的系统观、整体观优越于西医的要素观、局部观，这种比较缺乏基本的历史精神，试图将一种前现代的中医与现代科学技术背景下的西医做比较，不仅有失公允，而且对比不在一个话语体系和评价标准之中。正确的做法应该是搞清楚中医究竟是如何从整体和系统的角度来认识人体生命及其与自然环境之间的关系的，而不是盲目自大地认为中医在系统思维上优于西医，进而完全拒斥西医的做法。我们应该理性地分析中医系统观、整体观之利弊，历史性地还原中医"看问题""看病"的思维方式和路径，而不是直接陷入中医之争的话语泥潭。

一、人体系统及其结构

中医将人体看成是一个整体系统。这个系统是活体的、功能的，而非死体的、解剖的，它不是静止的生命，而是活生生的、处于日常生活状态中的人。它没有分割的脏器，而是五脏六腑联系在一起的整体；它没有脱离整体的局部，没有孤立的生理和病理现象，而是任何一个看得见的"证象"必然反映某个内在脏腑的正常或异常状态；它没有与环境的割裂，而是深受环境的影响，环境因素成为重要的致病因素，治疗更要讲求的是三因制宜；它不存在没有功能的生理结构，其结构重在体现功能；它没有形神分离，而是形神一体。如此这般的中医整体论是中医思维方式的核心特质。

中医的人体系统观首先重在脏腑系统观。这就是说它不在于从解剖学上研究脏腑的器官形态与结构，而在于研究脏腑本身的功能，以及各个脏腑之间的关系，脏腑与体表、体态、神志、面色等之间的对应关系。在脏腑系统中，脏腑是什么不重要，重要的是脏腑的功能联系。中医从头到尾没有讲清楚脏腑究竟是什么，每一个脏器的形态大小、重量结构等基本性质都没有摸清楚，中医似乎并不太关注这种语境之下的脏器，而是转身去关注脏器的功能，特别是该功能在人的体表上的可经验性表达和指征，正是依靠这些感性的、可经验化的外在症状，中医才能够由表及里、以象测藏来诊断和治疗人体的疾病。

五脏实际上是五个功能系统，如心系统代表的是贯穿心—小肠—脉—舌–面彼此相连的系统，肺系统代表的是贯穿肺—大肠—皮—鼻—毛的系统，脾系统代表的是贯穿脾—胃—肉—口—唇的系统，肝系统代表的是贯穿肝—胆—筋—目—爪的系统，肾系统代表的是贯穿肾—膀胱—骨髓—耳—二阴的系统。不仅如此，五脏系统还与人的精神活动、心理活动密切相关，并建立了一一对应关系，具体地来说就是心—神—喜，肺—魄—忧，肝—魂—怒，脾—意—思，肾—志—恐。可以说，中医的脏腑系统是一个超级完备的系统，一切与人体相关的解释性要素（包括最重要的阴阳五行）都可以与之建立普遍的联系。

为什么古人会建立如此庞大的脏腑功能系统，而非真正地去研究脏腑本身的生理结构、解剖结构呢？对此，一个基本的解释是，古人对于脏器的认知完全基于医学实用的角度来考虑，而非基于科学认知的角度来考虑。

古人真正感兴趣的并非是事物本身，而是事物究竟有何作用。如果是按照现代科学的精神，势必首先要把一个器官的物质成分、形态大小、质量重量、内在结构等基本情况摸清楚之后，才能将其功能研究清楚透彻。而古人在解剖学、生理学、病理学并不完善或尚未建立之前，就要去研究整个的人体结构及其功能表达与联系，势必要受到很大的局限，古人的智慧在这里得到了极其淋漓尽致的展现。对于一个现代学者而言，如果不借助于实验室的先进仪器设备技术条件，他基本上是无法从事科学研究活动的。而古人正是在毫无现代实验设备的条件下来展开医学研究的。借助于古代哲学，以及丰富的临床经验知识，在充分发挥想象力的基础上，古人天才般地构建了如此体系庞大、内涵丰富的藏象功能体系，不得不说是前现代医学知识史上的奇迹。

中医的人体系统观还在于它的经络系统，这是中医的特色之所在，也是中医发挥其优势的立足之点。经络理论在中医知识体系中具有相当重要的地位，贯穿于生理、病理、疾病诊断和治疗等各个方面，是中医临床尤其是针灸推拿的基础。它是"学之所始，工之所止"，"学医不知经络，开口动手便错"。经络如此重要，在于它是中医构建人体结构的基本方式。与藏象理论、脏腑系统一样，经络理论和经络系统是别具一格的，同样体现了独特的中医思维方法。

经络系统的独特性在于，它是由中国古人按照一种哲学式的系统性方法建构起来的。这种建构就像脏腑功能体系一样是一种知识上的"虚构"，一种哲学上的形而上解释。脏腑重在功能，而不在解剖形态。同样，经络在于它的功能性联系，而不在于它的实体性形态。现代解剖技术表明，在人的身体上并不存在什么实在的经络体系，它并非是一种具有形态结构的实在"通道"。经络是被古人设想为运行气血、联络脏腑、沟通上下内外、感应传导信息的"通道"，这些"通道"系统在全身的分布非常广泛，由经脉、络脉和连属部分组成。虽然经络的实在性存疑，但它的功能却具有非常重要的意义。五脏六腑的功能体系之所以能够建立，正是需要经络的沟通联系、运输渗透、感应传导、机能调节等作用。人的内在脏腑器官之所以能够与人的体表各个部位建立联系，正是经络的联系作用使然。在这个意义上，经络体系与脏腑体系是紧密联系的，二者相参而成。

经络是一个体系、一个系统，不是单个的穴位点。穴位是人体的一个刺激点，这些点在神经中枢的作用下可能会与相应的脏腑器官产生联系，从而会揭露出一定的身体信息。发现穴位点是临床经验的总结成果，但是要将身体上各个不同的穴位点串联起来，并命名以经脉或络脉，这却是需要哲学的指导与想象力的运用。十二经脉的走向规律、交接规律、分布规律、表里关系、流注次序、循行部位等显然是理论构造的结果，而非纯粹经验观察或临床试验的结果。经络体系更像是人的天才构想和理论预设，它设想人的身体上存在着气血运行的"通道"，而这些"通道"有一些关键之点即穴位。实践证明，针灸推拿穴位能够产生一定的治疗作用，然而这些作用究竟是如何发生的，中医却很少有可证明的、有说服力的解释。中医的基本解释却是通过针灸特定的穴位刺激点，打通气血运行的通道，疏通拥堵和淤塞，就像疏通河道的淤泥一样，使之变得运行通畅，进而达到治疗疾病的作用。这种解释听起来很合理，但它只是一种隐喻式的理论说明，尚无临床实践的可靠数据支撑检验之。

二、环境系统及其结构

人体系统并非是孤立存在的，任何一个系统都有其存在的环境和条件。系统的存在有两个方面，一个是内部的要素与结构，一个是外部的环境与条件。两者之间也并非割裂的关系，恰恰相反，任何内部的要素和结构都会受到外部环境变化的影响，都以一定的外部环境为其存在的前提。人的身体会受到外在气温环境变化的显著影响，人的饮食起居都会随着天气气候的变化而做出相应的调整。

探讨人与环境的系统关系，基本上是从人的自然属性角度出发的。人的身体是一个肉身性、生物性的存在，依靠自然界的营养物质维持生命，在其生物性机理方面与动物没有显著的区别。将人的身体当作自然属性的存在，这是中医的最基本判断，也是最主要、最核心的判断。简单地说，就是"人与天地相参"，人与自然同源、同构、同道，存在着"天人合一"的基本关系。在解释人与自然的同一性时，中医使用的是阴阳、气等哲学概念。"夫人生于地，悬命于天，天地和气，命之曰人。"（《素问·宝命全形论》）人是由天地阴阳二气相互结合、相互作用而形成的，人的生死不过是一口气而已，"气聚则生，气散则死"，故"人以天地之气生，四时之法成"。除了在起源上，人具有自然属性之外，还在身体结构、生长作息规律等方面与自然保持着相似性、一致性。与自然界的阴阳消长、五行生克制化一样，人的生命同样受到这些自然规律的深刻影响，比如人体与自然一样也有春生、夏长、秋收、冬藏的生理变化，遵循这些变化之道就能护生、养生，反之则伤身、害身。

中医的人与环境系统观主要是探讨天文地理及气候对人身健康与疾病的

深刻影响。天文方面，主要是太阳活动、月相变化、行星运动和五运六气对人体健康的影响。以太阳为例，万物生长靠太阳，人的健康与太阳有着密切的关系，太阳的能量影响着人体的阳气，"阳气者，若天与日，失其所则折寿而不彰"。人体的阳气就像是太阳，它是维持生命功能、保护身体、抵御外邪的主要力量源泉。一个人的阳气很足，代表正气很足，身体很健康，就能够抗御邪气的侵袭，维持机体的健康。除此之外，太阳的周日视运动促成了人的生理节律的形成，太阳运动到不同的位置，在早中晚的不同时间段阳气呈现出消长起伏的变化，人体内的阳气也随着这个节律而变化。"故阳气者，一日而主外。平旦人气生，日中而阳气隆，日西而阳气已虚，气门乃闭。是故暮而收拒，无扰筋骨，无见雾露，反此三时，形乃困薄。"再以月相变化为例，中医很早就认识到月地关系变化的重要意义，月相盈亏对人的血气、肌肉、经络产生周期性的影响。①用现代科学的说法，月球引力大小的变化会引起海洋潮汐和人体生物潮汐的变化，特别是女性的月经节律。因此，中医临床的诊断和治疗应该结合天时月相的变化来进行。再说行星对人体的影响，《内经》认为金木水火土五大行星对人体气血的变化有着重要的

---

① 有关月相变化对人体影响的论述有很多，如《素问·八正神明论》曰："月始生则血气始精，卫气始行；月郭满则血气实，肌肉坚，月郭空，则肌肉减，经络虚，卫气去，形独居，是以因天时而调血气也。是以天寒无刺，天温无疑；月生无泻，月满无补；月郭空无治。是谓得时而调之。因天之序，盛虚之时，移光定位，正立而待之。故日月生而泻，是谓脏虚；月满而补，血气扬溢；络有留血，命曰重实；月郭空而治，是谓乱经。"《灵枢·岁露论》曰："人与天地相参也，与日月相应也。故月满则海水西盛，人血气积，肌肉充，皮肤致，毛发坚……至其月郭空，则海水东盛，人气血虚，其卫气去，形独居，肌肉减……""乘年之衰，逢月之空，失时之和，因为贼风所伤，是谓三虚。故论不知三虚，工反为粗。""逢年之盛，遇月之满，得时之和，虽有贼风邪气，不能危之也。命曰三实。"

影响，星体的运行、亮度、颜色变化与人体功能、疾病流行存在相感相应的关系，特别是北斗星的运动变化可以推知四时阴阳变化、气候变迁，解释六经症候的病理转变，人体气血运行速度也是根据天上的二十八星宿计算出来的①。最后是五运六气学说，它认为寒暑燥湿风火六种气受到日地关系的影响，六气与五行相匹配，形成五行相生相克的节令推移规则，根据气候变化推知该年气候是否正常、人体是否得病，其奥秘在于观察主客加临的五行生克情况，如主客之气相生或相同，则为"气相得"，则气候平和，人不患病；反之，则气候异常，人易得病。

人与环境的系统关系，除了天文，还有地理。中医对此作出了明确的要求，即"上知天文，下知地理，中知人事，可以长久"。中医对地理的认知主要是阴阳、五方、九野的概念，以此来建立与人的系统性关联。首先是阴阳，它在地理上的含义非常重要，"阳，高，明也"，"阴，暗也。水之南，山之北也"。不仅天地有阴阳，而且地理上的东南西北也分阴阳，"天不足西北，故西北方阴也……地不满东南，故东南方阳也"（《素问·五常政大论》）。不仅地之东南西北分

---

①《灵枢·九宫八风》以北斗星的运动推知气候变迁，"太一移日，天必应之以风雨，以其日风雨则吉，岁美民安少病矣。先之则多雨，后之则多汗"。《灵枢·五十营》根据日行二十八星宿，经过十二时辰，推算人身28脉的总长度为16丈，"天周二十八宿，宿三十六分；人气行一周，千八分，日行二十八宿。人经脉上下左右前后二十八脉，周身十六丈二尺，以应二十八宿，漏水下百刻，以分昼夜。故人一呼脉再动，气行三寸，一吸脉亦再动，气行三寸，呼吸定息，气行六寸；十息气行六尺，日行二分。二百七十息，气行十六丈二尺.气行交通于中，一周于身，下水二刻，日行二十五分。五百四十息，气行再周于身，下水四刻，日行四十分。二千七百息，气行十周于身，下水二十刻，日行五宿二十分。一万三千五百息气行五十营于身，水下百刻，日行二十八宿，漏水皆尽脉终矣。所谓交通者，并行一数也。故五十营备，得尽天地之寿矣，凡行八百一十丈也"。

阴阳，人之上下左右也分阴阳，有阴阳必有寒热温凉，必会对人的生理健康产生影响。五方是把中国的大地分为东南西北中五大区域，并以五行相匹配，五个不同的地理区位有不同的地貌、水文、气候、物候、物产、生活习俗、饮食习惯、体质特点、情志活动、发病特征及治疗取向等，比如在气候特点上，东方生风、南方生热、西方生燥、北方生寒、中央生湿，东方之人象木形人，南方之人象火形人，西方之人象金形人，北方之人象水形人，中央之人象土形人，等等，这些都是"地势使然"①。一旦用五行来界定五方，就可以从各个生活方面、

① 相关的论述很多，如《素问·异法方宜论》论述了五方的不同地理差异、饮食特点、疾病特点："故东方之域，天地之所始生也。鱼盐之地，海滨傍水，其民食鱼而嗜咸，皆安其处，美其食。鱼者使人热中，盐者胜血，故其民皆黑色疏理。其病皆为痈疡，其治宜砭石。故砭石者，亦从东方来。西方者，金玉之域，沙石之处，天地之所收引也。其民陵居而多风，水土刚强，其民不衣而褐荐，其民华食而脂肥，故邪不能伤其形体，其病生于内，其治宜毒药。故毒药者亦从西方来。北方者，天地所闭藏之域也。其地高陵居，风寒冰冽，其民乐野处而乳食，脏寒生满病，其治宜灸焫。故灸焫者，亦从北方来。南方者，天地所长养，阳之所盛处也。其地下，水土弱，雾露之所聚也。其民嗜酸而食胕，故其民皆致理而赤色，其病挛痹，其治宜微针。故九针者，亦从南方来。中央者，其地平以湿，天地所以生万物也众。其民食杂而不劳，故其病多痿厥寒热。其治宜导引按跷，故导引按跷者，亦从中央出也。"《素问·金匮真言论》建构了五方与五脏、颜色、动物、植物、四时之间的对应关系："东方青色，入通于肝，开窍于目，藏精于肝。其病发惊骇，其味酸，其类草木，其畜鸡，其谷麦，其应四时，上为岁星，是以春气在头也。其音角，其数八，是以知病之在筋也，其臭臊。南方赤色，入通于心，开窍于耳，藏于心，故病在五脏。其味苦，其类火，其畜羊，其谷黍，其应四时，上为荧惑星。是以知病之在脉也。其音徵，其数七，其臭焦。中央黄色，入通于脾，开窍于口，藏精于脾，故病在舌本。其味甘，其类土，其畜牛，其谷稷，其应四时，上为镇星。是以知病之在肉也。其音宫，其数五，其臭香。西方白色，入通于肺，开窍于鼻，藏精于肺，故病背。其味辛，其类金，其畜马，其谷稻，其应四时，上为太白星。是以知病之在皮毛也。其音商，其数九，其臭腥。北方黑色，入通于肾，开窍于二阴，藏精于肾，故病在膝。其味咸，其类水，其畜彘，其谷豆，其应四时，上为辰星。是以知病之在骨也。其音羽，其数六，其臭腐。"

生理病理方面进行相应的归类，这一方面是经验总结，另一方面是类比联系推理。除了五方之外，还有九州的地理概念。古人将中国大地分为九个州，每个州都有不同的水文、土壤、植被、湖泽、物产、贡赋和交通情况等，《黄帝内经》在不同的篇章中都阐述了人体脏腑身形应九州（九野，即冀州、兖州、青州、徐州、扬州、荆州、豫州、梁州、雍州）的观点。《灵枢·九宫八风》提出了九宫图，以中央和四正、四隅为基础，测定八节循序交换日期，察看八方气候正常与异常，预测八风虚实邪正、疾病流行及其对人体的影响。不同的地理区位，产生的药材质量也有差异，中药材特别讲究产地的道地性，"用药必依土地，所以治得十九"（《备急·千金要方序例》）。

在气候方面，它对人的健康影响也非常深刻。有关气候的论述常常是与天文地理紧密联系在一起的，地球的整体气候和各个不同区域的气候特征常常是与天文现象规律密切相关，日地关系、月地关系、地球的公转和自转等是导致地球气候变化和差异的主要原因，而地球上不同地区由于经纬度和山川水文的不同而产生显著的气候差异。中医对地球气候的认识主要涉及气象现象和季节划分等方面，特别是二十四节气的划分带有鲜明的农耕文明特色，体现出对气象和物候变化的敏锐细致观察，并且成为中医分析生理和病理现象、构建气象医学的基本知识框架。在气象方面，中医认为人类生活的地球大气层处于气交运动之中，简单地说，阴阳二气会产生交感作用，从而导致复杂的气象变化，产生风、寒、暑、湿、燥、火等自然气象，进而直接影响人的生存环境和身体健康状态，正如《素问·阴阳应象大论》所言："天有四时五行，以生长收藏，以生寒暑燥湿风。人有五脏化五气，以生喜怒悲忧恐。"而关于气象的周期性变化则形成了四时季节的概念，每个季节都呈现出不同的气温变化、生物生长收藏的变化规律，这很明显是对季节气候的一种经验性划分①。中医的季节理论还在于其有一个特别之处，这就是在四季温热寒凉的基础上，还象征性地"虚构"了一个主湿气的长夏阶段，由此构成五运，以符合阴阳五行的整体理论框架②。而一旦与五行框架相呼应，就可以按照五行的生克制化规律、五脏六腑的相互作用来进行模式化的演算和推导，进行疾病的诊断、预测和治疗。

　　强调人与环境的系统关系，并不意味着只是强调人的自然属性。虽然中医的理论体系中人的自然存在性占据突出的核心地位，甚至在某种意义

---

　　①中医有候、气、时、岁的时间性概念，《素问·六节藏象论》曰："五日谓之候，三候谓之气，六气谓之时，四时谓之岁，而各从其主治焉。"不同的季节万物生长呈现不同的规律性特点，人的生活方式也应该与此相呼应，否则就会得病。《素问·四气调神大论》曰："春三月，此为发陈。天地俱生，万物以荣，夜卧早起，广步于庭，被发缓形，以使志生，生而勿杀，予而勿夺，赏而勿罚，此春气之应，养生之道也；逆之则伤肝，夏为实寒变，奉长者少。夏三月，此为蕃秀。天地气交，万物华实，夜卧早起，无厌于日，使志勿怒，使华英成秀，使气得泄，若所爱在外，此夏气之应，养长之道也；逆之则伤心，秋为痎疟，奉收者少，冬至重病。秋三月，此谓容平。天气以急，地气以明，早卧早起，与鸡俱兴，使志安宁，以缓秋刑，收敛神气，使秋气平，无外其志，使肺气清，此秋气之应，养收之道也；逆之则伤肺，冬为飧泄，奉藏者少。冬三月，此为闭藏。水冰地坼，勿扰乎阳，早卧晚起，必待日光，使志若伏若匿，若有私意，若已有得，去寒就温，无泄皮肤，使气极夺。此冬气之应，养藏之道也；逆之则伤肾，春为痿厥，奉生者少。"
　　②长夏，首见于中医经典《内经》之《素问·金匮真言论》篇，并在《内经》全书中共见27次。具体来说指农历六月，即公历每年的7月7日至8月6日，夏季的最后一个月份。此时气候最为潮湿，乃因多阴雨而潮湿，空气中湿度大，大气压偏低，故由脾所主。《素问·六节藏象论》王冰次注云："长夏者，六月也。土生于火，长在夏中，既长而旺，故云长夏也。"《素问·藏气法时论》王冰次注云："长夏，谓六月也。夏为土母，土长干中，以长而治，故云长夏。"《素问·藏气法时论》："脾主长夏。"恽铁樵《群经见智录》："《内经》言五行配以五藏，其来源于天之四时。藏有五，而时仅四，故以六月为长夏，以配脾。"

上来说，中医是一种在深入理解自然的基础上顺应自然、把握自然的医学模式①，体现出鲜明的自然哲学特色，但它并没有因此而忽略人的社会属性、心理属性和精神属性。人的社会地位、家庭环境、富贵贫贱的不同和变化都会对身心健康造成影响，特别是家庭环境的变故、个人境遇遭遇挫折等常常是导致疾病的重要原因。如《素问·疏五过论》就指出："凡未诊病者，必问尝贵后贱，虽不中邪，病从内生，名曰脱营。尝富后贫，名曰失精，五气留连，病有所并……诊有三常，必问贵贱，封君败伤，及欲侯王。故贵脱势，虽不中邪，精神内伤，身必败亡。始富后贫，虽不伤邪，皮焦筋屈，痿躄为挛。"人的社会地位不同，身体体质表现出不同的特点，如《灵枢·根结》指出："王公大人，血食之君，身体柔脆，肌肉软弱，血气慓悍滑利。"所以，医生在诊断时除了身体情况之外：还需要询问一些家庭社会等方面的信息。《灵枢·师传》要求医生做到"入国问俗，入家问讳，上堂问礼，临病人问所便"。社会动荡、战争、风俗习惯、个人职业、劳动强度、生活方式等，都会引起个人生活条件的变化和精神状态的差异，从而诱发某些特殊的疾病，这是健康的社会决定因素所要揭示的内容，在中医理论中也得到了相应的论述。除了社会性因素之外，中医还特别强调了人的精神属性和心理属性，精神方面主要使用的是神、心、魂等概念，而在心理层面主要使用的是情、志等概念，这些基本上涵盖了现代心理学所探讨的感知、记忆、思考、想象、判断等认知形式

---

① 中医特别讲究顺势疗法，如《灵枢·师传》曰："夫治民与自治，治彼与治此，治小与治大，治国与治家，未有逆而能治之也，夫惟顺而已矣，顺者非独阴阳脉，论气之逆顺也，百姓人民皆欲顺其志也。"

和内容，这些属于"神"的内容与人的"形"是合一的关系，二者之间是相辅相成的①。人的身心疾病的解决要从自然、社会人事和心灵精神活动等方面着手，做到顺应自然，精神内守，和其人事，防止走极端的过与不及，这样才能做到身心灵的完整健康。

三、方剂系统及其结构

中药方剂集中体现了整体观念，特别是方剂配伍理论，具有非常严谨的组方原则和灵活的随证处方用药方法，包含了非常丰富的系统论思想。以系统论的观点来看，中医方剂处方是各种药物按照一定的原则、通过辨证论治得到的结果，它讲究的是各种药物之间的相互作用、彼此协同的疗效。

方剂是以治法为依据、选择适当的药物通过一定的配伍原则组合而成的。方剂之"方"原意是两船相并，在医学上引申为单方或组合之药方；"剂"是调剂、调和之意，包括药物的炮制、用量和用法。方剂的形成是从以药治病到以方治病的转变，早期的药物疗法多采用单味药物，经过长时间的经验积累和医学知识的发展，开始出现了较为复杂的复方形式。方剂的演化与饮食烹调相关。相传，商朝伊尹是中医汤剂的发明者，皇甫谧在《甲乙经》序中说"伊尹以亚圣之才，采用神农本草以为汤液"。根据《汉书·艺文志》，《汤液经》又名《伊尹汤液》。《黄帝内经》中已明确提出了"君臣佐使"的组方原则，张仲景提出"观其脉证，知犯何逆，随证治之"的观点，其《金匮要略》中有

---

① 如《灵枢·本神》曰："凡刺之法，必先本于神。血脉、营气、精神，此五脏之所藏也。至于其淫泆离脏则精失、魂魄飞扬、志气恍乱、智虑去身者，何因而然乎？天之罪，与人之过乎。"

262首方剂，将理法方药融为一体，被称为"医方之祖""医方之经"。

中医方剂分为单方、复方和药对三大系统。单方是指只是包含一味中药的处方，如独参汤、山楂。单方只考虑一味药物的治疗作用，如独参汤用来补虚，山楂用来健胃。就功能和成分而言，单方也是一个复杂系统，它的疗效不能简单地还原为其化学成分，即便是一味药它的成分之间也有组合效应。复方，顾名思义，包含了多味药物，既有单味药的成分组合，又有药对组合，能够产生单味药没有的药理作用。药有个性特长，方有合群之妙用。复方是一个大系统，它不是其子系统（单味药）的简单叠加，方剂重在配伍，通过有效的排列组合，有的药物的功效得到加强，有的被减弱，组合起来引起系统性质变，产生整体性的效应，"单味药物的性质就被改变或失去旧质，使整体获得新质，表现出系统整体的功能和作用大于各组成要素之和"①。方剂系统的功能不仅与组成该系统的各个单味药有关，还与环境相关。临床用药不能重在按照一定的治则立法，形成方剂系统，发挥集成效应，正所谓"法随证立，方从法出"②。药对，又称对药，始见于《黄帝内经》，是指被临

---

① 邱鸿钟主编.中医的科学思维与认识论[C].北京：科学出版社，2011：280.

② 清代徐大椿《医学源流论》指出："方之与药，似合而实离也。得天地之气，成一物之性，各有功能，可以变易血气，以除疾病，此药之力也。然草木之性，与人殊体，入人肠胃，何以能如人之所欲，以致其效？圣人为之制方以调剂之，或用以专攻，或用以兼治，或相辅者，或相反者，或相用者，或相制者，故方之既成，能使药各全其性，亦能使药各失其性。操纵之法，有大权焉。此方之妙也。若夫按病用药，药虽切中，而立方无法，谓之有药无方；或守一方以治病，方虽良善，而其药有一二味与病不相关者，谓之有方无药。譬之作书之法，用笔已工，而配合颠倒；与夫字形俱备，而点画不成者，皆不得谓之能书。故善医者分观之，而无药弗切于病情；合观之，而无方不本于古法，然后用而弗效，则病之故也，非医之罪也。而不然者，即偶或取效，隐害必多，则亦同于杀人而已矣。至于方之大小奇偶之法，则《内经》详言之，兹不复赘云。"

床实践证明有效的常常联用的两味药物，它并非是随意的组合，而是按照一定的治法来匹配的两味中药。药对的配对指导原则主要是四气五味、升降浮沉、性味归经等，组对方式主要是同类相须、表里兼顾、补气养血、滋阴助阳、补泻兼施、寒热并用、升清降浊等。药对的两味药物之间的关系是相正或相反的关系。"药对是介于单方和复方之间的一种配伍单元，是方剂中最小的组方单位，是联系单味药物与方剂的桥梁，它构成简单，却具备了方剂的基本主治功能，体现了中药方剂视证化裁、灵活加减的运用特点。药对是最精炼的复方，又是组成新的复方的核心。"[①]

中药方剂系统中重要的是考虑"君臣佐使"各关键要素的排列组合。方剂要素的"君臣佐使"是一种比喻的用法，用古代封建王朝的官职区分来形象地说明方剂要素之间的复杂关系，反映各个不同药物在方剂之中的地位和功能作用，说明了方剂系统的层次性。"君臣佐使"分别代表了方剂的主导药、辅助药和调和药，它们之间的关系既是主次关系，又是协同关系。君药是一个药方中起主要治疗作用的药物，针对主病或主证，相对于其他药物来说起着统帅支配作用，犹如一国之君率其臣民作战，"所谓君者，主此一方"。臣药是辅助君药的药物，主要是帮助君药来加强治疗主病或主证，或者主要用来治疗兼病或兼证。它的药力一般小于君药，以弥补君药的药力不足或功能有偏颇的情况下进行补偏。佐药，是起到辅佐作用的药物，有三种形式：一是佐助药，协助君药、臣药加强治疗作用，或直接治疗次要的兼证；二是佐制药，消除或减少君药臣药的毒性或烈性；三是反佐药，与君药

---

① 邱鸿钟主编.中医的科学思维与认识论[C].北京：科学出版社，2011：281.

性味相反但能起治疗作用的药物。佐药的药力也不能大于君药，否则有"夺君"之嫌。使药有两种形式：一是引经药，能引方中诸多药物以达病所；二是调和药，调和方中诸多药物的作用，其药力较小，用量亦轻。总之，中药方剂的"君臣佐使"以辨证与立法为前提，根据药物的性味归经、功能作用来确定的，是一个整体性的系统性构建。

从系统论的观点来看，中药方剂系统具有整体性、关联性、有序性和动态性等特征[①]。整体性意味着系统各要素之间相互作用、相互依存、相互制约，整体大于部分之和。方剂作为一个系统，是诸药相互作用形成的结果，它不是单味药物的简单加总，而是通过君臣佐使进行系统整合，产生整体综合作用。关联性意味着系统各要素之间相互联系，从而构成一个最佳的系统特性。方剂系统内部的各个药物配伍之间存在着协同、制约、调动等作用，每一味药在整个药方中的地位和作用不一样，相互之间起着"君臣佐使"的整体协同作用。有序性是指系统各要素之间是有序的、有组织的，而不是杂乱无章的，"君臣佐使"的排列组合就体现了这个特征。动态性是指系统具有动态发展、自我运动与调节的性质，方剂在这方面体现出较为明显的动态性和灵活性，用处方必须在审因辨证的基础上依病立方，根据病情的发展阶段和病人的体质特征灵活用药，切忌用一个方子包治百病，甚至针对同一种疾病，一个方子在不同的人身上都要进行相应的调整。在这个意义上，方剂既是相对静态的，又是相对动态的，要根据具体情况灵活调节、变化使用、随证加减立方，如此才符合中医的辨证论治和个体化

---

① 邱鸿钟主编.中医的科学思维与认识论[C].北京：科学出版社，2011：277.

治疗的精髓①。可以说，中药方剂系统的构建具有自身的组合法度和方法特色，方剂配伍理论充分体现了现代系统科学的思想。

第四节　中医中和思维的哲学分析

中医深受儒家文化的影响，与儒家的中庸之道相对应，形成了较为独特的中和思维与方法。可以说，中和思维是儒家尚和、尚中的传统在医学领域中的贯彻和实现，形成了"一以贯之"之道。作为一种认知方式，它体现了中医的独特思维方法；作为一种基本的医学观念，它形成了平衡论的健康观和疾病观。

---

　　①清代名医赵晴初在《存存斋医话稿》中指出："古人随证以立方，非立方以待病。熟察病情，详审用药，味味与病针锋相对，无滥无遗，适至其所。如写真焉，肖其人而止，不可以意增减也。千变万化之中，具有一定不易之理。活泼圆机，有非语言文本所能解说，在学者心领神会而已。其所以设立方名者，规矩准绳，昭示来学，非谓某方一定治某病，某病一定用某方也。古方伙矣，岂能尽记。纵能尽记，而未能变通，虽多奚益？即如桂枝汤一方，加桂枝分两，名曰桂枝加桂汤；加芍药分两，名曰桂枝加芍药汤；去芍药，名曰桂枝去芍药汤；桂枝甘草二味；名曰桂枝甘草汤；芍药甘草二味；名曰芍药甘草汤；甘草一味，名曰甘草汤。信手拈来，头头是道。一方可分为数方，数方可合为一方。增一药之分两，即所以减他药之分两，而另名为一方。取一味二味，即名为一方。药随病为转移，方随证为增减。因物付物，何容心焉？设悬拟一方，以治一病，印定后人眼目，天下岂有呆板之病证，待呆板之方药耶？奈何张景岳新方八阵及黄元御八种书内，自制之法，不一而足。岂以古方为不足用，而有待于新制乎？集数味药，辄名一方，方不可胜穷，徒眩人意耳。"

一、中和之道

中和的思想来自儒家。中和的含义最初实际上包含了自然之和、音乐之和、制羹之和、人际之和、国家政治之和等多重含义。通过经验的观察研究，人们发现在这些人类社会生产生活的各个方面都存在着"和"的思想，所以开始提炼出"和"的哲学理念。"和"的观念最初应该是来自对自然事物生长规律的总结，即万事万物的生长都是由不同的元素构成的，这些有差别性的东西遵守"和"之道才能成就万物。"夫和实生物，同则不继。以他平他谓之和，故能丰长而物归之；若以同裨益同，尽乃弃矣。故先王以土与金木水火杂，以成百物。"由此看来，"和"的前提是建立在事物多样性和差异性的基础上，单一事物、没有差别性的事物之间显然是不存在"和"的问题的，也就是说只有"不同"才有"和"，故称为"和而不同"，而这种"和"的达成是需要"以他平他"的。甚至从为人处世的行为准则角度而言，君子和小人的区别就在于是否"和"，即"君子和而不同，小人同而不和"。(《论语·子路》)

儒家对中和的解释更多的是基于社会人事方面。比如在礼教方面，要求"以五礼防万民之伪而教之中，以六乐防万民之情而教之和"。这里的"中"是指中正规矩、合乎礼仪规范，而"和"则是指情绪平和、社会和谐、世间太平。儒家特别重视社会性的礼仪规范、政治制度和伦理道德，礼乐刑政都要合乎一定的道德规范。"礼之用，和为贵"，"喜怒哀乐之未发，谓之中；发而皆中节，谓之和"。无论是人的情感表达、情绪流露，还是礼仪往来都要遵循中和之道，因为它是天下万物运行的最根本的规则，正所谓"中也者，天下之大本也；和也者，天下之达道也。致中和，天地位焉，万物育焉"（《中庸》）。从天地万物的广泛高度来确定中和原则的根本重要性，这样中和之道就成为儒家的核心纲领思想之一。正如孟子有言："天时不如地利，地利不如人和。"

从儒家的中和之道的内涵来看，它主要包括以下几个方面：（1）中和是自然万物和人间社会存在的一种平衡和谐的理想状态，它基本上涵盖了自然物之间、人与自然、人与社会、个人身心、民族与国家等不同维度的和谐关系准则。它可以被理解为儒家的一整套完整的认识世界和社会的世界观、认识论和方法论，概而言之，"中者，天下之正道；庸者，天下之定理"。（2）中与和既有联系又有区别，"'中'多代表本体、立场、位置、态度，'和'多代表相互作用、方法、行动、运动和结果"①。"中"强调是适中、不偏不倚、恰到好处，"中者，不偏不倚，无过与不及之名也"。这就是说，"以中对和而言，中者为体，和者为用。以性情言之，谓之中和；以礼义言之，谓之中庸"。（《朱子语类·卷六十三》）（3）中和是君子的一种行为准则。君子与小人的区别在于，君子能够坚持中庸之道，做事行为合乎伦理道德规范，而小人很难做到这一点，正所谓"君子中庸，小人反中庸""君子依乎中庸，遁世不见知而不悔"。（《中庸》）坚持中庸之道，行为就没有什么过错，即"中行无咎"。（《易经·夬卦》）（4）中和之道的基本方法是"执其两端，用其中于民"。"中"在本质上是在矛盾双方中保持不偏不倚，让双方在对立统一的相互作用中达到最终的动态平衡；"和"在本质上是让相互矛盾的各个要素保持相互协调、取长补短，建构稳态系统。践行中和之道，就是消

---

① 邱鸿钟主编.中医的科学思维与认识论[C].北京：科学出版社，2011：189.

除主观性的偏见，做到"毋意、毋必、毋固"，合乎"内外之道"，比如在情感上要"乐而不淫，哀而不伤"。（5）中和是一种动态的平衡。事物都是发展变化的，平衡态只是动态发展中的平衡，不能机械死板地执着于某一个点上。易经的六十四卦实际上表达的就是动态平衡，每个卦都随着时间、空间、人事、环境的变化而发展，处在什么位置都会随时发生爻变和卦变，在一定的时间段和环境条件下会形成相对的平衡之态。

二、阴平阳秘

中医从理论知识体系上贯彻了儒家的中和之道。如果说儒家的中和之道主要体现在社会人事、政治制度和伦理道德层面，那么中医的中和之道就主要体现在对于健康和疾病的观念上。究竟何为健康，何为疾病，这是任何医学都需要回答的基本问题，而不同的答案意味着不同的医学观。基本而言，中医秉持的是平衡论和功能论的观点。而平衡论，就是这里所要探究的中和之道，就是阴阳平衡的健康观。

具体而言，中医提出了阴平阳秘的健康观，并给出了相应的判断标准。这个标准有两个方面：一是看阴阳之间的力量关系是否平衡，即是否"中"；二是看阴阳之间的动态变化是否与自然规律相一致，即是否"和"。满足了这两条标准，就是符合中和之道，就是医学上的健康；反之，则是处于生病或疾病的状态。阴阳之间的力量关系处于相互对比和抗衡之中，理想的状态是"平人"状态，即"阴阳匀平，以充其形，九候若一，命曰平人"（《素问·调经论》）。"平人"就是健康之人，就是"不病者"，就能够"应四时""上下相应""形肉血气必相称"。如果阴阳之间不平衡，"两者不和"就是"阴阳离决"，就是"若春无秋，若冬无夏"，最终必然"精气乃绝"。"是以圣人陈阴阳，筋脉和同，骨髓坚固，气血皆从。如是则内外调和，邪不能害，耳目聪明，气立如故。"（《素问·生气通天论》）此外，必须注意阴阳平衡是一种动态中的平衡，这种平衡必须与自然界的阴阳消长规律保持基本一致，维护健康养生的基本之道是"从阴阳"，因为"从阴阳则生，逆之则死，从之则治，逆之则乱"。为什么顺从阴阳之道如此重要呢？因为阴阳是"万物之根本""万物之终始""死生之本"（《素问·四气调神大论》）。人归根结底属于自然性存在，生活的根本法则在于"法天则地"，在于遵守自然规律，顺应春夏秋冬四季的生长收藏的养生之道。

与阴平阳秘相反的状态就是气血失和，就是阴阳力量关系的失衡。人生病要么是"生于阴"，要么是"生于阳"，"阴盛则阳病"，"阳盛则阴病"，无论哪种都会导致"阴阳离决"。疾病产生的原因终归是"阴阳乖戾"，"阴阳之偏谓之疾"（《素问·调经论》）。而这种"阴阳之偏"具体地来说就是人身体内的气血失和，"血气不和，百病乃变化而生"。气血和则会健康长寿，"血气以和，营卫以通，五脏已成，神气舍心，魂魄毕具，乃成为人"。（《灵枢·天年》）导致气血不和、阴阳失衡的原因主要是四个方面：一是人与自然环境的失和，二是人的情绪心理失和，三是饮食失节、生活放纵、居住环境条件差，四是遭遇突发性事件的刺激。[①]比如，《灵枢·口问》非常全面地指出气血失和、阴阳失衡、经络脉道不通是产生疾病的最根本原因，"夫百病之始生也，皆生于风、雨、寒、暑、阴、阳、喜怒、饮食、居处。

---

① 邱鸿钟主编.中医的科学思维与认识论[C].北京：科学出版社，2011：189.

大惊卒恐则血气分离，阴阳破散，经络厥绝，脉道不通，阴阳相逆，卫气稽留，经脉虚空，血气不次，乃失其常，论不在经者，请道其方"。《灵枢·百病始生》也明确指出了疾病的产生是内外之因相互作用的结果，"夫百病之始生也，皆于风雨寒暑，清湿喜怒，喜怒不节则伤脏，风雨则伤上，清湿则伤下。""风雨寒热，不得虚，邪不能独伤人。卒然逢疾风暴雨而不病者，盖无虚，故邪不能独伤人。此必因虚邪之风，与其身形，两虚相得，乃客其形。两实相逢，众人肉坚，其中于虚邪也，因于天时，与其身形，参以虚实，大病乃成"。

三、中和治疗

中医不仅从理论上建立了中和之道的思维方式，以之来解释健康和疾病的归因，阐述人体的生理和病理变化，而且从实践上来贯彻落实这种中和治疗的原则。

中和治疗的总原则是：有余则泄之，不足则补之，即"盛者泻之，虚者补之"。既然疾病产生的原因是阴阳失衡，这要么是阴多阳少，要么是阳多阴少，多少不一就不平衡，就需要进行相应的调整。有余不足涉及生理、体质、心理、精神等各个方面，神、气、血、形、志等方面都存在有余与不足的问题。中医治疗需要辨证论治，把握疾病症状特征，区别表里虚实、阴阳寒热，根据具体的特点采取相应的治疗方式，具体来说是损有余或补不足，以事物的对立面来制约和权衡另外一方，从而调整阴阳双方的力量对比，达到新的平衡。在经典著作中，相关的论证有很多，兹举几例。如《素问·至真要大论》明确提出用辩证统一思想来"以他平他"的治疗方法：

治诸胜复，寒者热之，热者寒之，温者清之，清者温之，散者收之，抑者散之，燥者润之，急者缓之，坚者软之，脆者坚之，衰者补之，强者泻之，各安其气，必清必静，则病气衰去，归其所宗，此治之大体也。

高者抑之，下者举之，有余折之，不足补之，佐以所利，和以所宜，必安其主客，适其寒温，同者逆之，异者从之。

寒者热之，热者寒之，微者逆之，甚者从之，坚者削之，客者除之，劳者温之，结者散之，留者攻之，燥者濡之，急者缓之，散者收之，损者温之，逸者行之，惊者平之，上之下之，摩之浴之，薄之劫之，开之发之，适事为故。

调气之方，必别阴阳，定其中外，各守其乡。内者内治，外者外治，微者调之，其次平之，盛者夺之，汗之下之，寒热温凉，衰之以属，随其攸利，谨道如法，万举万全，气血正平，长有天命。①

中医的治疗方法具有鲜明的自然医学特色。这种养生治疗简单地说就是要综合考虑人的体质因素、时间因素、地域因素等差异，在时间上要顺应自然，按照自然节律来生活，做到"顺天之时"，如此"病可与

---

① 《黄帝内经》其他篇章中也讨论相应的治疗原则，如《素问·阴阳应象大论》曰："故因其轻而扬之，因其重而减之，因其衰而彰之。形不足者，温之以气；精不足者，补之以味。其高者，因而越之；其下者，引而竭之；中满者，泻之于内。其有邪者，渍形以为汗；其在皮者，汗而发之；其剽悍者，按而收之，其实者，散而泻之。审其阴阳，以别柔刚。阳病治阴，阴病治阳。定其血气，各守其乡。血实宜决之，气虚宜掣引之。"《素问·三部九候论》曰："必先度其形之肥瘦，以调其气之虚实，实则泻之，虚则补之。必先去其血脉而后调之，无问其病，以平为期。"《素问·离合真邪论》论曰："经言气之盛衰，左右倾移。以上调下，以左调右。有余不足，补泻于荥输，余知之矣。此皆荣卫之倾移，虚实之所生，非邪气从外入于经也。""察其左右，上下相失，及相减者，审其病脏以期之。"

期"。对于医生而言，"顺者为工，逆者为粗"（《灵枢·顺气一日分为四时》），时间医学的思想对中医影响很大，这建立在对人体生理病理的时间规律的深刻理解基础上，包括昼夜节律、月节律、四季节律等，最重要的是要做到"合人形以法四时五行而治"。甚至五脏六腑的疾病都表现出鲜明的时间规律，如："肝病者，平旦慧，下晡甚，夜半静。""心病者，日中慧，夜半甚，平旦静。""脾病者，日昳慧，日出甚，下晡静。""肺病者，下晡慧，日中甚，夜半静。""肾病者，夜半慧，四季甚，下晡静。"（《素问·藏气法时论》）总之，医师在治疗病人疾病时应该做到"得时而调之。因天之序，盛虚之时，移光定位，正立而待之"（《素问·八正神明论》）。

无论是针灸还是药物治疗都要贯彻中和治疗的原则。在药物方面，要充分识别药物的自然之性，把握不同药物的性味归经，在下处方进行药物配伍时要综合把握，调和阴阳，相互补充，补偏救弊①。药物的"君臣佐使"原则就是要实现阴阳平衡、相互协调的最终状态，在祛除邪气的同时不能伤害了人的阳气、正气。所以，用药时要特别注意药物的毒性，制约药物的不良反

---

① 如《素问·至真要大论》曰："帝曰：善，五味阴阳之用何如？岐伯曰：辛甘发散为阳，酸苦涌泄为阴，咸味涌泄为阴，淡味渗泄为阳。六者或收或散，或缓或急，或燥或润，或软或坚，以所利而行之，调其气，使其平也。""木位之主，其泻以酸，其补以辛。火位之主，其泻以甘，其补以咸。土位之主，其泻以苦，其补以甘。金位之主，其泻以辛，其补以酸。水位之主，其泻以咸，其补以苦。厥阴之客，以辛补之，以酸泻之，以甘缓之。少阴之客，以咸补之，以甘泻之，以咸收之。太阴之客，以甘补之，以苦泻之，以甘缓之。少阳之客，以咸补之，以甘泻之，以咸软之。阳明之客，以酸补之。以辛泻之，以苦泄之。太阳之客，以苦补之，以咸泻之，以苦坚之，以辛润之。开发腠理，致津液通气也。"

应。①在针灸治疗时，要注意把握针灸的最佳时间，切勿错过病理时机，对天文地理气候和人体体质特征要有全面的把握才可针刺，更不能在错误的时间胡乱施针刺，否则就会导致病情加重乃至病人死亡的情况，这是针刺之大忌。总之，"凡刺之法，必候日月星辰，四时八正之气，气定乃刺之"（《素问·八正神明论》）。

最后，我们对本章的内容进行一个简单小结。中医的思维方式"与西医乃至近代实证科学的思维模式"有着根本区别。"中医注重整体、功能、直觉的思维方法"，而"西医注重分析、结构、实验的思维方法"，这种方法论的不同实际上反映了它们在本体论上的深刻差异。很明显，中医并没有走西医那种"机械、分析之路"，而是采用"横向的、有机的、整合的方法"，将人的生命看作是一个有机的、开放的、与宇宙万物存在密切关系的整体系统。②从宏观、整体、动态的视角来把握生命，这不仅是中医的特色，也是中医的强项，也是未来生命科学发展的大方向。

---

① 如《素问·五常政大论》曰："帝曰：有毒无毒，服有约乎？岐伯曰：病有久新，方有大小，有毒无毒，固宜常制矣。大毒治病，十去其六；常毒治病，十去其七；小毒治病，十去其八；无毒治病，十去其九。谷肉果菜，食养尽之，无使过之，伤其正也。不尽，行复如法，必先岁气，无伐天和，无盛盛，无虚虚，而遗人天殃，无致邪，无失正，绝人长命。"

② 张其成.中医文化精神[M].北京：中国中医药出版社，2016：43.

第二章
中医知识的语言方式建构

　　中医知识的独特性还在于它独特的语言和话语方式。任何知识的表达都离不开特定的语言方式，离开了语言，知识就无法得到有效的表达和传递。有什么样的语言，就有什么样的知识。语言的属性和特征不可避免地渗透进知识的表达和传递之中，在这个意义上语言是知识之根、存在之家园。学习一门新的知识，无非是学习一门新的语言、表达方式和逻辑论证之过程。在知识门类不断细化、知识深度不断扩展、前沿交叉学科知识不断增多的当今时代，要想快速地学习和掌握一门新的学科，就必须首先理解它的语言，熟悉它的表达方式和逻辑结构，比如对于最为前沿的人工智能和机器人，我们首要的任务就是学习好机器语言、机器编程和算法，把握它运行的内在逻辑。

　　中医作为一门诞生于前科学时代的古代知识学科门类，当然有着其别具一格的语言和话语方式，它不可能跨越时代、穿越时空来使用我们当代人所能掌握的数学语言、逻辑符号、基因密码、机器语言与算法等，它所能够利用的语言和表达方式在那个特定的历史语境中是被给定和限定的。我们必须真切地还原到中医所产生的那个历史年代，必须阐释中医所诞生的那个时代古人的生存环境、生活条件、知识背景与经验方式。任何以现代科学语言来苛责古人的方式都是超越历史的过高要求，都是不符合历史唯物主义的基本原理，都是有失公允的。对于古人所能够使用的语言、掌握的知识范围，我们必须抱以同情之理解，对缺点不加掩饰，对优点予以褒扬，以实事求是的态度来分析之、解剖之、重构之。

第一节 语言的本体论意义

中医使用的是一种独特的语言，这种语言与思维、存在、精神之间究竟有什么关系？这是关系到语言的本体论、存在论的根本问题。作为一种认识论的哲学探究，就必须首先追问和回答这些问题。按照乔姆斯基的说法，人类的语言反映了人类的本质，探讨语言问题就是探讨人的本质问题。可见，语言对于一个民族乃至整个人类具有存在论的意义，我们必须以一种现象学的方式来敞开这种本质的"道说"。

一、语言作为存在之家园

海德格尔极富诗意地指出："语言是存在的家。人居住在语言的寓所中。思想者和作诗者乃是这个寓所的看护者。"①这既是一个饱含诗意的结论，也是一个深刻的哲学命题。为何语言是存在之家？人为何是生存在语言之中？为何只有思想家和诗人成为语言家园的守护者？我们必须从存在论、生存论

---

① [德]海德格尔.路标[M].孙周兴译.北京：商务印书馆，2000：366.

哲学的高度才能理解海德格尔式命题的基本意义。

海德格尔认为，语言具有给事物命名的力量，客观世界的每一个事物都需要经过人的命名，正是通过这样一种命名的活动我们才将事物召唤前来，使其在场，照亮其存在，在这个意义上我们可以说语言定义了事物的存在。因为"词语破碎处，无物存在"①。也就是说，在语言缺席的地方，存在者就会被遮蔽，就会晦暗无光，正是语言之光照亮了事物的存在，才让事物真正得以现身。语言不只是一个简单的交流工具，"不只是用来描绘眼前之物的工具"，而是在更高的层次上起着"支配作用"，语言具有"命名作用"，通过这种作用，它能够实现对"在场者的把捉"，"唯词语才赋予在场，亦即存在——在其中，某物才显现为存在者"②。如果没有词语或语言，那么单纯的事物所构成的"世界""便会沉入一片暗冥之中"，不仅如此，作为言语者的主体之"我""也会沉入一片暗冥之中"③。因此，语言对于世界而言具有基本的"澄明""揭示"和"解蔽"作用，它不但能照亮世界之存在，而且能照亮人的存在。

海德格尔式的"语言存在论"对于揭示中医语言的存在特征具有启示意义。语言既然是存在之家园，那么认识这个家园、守护好这个家园具有相当重要的意义。对中医而言，更是如此，更是需要我们从存在论的高度来认识和理解中医语言的重要意义。首先，是要真正地认识这个中医的语言家园。语言既然是存在的澄明之所，那么就应该让语言敞亮起来，而不是让它晦暗

① 郭郁.从"此在之存在"到"存在之语言"——论海德格尔前后期思想的关联[J].山西大学学报，2012（2）：16-19.

② ［德］海德格尔.在通向语言的途中[M].孙周兴译.北京：商务印书馆，1997：192.

③ ［德］海德格尔.在通向语言的途中[M].孙周兴译.北京：商务印书馆，1997：114.

不明，这就要求我们对语言本身进行哲学和语言学的"解蔽"工作，将它所"隐匿"的事物真正"揭露"出来，显现其本来之面目。也就是说，语言本身也需要进行澄清、解蔽。特别是中医语言还有很多隐晦不明的地方，歧义性、两可性、模糊性是它的弱点之所在，这需要我们花一定的工夫认真地辨析之、阐明之。其次，我们要守护好中医语言的家园，爱惜这片栖居之所。中医的语言家园是承载中医知识的领地，是我们现代人抵达古人智慧的基本桥梁和通道，在这条道路上我们将不断逼近古人关于"大写"的"人"的思索，进入古人的思想领域，触摸古人的所思所想、所忧所虑。只有当我们真正进入古人的"道说"之中，才能够真正领会中医思想的独特魅力，找到通向"栖留之所"的"大道"。否则，我们将迷失在流俗的世界之中，脱离了存在的"本真状态"，陷入现代人的"无家可归状态"。

二、语言作为思维之载体

按照马克思的辩证唯物主义观点，思维是存在于人脑之中的抽象活动，必须通过某种形式的语言才能反映出来。"语言是思想的直接现实"，"思想是不能脱离语言而存在的"[①]，离开了语言，思想就只是纯粹的思维活动，不能够有效地展示，不能变成可理解的现实。反过来，语言是人的一种实践活动，是在生产生活中产生的，是人类生存的最重要能力，在这种复杂的、高级的人类实践活动中反映了最为"现实的意识"。由此看来，语言和思维的关系密不可分，一方面任何思维的表达都必须通过某种形式的语言，比如我

---

① ［德］马克思，［德］恩格斯.马克思恩格斯全集（第3卷）［M］.中共中央马克思恩格斯列宁斯大林著作编译局译.北京：人民出版社，1960：34、525.

们有数学语言、机器语言、计算机语言，每一种语言都代表了一种独特的思维方式，都是相关学科领域的典型特征之反映；另一方面，任何语言都不是空洞无物的，都必定反映了一定的思维活动，表达了一定的情感、认知内容，比如诗人的诗歌语言表达了诗人的内心情感活动，科幻作家的科幻语言表达了对于未来世界的认知、焦虑或某种展望与期待。从根本上来说，"思维和语言在某种程度上用不同于知觉的方式反映现实，两者是开启人类意识本质的钥匙。言语不仅在思维的发展中起着重要作用，而且在整个意识的历史成长中也起着主要的作用。言语是人类意识的缩影"①。

思维的基本单元是概念，而任何概念的形成都离不开语言的使用。我们无法设想一个空洞的、没有语言符号的概念，即便是在最原始的时代，古人依然是采用一种较为朴素的、形象的、直接的方式来描画出某个事物的外在形象，形成最初的概念，比如画出一个太阳形状的符号表示"太阳"、一个月亮形状的符号表示"月亮"。而一个概念的语言符号一旦形成，就有了相应的思想内容，体现了人们的一种思维形式。当我们说到"太阳"的时候，它不只是一个空洞的、抽象的概念，还代表我们在该语言情景中与太阳相关的性质、特征，它意味着晴天、有阳光、能够感受到温暖，代表正面积极向上的力量，等等。这些思想内容都是通过概念语言的形式表达出来的思维内容，从而获得丰富的思想内涵。所以，"人的智力和他形成概念的方法在很大程度上是取决于语言的。这使我们体会到，语言的相同，多少就意味着精神状态的相同。在这个意义上，思维同语言是联

---

① [苏]维果茨基.思维与语言[M].李维译.杭州：浙江教育出版社，1997：168.

结在一起的"①。

语言不只是交流的工具，更是思维的有力杠杆，它能够跨越历史、超越时空。特别是以书籍形式存在的人类知识，它正是通过语言的力量摆脱了直觉经验的限制，将人类的知识和智慧记录下来，为人类文明的延续和发展提供重要的物质载体。作为交流的基本工具，语言承载着人们所要传递的信息、知识和价值，表达了人们的情感、态度与价值观。没有语言，人们之间是无法实现交流共享的；使用不同语言的人们，首先需要的就是在不同的语言之间进行翻译、转译。而即便是借助于翻译，不同的语言之间有时候还是很难直接进行一对一的直接等价翻译，往往存在着难以翻译、甚至根本无法翻译的情况，而这正是思维与文化的独特性之所在。在这个意义上，语言不只是一个通用的、僵化的、机械的符号，而是携带了使用该语言的民族的特定文化与价值观的。这些有差异的文化与价值观，在不同语言、不同民族之间往往是难以通约、难以共融的，甚至在不同的话语体系之间存在着矛盾和冲突。

三、语言体现民族之精神

语言是人类自身创造的一套文化符号系统，它是人们用来认识世界、思考世界的工具，是人们记录知识、传播智慧的基本载体。既然是人类自身创造出来、用以反映世界的符号，那么每个民族所创造的符号必然不同。不同的文字符号就产生了不同的语言，世界上的语言大约有三四千种，这些众多的语言之所以产生是由于各个民族有着彼此各异的地理、文化、宗教、政

---

① ［美］爱因斯坦.爱因斯坦文集（第一卷）[M].许良英等译.北京：商务印书馆，1994：396.

治、经济、历史等。人类语言的多样性意味着文化的多样性、文明的多样性、民族的多样性，这些多样化的语言正是各个民族文明精神的集中体现。"语言无时无刻不具备民族的形式，民族才是语言真正的和直接的创造者。"①各个民族之所以有不同的语言，表现出彼此各异的差异性，其根本原因是它们的民族精神各不相同、具有自身的独特性。语言在本质上是一个民族的价值系统和意义系统，是一个民族的世界观和内在精神的独特体现。

汉语是中医知识和文化的符号载体，具有鲜明的中华文化特质，体现了中国哲学的基本精神。汉语使用了独特的文字符号，它承载了中华民族的独特思想，具有漫长的历史文化积淀，形塑了中国人的思维方式。汉语在根本上决定了中国人的思维方式，而这种思维方式又决定了汉语的创造、使用、规范与发展。这里最基本的特点，一是汉字是象形文字，以形达意，每个字都有其独立的含义，与人的思维密切相关；二是语言学和文字学难以分离，汉字和汉语相统一，两者完美统一协调。按照钱穆的说法，这种"文字和语言的统一性大有裨于民族和文化之统一"②，中国文化之绵延不绝的历史发展是与其文字的功能和独特性分不开的。汉字是"中华文化的核心"，是"中国精神文明的旗帜"③，对每一个字进行解释"即是作一部文化史"。汉语的这种特色深刻地体现在中国古代的哲学、历史、文学、艺术、医学、科技、宗教等诸多领域，带有鲜明的民族精神的标记。

① [德]洪堡特.论人类语言结构的差异及其对人类精神发展的影响[M].姚小平译.北京：商务印书馆，1997：201.

② 钱穆.中国文化导论[M].北京：商务印书馆，1998：89.

③ 饶宗颐.符号·初文与字母——汉字树[M].香港：商务印书馆（香港）有限公司，1998：174.

第二节　中医隐喻语言的哲学分析

隐喻的言说方式在中医中无处不在，甚至可以说，整个中医知识的理论体系都是由隐喻的方式来建构起来的。"隐喻不仅是修辞手段，更是一种深植于思维中的认知方式乃至行为方式"，"人类的概念系统支配着人类的思想和行为，如果概念是隐喻的，思维和行动也会是隐喻的"。①由于概念系统是抽象的，超越了具象的感官直觉，它只能通过隐喻的方式来体现。取象比类是"传统中医理论主要的建构工具，在中医概念形成、理论系统构建等方面发挥了重要作用"。从现代认知语言学的角度来看，"取象比类的实质就是'中国式隐喻'"。隐喻的视角将揭示出传统中医理论的构建机制和认知过程，帮助我们深入地"解读中医语言究竟是一种什么样的语言、中医理论是一种什么样的理论"。②

一、中医隐喻之结构

隐喻是比喻的一种，关键在于"隐"。一般的比喻，一眼就能够看出来，它的表述方式一般是"A好像B"。而隐喻则显得比较隐秘，它不直接这么说，而是将其中比喻词隐去不表，直接说A，然后说B。如果不通过仔细分

---

① 邱鸿钟主编.中医的科学思维与认识论[C].北京：科学出版社，2011：76.
② 马子密，贾春华.取象比类——中国式隐喻认知模式[J].世界科学技术——中医药现代化，2012.14（5）：2082-2086.

析，那么很难看出A与B之间的比喻关系。

当代著名学者斯坦哈特从认知语言学的角度提出了隐喻结构理论，认为任何隐喻都存在三个基本的要素，即始源域S、目标域T，以及从S到T之间的类比映射关系，其逻辑结构可以表述如下：

"T是S，当且仅当在可能世界W中，存在一系列的映射关系F，使得T与S之间的各项内容之间能够一一相似且配对。"[①]

这里稍举几例，来说明这种隐喻结构。第一，中医的寒概念，在自然之寒与人体之寒之间存在着隐喻结构。古人将对温度的感知分为寒热温凉四种，这主要是源自对中国气候的春温、夏热、秋凉、冬寒的经验感知，并且用天地之阴阳来进行抽象的概念解释。那么如果构建从温度之寒凉到人体之寒凉之间的对应关系呢？这就需要在两者之间构建一种隐喻结构，简单地说，就是要构建一种在抽象概念与具体概念之间的"某些属性上相同（或相似）特征的映射，进而产生一种对抽象事物进行理解的类比"，这其中"包含着以相似联想为心理机制的认知过程"。[②]在自然之寒与人体之寒之间建立的类比映射关系，用表表述如下：

表2-1　自然之寒与人体之寒的类比映射关系

始源域S	目标域T	类比F
S1：物质（水）	T1：物质（血，津液）	寒冷→中医"寒"
S2：停滞水液	T2：阻滞气血津液	水液→血、津液
S3：寒使树枝干硬易断	T3：僵硬人体四肢	树枝→四肢
S4：植物凋零死亡	T4：人体死亡	植物→人体

① Steinhart E C. The Logic of Metaphor: Analogous Parts of Possible Worlds[M]. Amsterdam: Kluwer Academic Plulishers, 2001:17-18.

②杨晓媛，贾春华."寒""热"在温度感觉与中医学之间的概念隐喻[J].世界科学技术—中医药现代化，2015，17（12）：2497-2500.

从上表可以看出，二者之间的类比包含4个基本的映射：一是在自然之水与人体之血、津液之间的映射，大概是因为二者都是液体，具有流动性特征，且水之寒冷与人体之寒冷相关且对应。二是在寒冷的冬天水易冰冻，水流缓慢、停滞不前，水之停滞、不流动的特征与人之气血受到阻碍相对应，气血受到阻滞就是不通，"不通则痛"①，而"痛者，寒气多也，有寒故痛也"（《素问·痹论》）。很明显，寒具有凝滞、抑制、聚敛的作用，它不仅可以作用于自然事物，而且也可以作用于人体②。三是冬天天寒地冻，使得树木干硬、脆弱性增强、容易折断，人体也有类似的表现，四肢受冷且容易僵硬，关节伸展不利，人的皮肤、肌肉、经脉容易收缩、紧张、痉挛，皮肤干燥，恶寒倦卧，手足厥冷，这都是受寒所致。四是冬天的严寒使得万物枯萎凋零，甚至死亡，人体受寒，机体功能下降，阳气耗尽就会死亡。因为寒冷属于阴性，容易伤阳。

第二，中医的热概念，在自然之热与人体之热之间存在着隐喻关系。热与寒是相对的概念，夏热冬寒，热属阳，寒属阴。那么如何建构从自然之热到人体之热的类比映射关系呢？综合经典文献中的相关论述，把与热相关的对应关系集合起来，用表表述如下：

---

①《素问·举痛论》曰："经脉流行不止，环周不休，寒气入经而稽迟。泣而不行，客于脉外，则血少，客于脉中则气不通，故卒然而痛。""寒气客于脉外，则脉寒，脉寒则缩蜷，缩蜷则脉绌急，则外引小络，故卒然而痛。"

②《素问·离合真邪论》曰："天寒地冻，则经水凝泣。"《素问·调经论》曰："血气者，喜温而恶寒，寒则涩而不行，温则消而去之。"

表2-2 中医热概念中与热相关的对应关系

始源域S	目标域T	类比F
S1：概念（热盛）	T1：概念主（热邪）	热盛→热邪
S2：物质（水，动植物）	T2：物质血，（津液）	自然水→血、津液
S3：热（特性）	T3：热（特性）	动植物→人体
S4：沸腾水液四溅	T4：迫津液、血外泄	
S5：焦枯植物，灼烧生肉	T5：腐蚀血肉引发痈疮	
S6：烧干水液	T6：津液耗伤之口渴咽干便秘等	

由上表可知，这里至少存在6个方面的类比映射关系。这6个方面，不再一一展开论述，重点是自然热的特性与作用，以及它们与人体之热之间的类比关系。比如，热能使水沸腾，水花四溅，也能使得人的血、津液外泄；炙热会烧灼植物，使其焦枯，烧干水液，也能烧灼皮肉，甚至腐蚀血肉，损耗人体津液，使得口干便秘等。[①]

第三，中医的阳气概念，相对来说比较抽象，理解起来比较困难，它实际上是太阳之热与人体之热之间的隐喻。中医认为热属于阳性，"温、热者，天之阳也"。而阳气是生命活动能量之根本，"阳气者，若天与日，失其所则折寿而不彰"。（《素问·生气通天论》）按照隐喻结构，阳气"就像锅底的一把火能使冷水烧热沸腾，就像炎热当空的烈日能蒸发地面

---

①如《灵枢·痈疽》曰："寒气化为热，热胜则腐肉，肉腐则为脓。""大热不止，热胜则肉腐，肉腐则为脓。然不能陷骨髓，不为焦枯，五脏不为伤，故命曰痈。""热气淳盛，下陷肌肤，筋髓枯，内连五脏，血气竭，当其痈下，筋骨良肉皆无余，故命曰疽。"

水体成水汽一样，它能使肌体气血津液运行通畅而不至于凝结"①，人体对阳气的依赖就如同植物光合作用对太阳光的依赖。这种隐喻结构，用表表述如下：

表2-3　太阳之热与人体之热的隐喻类比关系

始源域S	目标域T	类比F
S1：概念（太阳／热）	T1：概念（人体阳气）	热→人体阳气
S2：物质（水，植物）	T2：物质（血，津液）	自然水→血、津液
S3：热（特性）	T3：热（特性）	植物→人体
S4：沸腾水	T4：推动津液、血	
S5：滋养植物	T5：营养人体	

二、中医隐喻之类型

隐喻类型之划分，有不同的标准。有学者按照隐喻发生的医学领域，将其分为中医基础理论中的隐喻、中医诊断学中的隐喻与中医治疗学中的隐喻②。这种分类方法是按照现代中医学科的子学科来划分的，适合于专业学科的教学，但不能揭示隐喻的属性特征。因此，这里笔者借鉴了贾春华等学者的研究成果，将其分为自然型、社会型和哲学型三大类，以便于精准分析隐喻的发生、使用等规律性特征③。

---

①杨晓媛，贾春华."寒""热"在温度感觉与中医学之间的概念隐喻[J].世界科学技术—中医药现代化，2015，17（12）：2497-2500.

②邱鸿钟主编.中医的科学思维与认识论[C].北京：科学出版社，2011：77-81.

③谢菁，贾春华.《黄帝内经》隐喻语言的类型与功能[J].中医药学报，2011，39（1）：1-4.

（一）自然型隐喻

自然型隐喻，简单地说，就是用自然界的事物或现象作为喻体来说明解释人体的组织器官或生理现象。人首先是在自然界中存在的，对自然的感知是最直接、最朴素的，人们的经验最初都是来自自然。故而，使用自然事物或现象来建构隐喻，成为中医最常见也是最主要的方法。在中医经典著作《黄帝内经》中就存在大量的自然型隐喻。最重要的一类自然事物包括：天文事物或现象，如天、太阳、月亮、月盈、月亏、北斗星、斗转星移等；地上各事物及现象，如金属、树木、水（河流、海等）、火、土（大地）；气候性现象，如风、寒、暑、湿、燥、热、雾、气等。兹举几例以说明之。

1.《素问·生气通天论》："阳气者若天与日，失其所，则折寿而不彰。"用"天"和"太阳"来比喻人体之阳气，两者都属乾卦，代表驱动世界运行与人体活动的基本能量。

2.《素问·太阴阳明论》："脾者土也，治中央。"用五行之土来比喻脾脏的基本功能，土在五行中的位置居于中央，其功能是孕育大地万物，万物都是在大地上生长、生存的，与之相似，脾脏的功能也是运化水谷、提供人体所需之营养物质。

3.《素问·五藏别论》："胃为水谷之海。"以海来比喻人的胃，海纳百川之水，胃纳五谷杂粮，为饮食之物的容器。

4.《素问·风论》："风者，善行而数变，腠理开则洒然寒，闭则热而闷。"风的特性是流动不居，变化多端，游走不定，瞬息变化，摧折树木，这种特性在人体上成为致病环境因素，毛孔开则恶风容易将寒湿之气吹进人体，毛孔堵塞则内外不畅通，身体就闷热。

5.《素问·上古天真论》："天癸竭，地道不通。"将大地比喻女性的子宫，"地道不通"比喻子宫的通道闭塞，这样就会导致"天癸竭"，即月经停止。

6.《灵枢·营卫生会》："上焦如雾，中焦如沤，下焦如渎。"分别用自然现象的雾气、沤物和水沟来比喻上、中、下三焦。

（二）社会型隐喻

社会性隐喻使用一些社会性的事物或现象来解释中医的概念，说明人体的基本功能。这些社会性事物或现象是古人生活世界所拥有的，取自古人的政治制度、社会生活、情绪心理等多个方面。要理解它，就首先要回归到古人的社会生活语境中，来还原当时人们的生活场景，这些社会现象在现代社会中大部分成为过去式，所以必须抱以同情之理解。兹举几例以说明之。

1.《素问·灵兰秘典论》："心者，君主之官，神明出焉。肺者，相傅之官，治节出焉。肝者，将军之官，谋虑出焉。胆者，中正之官，决断出焉。膻中者，臣使之官，喜乐出焉。"这段话引用至多，较为经典，可以说是这类隐喻的典型代表。它用古代的政治制度中的各种官职来比喻五脏器官的精神功能、情绪功能乃至社会功能，非常形象生动。但是如果对君主、相傅、将军、中正、臣使等古代官职没有一定的知识，是不可能理解这段话的含义的。另外一个与此同类的隐喻是关于药物配伍的"君臣佐使"，也是按照这种模式来构造的。

2.《素问·痹论》："凡痹之客五藏者。"此处以社会交往中"客人"来比喻侵犯人体的外来致病因素。

3.《素问·阴阳应象大论》："壮火之气衰"，"其剽悍者，按而收之。"本来，壮实、剽悍本来是用来形容人的身体体格之强壮的，但在这里却用来形容人体内热量过多、阳气亢盛，或病情态势发展急猛的情况。

4.《素问·阴阳应象大论》："阴胜则阳病，阳胜则阴病。"《素问·阴阳别论》："阴争于内，阳扰于外。""胜""争""扰"本来是用来描述战争状态的，此处用来比喻人体内环境阴阳二气不和谐的疾病状态。营气与卫气之概念，也是借用了军事战争上的隐喻，"营"代表军营、营造，"卫"代表侍卫、保卫，分别比喻二气在功能上的差异，即一主内，一主外；一属阴，一属阳；一个营养全身，一个剽悍滑利。

5.《素问·通评虚实论》："邪气盛则实，精气夺则虚"；《素问·阴阳应象大论》："故邪风之至，疾如风雨"；《素问·上古天真论》："虚邪贼风"。"邪""贼"本来是用来描述人的道德品质和道德行为之恶劣的，属于伦理道德评价。气本来无所谓邪正的道德问题，当中医言说邪气、正气的时候是一种客观性的隐喻，是指伤害人体的气容易导致身体疾病，并非说它"行为恶劣"。

6.《灵枢·逆顺》："兵法曰无迎逢逢之气，无击堂堂之阵。刺法曰：无刺熇熇之热，无刺漉漉之汗，无刺浑浑之脉，无刺病与脉相逆者。"这里用军事上的战法来比喻针刺之法，极其形象生动。当敌人来势汹汹时不可轻举妄动；与此类似，当病人处于大热大汗之时，不可轻易施针，稍待其势头衰弱之时，才可刺之。

（三）哲学型隐喻

隐喻除了自然型、社会型之外，还有一类比较特殊，这就是借用古代哲学中的一些基本概念来比喻人体生命运动规律。比如阴阳、五行、象数、有无等概念，这些词语一旦被引进至中医领域，便具有了相应的医学内容，也称为中医的独特概念。当然，阴阳、五行、象数、有无等抽象哲学概念的形成有一定的经验性基础，一旦被理性思考抽象出来之后，就成为相对独立的哲学概念，而不再受具体经验范畴的约束了。兹举几例说明之。

1.《素问·金匮真言论》："阴中有阴，阳中有阳。平旦至日中，天之阳，阳中之阳也；日中至黄昏，天之阳，阳中之阴也；合夜至鸡鸣，天之阴，阴中之阴也；鸡鸣至平旦，天之阴，阴中之阳也。"这里用哲学的阴阳概念来说明昼夜变化的自然规律现象。

2.《素问·金匮真言论》："故人亦应之，夫言人之阴阳，则外为阳，内为阴。言人身之阴阳，则背为阳，腹为阴。言人身之脏腑中阴阳，则脏者为阴，腑者为阳。肝、心、脾、肺、肾，五脏皆为阴，胆、胃、大肠、小肠、膀胱、三焦，六腑皆为阳。"这里用阴阳代表正反两方面的力量、功能、属性、状态等，实际上是一种辩证思维方法，采用对偶的形式，比喻人身各组织器官的功能。

三、中医隐喻之功能

（一）说明与解释

隐喻的首要功能就是起说明与解释作用，主要是以之解释人体的生理功能、阐述疾病发生的原理、说明治疗的基本原则、构建中医的基础概念与隐喻模型等①。为了说明某个难以认识的事物，我们必须从经验的角度，选取日常生活中能够直观感受的事物对它进行比喻性的说明和解释，以达到认知的目的，这就是"近取诸身，远取诸物"。通常而言，我们是用已知的事物来解释未知的事物，用已知事物的功能属性特征来说明未知事物的功能属性特征，这实际上就是"援物比类"。在古代医学知识极不发达的情况下，在缺乏人体解剖学、现代分子生物学的情况下，人们的医学知识视野基本上是较为宏观的，不可能深入分子、基因、细菌等非常微观的层次，其理论解释和说明也主要是基于肉眼的经验观察和身体的触摸等感知范畴，只能在一年四季、昼夜循环交替的自然规律中来认知人体运行的规律和奥秘，表现出鲜明的自然医学、时间医学特征。

在说明和解释的过程中，隐喻要传递一些语义信息，而这些信息经过了解释者的选择和筛选。"隐喻具有语义过滤和转换功能，喻体一般最可能成为特征的传递者，在过滤过程中，一些特征或属性被忽略了，另一些属性被强调了。"②用来说明和解释的喻体是经过选择的，它最切合所要被解释的那个本体，之所以切合是因为在某种本质上的"相似性"。而一旦这个喻体从众多的事物中被选择出来，就成了一个固定的解释方式，甚至成了一个语义的集合。举例来说，一旦河流被选择用来说明经络，它就变成了一个语义的集合体，成为解释经络性质特征的固定范式，举凡经络的生理、病理、诊断治疗模式都用它进行解释。而这个语义集合的内容构成也是经过人为选择

---

① 谢菁，贾春华.《黄帝内经》隐喻语言的类型与功能[J].中医药学报，2011，39（1）：1-4.

② 邱鸿钟主编.中医的科学思维与认识论[C].北京：科学出版社，2011：76.

的，它必须过滤掉一些与本体无关的属性特征，比如河床的长度、宽度，河流的弯曲及走向，水的颜色，水量的多少，这些要素显然都被过滤掉了，成为解释经络的"无关要素""无关语义"。而在此最重要的相关要素是河流的淤塞、拥堵或者其流通的顺畅与否，也就是河流功能是否运转正常，才成为真正的"相关语义"被保留下来，成为解释经络不通的语义集合。由此可见，中医隐喻真正感兴趣的是一些功能性的语义表达，关注事物的性质、特征，对事物的数量、大小、多少、长宽等量化性质完全漠不关心，甚至可以说是到忽视的程度。任何受过现代科学知识训练的人都知道，这些数量化的东西才是科学所要收集和处理的有效信息，正是建立在量化关系研究的基础上，近现代科学才取得了长足的进步。

（二）知识之扩展

隐喻的主要功能是扩展知识。知识的扩展是建立在认知能力提高的基础之上的，在认知能力还十分低下、受到经验范围限制的远古时代，古人一般是采用隐喻等方式来扩展经验知识的。人类的认知方式一般来说都是由近及远、由浅到深、由具体到抽象、由已知到未知，这正是古人"近取诸身，远取诸物"的认识途径。而在这个认知过程中，人们往往采用"能近取譬"的方式来扩展自己的知识。"譬也者，取他物以明之"，就是用A事物来阐明B事物，在这种从A到B的阐释过程中，我们就能够将已经获得的关于A的知识迁移到B，原本无法认知的B就获得了新的认知，这样知识的范围就得到有效的扩展了。举例来说，对于经络，我们原本是没有任何知识的，但是一旦我们在人体的经络和大地的十二经水之间建立了隐喻的关系，那么我们就通过观察河流的形状、特征等来获知关于经络的相关知识，经络好像是大地的河流，经络之中的气血好像是河流之中的水，经络气血不通就好比河流淤塞，气血畅通就好比水流顺畅，等等。通过这种方式，我们就将关于河流的认知知识迁移到人体经络了，从而使得知识的范围得到了极大的扩展。

需要指出的是，通过隐喻方式来扩展知识范围是建立在经验基础之上的。如果没有关于A事物的基本经验和认知，那么很显然就无法将这种经验知识有效地迁移至B事物。如果没有关于河流的经验知识，我们怎么能将它扩展至经络呢？如果没有感受到自然界的寒热温凉等经验，我们又怎么能将它扩展至人体的寒热温凉呢，又怎么能与药物的寒热温凉属性之间建立普遍的相关性呢？如果没有关于自然界金木水火土五种事物属性的经验知识，我们又怎么能将它扩展至人体的五脏六腑呢？如果没有关于气体的升降、物体在水中浮沉的经验知识，我们又怎么能将它扩展至脏腑、脉象呢？总之，隐喻之所以能够起作用的前提是我们要获得喻体的有效经验知识，失去了这一点，那么隐喻就真的只剩下一个空洞的修辞，而无任何科学性了。

（三）想象之空间

作为一种语言方式和修辞策略，隐喻为我们研究医学乃至自然科学带来一个巨大的想象空间，"成为中医思维想象力的源泉，也是创造力的源泉"。隐喻"不必像因果推理必须在限定的范围内循规蹈矩，它可以跨越巨大的种类界限和知识空间，在两个看似不着边际的物象之间建立联系，只要这两个物象在某一点上具有相似性，思维就可以在这之间驰骋"[①]。在中医的知识领

---

① 邱鸿钟主编.中医的科学思维与认识论[C].北京：科学出版社，2011：81.

域建立起这种想象力的空间，是非常宝贵的。因为任何科学知识的发现和发明都是需要想象力的。人类知识在过去取得的一切成就都离不开想象力的充分发挥。展望未来，人类知识的前景也是高度依赖于人类的想象力的。

　　隐喻在科学中的作用是不可或缺的，它往往是重要知识发现和进步的起点。"隐喻语言的使用，成功地弥补了纯粹由形式逻辑词汇构成的理论语言'僵硬''封闭'的缺陷，极大地拓展了科学理论陈述所提供的意义空间。"我们不可能将隐喻从科学中完全排除出去，它在科学理论和科学发现中所起到的作用是十分巨大的。用隐喻的方式进行思考，较为直观、直接、容易理解，能够给予直觉和想象力巨大的发挥空间，更加有利于科学的发现，比如牛顿也是从苹果落地中联想到万有引力的，瓦特蒸汽机的发明也是从水蒸气的动力作用中得到巨大启发的。用隐喻来阐释事物，能够更加具体形象地描述世间图像。"人们初次接触陌生的实在世界时，往往无从直接把握它。只有通过迂回道路，才能从已知的事物隐喻式地接近未知的事物。"在这个意义上，"隐喻是科学知识增长的助推器和科学发明的助产士"。它能够启示人们"在科学探索中发现问题、提出问题和解决问题，为科学开辟新的领域或展望新的远景"。

四、中医隐喻之局限

（一）修辞性有余

　　隐喻终归是一种修辞手法。无论是在文学中的修辞，还是在医学、哲学中的修辞，它的最基本特征就是一种修辞、一种雕琢。作为一种修辞方式，它是高度依赖于语言形式的，且又高度依赖于人的感性经验。作为一种修辞手法，在文学中它可能是用来描述某个事物的特征，也可能是用来表达一种情感、抒发某种心情或意志，这些都是一种完全主观性、个性化、情感化的描述，不能用科学化、逻辑化的方式来分析。文学性的修辞带有强烈感情色彩和价值偏好，属于作家的个人化叙事。

中医的隐喻方式不可避免地带有文学修辞的长长尾巴。隐喻的方式虽然能够形象地解释人体之阴阳、寒热温凉，但是这种形象性不能代替科学性，寒冷到什么程度，热到什么程度，不能光靠经验性的感知直觉，在发明温度计之前，我们不能够准确地判断水烧开究竟是多少度，人体正常温度究竟是多少度，每天的气温变化究竟有多大，等等，这些都需要科学量化的指标，而不是经验直观与比喻所能解释清楚的。人体之阳气确实是像太阳之光，但是这种阳气的本质究竟什么，中医又不得而知，我们不能止步于隐喻性的说明，更不能在隐秘类比中形成僵化封闭的思维习惯。而隐喻的结构化模式一旦形成，就会固化人的思维，比如人体有五脏六腑，但自然只有春夏秋冬四季，于是为了将五脏与四时之间一一对应，就"造"出一个"长夏"出来，这种做法作为一个理论解释固然没有什么不妥，但作为科学的研究而言，难免又太主观任意、牵强附会了。如果一切都要按照五行的模式对应，以形成庞大的、稳定的、封闭的隐喻知识结构，那么天地之间有什么东西不可以纳入这个框架模式呢？封闭的框架，向来不符合多样化的客观现实。必须基于客观现实的实际情况，做到实事求是，才真正符合科学精神。因此，我们需要使用现代逻辑和分析的方法，来对这条文学修辞性的长尾巴进行精准的裁剪，"如无必要，勿增实体"。

（二）科学性不足

隐喻作为一种科学解释方式，最大的问题是它的模糊性、歧义性、不严密性。作为文学修辞方式，模糊性是优势，能够产生朦胧美和诗意的意境。但是作为科学的说明方式，模糊性是极大的劣势。科学的理论必须使用严密、精确、无歧义的语言，必须基于严密的逻辑归纳和演绎，必须建立在因果关系的逻辑推理之上。反观隐喻，它都不能满足这些科学性的要求。在准确性方面，它不能够提供量化的数据，不能进行量的比较与衡量，不能进行数学的演算；在严密性方面，它不能够进行严格的逻辑推理，在两个相似物之间只能进行比喻性的、类比性的说明，两者之间只有某种程度的相似性，并无实质性的"相关性""因果性"；在无歧义方面，隐喻所使用的本体和喻体概念在内涵与外延上涵盖面比较广泛，延展性比较强，不是一个语义精确的"好概念"，可以说是一个语义模糊不清、需要认真清理的"浊概念"。举例来说，为什么几千年以来，中医对于"气"概念众说纷纭，它的本质究竟是啥？它究竟是一种物质还是功能，抑或其他某种东西？或者说它有很多种不同的含义？对这样一个最为基本、最为重要的概念，我们到现在还没有形成统一的认识和清楚的说明解释，可以说是中医知识史上的一笔"糊涂账""烂账"，足以说明"气"概念的模糊性、歧义性了。

隐喻在科学发现和发明中确实具有很大的作用，但不能由此而断定它在科学理论和知识体系的构造中具有同样的作用。科学的发现和发明确实需要丰富的想象力，但想象力也只是帮助我们完成科学的任务，达到科学的目标。而科学的目标一旦实现和完成，就需要建构科学知识和理论体系，就需要按照逻辑的方法来解释自然现象，按照理性自身的法则来构建知识体系，而不再是凭借着隐喻的方式来联结不同的概念和知识点。有些人过分夸大了隐喻的作用，显然是混淆了科学发现与科学知识解释之间的区别。隐喻终归是一种比喻的方法，无论这种方法多么形象、多么具体，它都不能够替代真正的逻辑方法，不能以定性的描述来代替定量的描述。隐喻的方法能够以通俗易懂的方式来阐明事物的性质和功能，但还不能够真正揭示事物的本质。特别是对于人体的结构与构造，不能以想象性的藏象方法来代替解剖学，不能单纯地用四季的生、长、收、藏来替代脏腑功能的科学描述，也不能以升降浮沉的经验现象来替代脏腑、脉象、药物的生理、药理和病理解释。从根本上来说，要认清事物的本质，仅靠隐喻的方法是远远不够的，它顶多只能给予直观、感性的说明，而不能提供真正科学的知识。

第三节　中医诗性语言的哲学分析

中医所使用的汉语在本质上具有诗性，每一个汉字都是一个独立的意义原子，可以在变化无穷的组合中构造富有诗意的文章。中医文本的诗性概念和语言构建了内涵丰富的意象结构，充分调动了人们的想象力，饱含情感因素，读之使人回味无穷，不仅获得了医学的理性知识，通晓宇宙人生之理，明晰中医养生之道，还能获得巨大的美感和精神享受。

一、诗性语言的基本特征

汉语具有浓郁的诗性特质，展现出独特的诗性智慧。中国向来被称为诗的国度，这与中国人的思维方式和语言使用是密不可分的。如前文所述，中国人的思维方式是"直觉的、整体的、形象的和艺术的"，在对待自然界的态度上显示出强烈的美学特点。特别是向往天人合一，"追求人与自然、社会融契无碍的境界，这种境界所达到的内在和谐，使人以一种审美、直觉的眼光来看待万事万物……汉语的词语对客观事物加以抽象反映的语义往往带有具象性，抽象思维同形象思维的相互交织，由此形成的思维方式使汉民族的语言具有艺术化的诗性气质"①。具体来说，这有以下几个方面的表征。

首先，汉语的文字具有鲜明的诗性特征。汉语的文字是汉字，而汉字是方块字，与西方的拼音文字相比，有着显著的区别。一是汉字充满动感，具有线条的流动性，不像西方文字被语法规则等条条框框限制死；二是汉字与生活之中的事物和现象之间存在着某种暗喻关系；三是汉字不像拼音文字那样枯燥乏味，而是充满了感性的经验认知，更加接近生活与自然；四是汉字的产生来自远古人们的直接生活经验，从最初的结绳记事到后来的文字创造，都体现了人类的智慧结晶，这一点不像欧洲语言先有言语之后才产生文字。汉字在这方面显示出极强的生命力，能够传达出人们对于生活的真实感受和经验认知。

其次，汉字的这种诗性特质与汉字本身的语言学特征是分不开的。一是，汉字属于表意文字体系，"象形""指事""会意"都是表意性的。二是

---

① 邱鸿钟主编.中医的科学思维与认识论[C].北京：科学出版社，2011：70.

汉字属于单文单义，每个字都有独立的含义，可以与其他的字进行灵活组合。三是一字一音，每个字都有一个固定的音节。四是单音词丰富。词义、字形、音节可以灵活组织。五是区别读音的四声。用不同的声调来区别不同的字词及其含义，同一个字的不同声调往往代表不同的含义。六是言文分离。作为书写的文言文与作为日常交流的口头语言，在历史上是长期分离的，一直延续到"白话文"的出现，才不过百年之历史。

第三，中医经典著作往往采用大量的修辞写作方式。大量使用比喻（隐喻）、排比、顶真等修辞，使得语句优美，诗意甚浓。这里稍举两例。

1.《灵枢·九针十二原》："今夫五脏之有疾也，譬犹刺也，犹污也，犹结也，犹闭也。刺虽久犹可拔也，污虽久犹可雪也，结虽久犹可解也，闭虽久犹可决也。或言久疾之不可取者，非其说也。夫善用针者，取其疾也，犹拔刺也，犹雪污也，犹解结也，犹决闭也。疾虽久，犹可毕也。言不可治者，未得其术也。"

这段话使用比喻和排比的手法，语句短促有力，节奏简洁明快，将针刺的方法、手段、医者的态度等形象地表达出来，一股气势跃然纸上。

2.《灵枢·本神》："故生之来谓之精，两精相搏谓之神，随神往来者谓之魂，并精而出入者谓之魄，所以任物者谓之心，心有所忆谓之意，意之所存谓之志，因志而存变谓之思，因思而远慕谓之虑，因虑而处物谓之智。"

这段话使用顶真的手法，尾首重复，上下传承，层层递进，环环相扣，节奏明快，语句优美，突出地强调了事物之间的相关性和因果关系。

第四，中医的语言表达往往采用诗词、歌赋等文学形式。用诗歌的方式，对仗工整，排列整齐，富有韵律，形成一种建筑美和音乐美感。之所以这样，一方面是因为汉语没有西方语言那种时态、语态、体、格等语法限制，另一方面中医文献的写作深受中国文学发展（特别是诗词歌赋）的深刻影响。以《黄帝内经》为例，它采用问答的形式和写作文体，颇似汉赋这种文学体裁。赋从外在形式看，非诗非文，却有着一种内在的美，有着诗文的内涵和半诗半文的特点，多用四六骈文，讲究句法的对仗与声律韵脚，这种文句章法在《内经》中比比皆是。①《内经》中有些篇章就是一篇优美的散文诗，如《素问·四气调神大论》就形象生动地描绘了一幅田园诗般的四季气候变化与养生之图画，且传递了深刻的中医养生之道②。

以歌赋的形式来行文，也是中医经典著作的一大亮点。最经典的要数《汤头歌诀》，它用七言诗体编成歌诀的形式，将一些传统的灵验药方改成诗歌，将每个汤剂的名称、用药、适应证、随证加减等都写入歌中，使其具有合辙押韵，朗朗上口，内容简明扼要，音韵工整，便于人们的背诵和掌

---

　　①如《素问·上古天真论》："上古之人，其知道者，法于阴阳，和于术数，食饮有节，起居有常，不妄作劳，故能形与神俱，而尽终其天年，度百岁乃去。今时之人不然也，以酒为浆，以妄为常，醉以入房，以欲竭其精，以耗散其真，不知持满，不时御神，务快其心，逆于生乐，起居无节，故半百而衰也。"《灵枢·营卫生会》："人受气于谷，谷入于胃，以传与肺，五藏六府，皆以受气，其清者为营，浊者为卫。营在脉中，卫在脉外，营周不休，五十而复大会，阴阳相贯，如环无端。"

　　②它是这样描述的："春三月，此为发陈。天地俱生，万物以荣，夜卧早起，广步于庭，被发缓形，以使志生，生而勿杀，予而勿夺，赏而勿罚，此春气之应，养生之道也；逆之则伤肝，夏为实寒变，奉长者少。夏三月，此为蕃秀。天地气交，万物华实，夜卧早起，无厌于日，使志勿怒，使华英成秀，使气得泄，若所爱在外，此夏气之应，养长之道也；逆之则伤心，秋为痎疟，奉收者少，冬至重病。秋三月，此谓容平。天气以急，地气以明，早卧早起，与鸡俱兴，使志安宁，以缓秋刑，收敛神气，使秋气平，无外其志，使肺气清，此秋气之应，养收之道也；逆之则伤肺，冬为飧泄，奉藏者少。冬三月，此为闭藏。水冰地坼，勿扰乎阳，早卧晚起，必待日光，使志若伏若匿，若有私意，若已有得，去寒就温，无泄皮肤，使气极夺。此冬气之应，养藏之道也；逆之则伤肾，春为痿厥，奉生者少。"

握①。例如，小建中汤的歌诀：

小建中汤芍药多　桂姜甘草大枣和

更加饴糖补中脏　虚劳腹冷服之瘥

增入黄芪名亦尔　表虚身痛效无过

又有建中十四味　阴班劳损起沉疴

十全大补加附子　麦夏苁蓉仔细哦

再如金匮肾气丸的歌诀：

金匮肾气治肾虚　熟地淮药及山萸

丹皮苓泽加附桂　引火归原热下趋

济生加入车牛膝　二便通调肿胀除

钱氏六味去附桂　专治阴虚火有余

六味再加五味麦　八仙都气治相殊

更有知柏与杞菊　归芍参麦各分途

李时珍的《濒湖脉学》也是采用了诗歌的写作形式，以"体状诗""相类诗""主病诗"或"体状相类诗"栏目，分别叙述各种脉象之特点、鉴别及所主疾病。如对浮脉的描述，（1）"体状诗"："浮脉惟从肉上行，如循榆

①还有一些诗人受中医药的影响，将中药名嵌入诗词之中，别有情趣，富有美感，浑然天成。最有名的当数辛弃疾的《满庭芳·静夜思》："云母屏开，珍珠帘闭，防风吹散沉香。离情抑郁，金缕织硫黄。柏影桂枝交映，从容起，弄水银堂。连翘首，惊过半夏，凉透薄荷裳。一钩藤上月，寻常山夜，梦宿沙场。早已轻粉黛，独活空房。欲续断弦未得，乌头白，最苦参商。当归也！茱萸熟，地老菊花黄。"这首词嵌入了26个中药名，表达了对妻子的深深思念之情。传说其妻子读后也用中药名回诗一首如下："槟榔一去，已历半夏，岂不当归也。谁使君子，寄奴缠绕他枝，令故园芍药花无主矣。妻叩视天南星，下视忍冬藤，盼来了白芷书，茹不尽黄连苦。豆蔻不消心中恨，丁香空结雨中愁。人生三七过，看风吹西河柳，盼将军益母。"

荚似毛轻。三秋得令知无恙，久病逢之却可惊。"（2）"相类诗"："浮如木在水中浮，浮大中空乃是芤。拍拍而浮是洪脉，来时虽盛去悠悠。浮脉轻平似捻葱。虚来迟大豁然空。浮而柔细方为濡，散似杨花无定踪。"（3）"主病诗"："浮脉为阳表病居，迟风数热紧寒拘。浮而有力多风热，无力而浮是血虚。寸浮头痛眩生风，或有风痰聚在胸。关上土衰兼木旺，尺中溲便不流通。"

最后，中医语言的诗性之美存在一体之两面的问题。从正面来说，它体现了古人高度的诗性智慧；从负面来说，它在营造诗意朦胧之美的同时也留下了模糊性之缺陷。诗性智慧可以说是对逻辑语言观的纠偏与解蔽。海德格尔认为，语言在本质上是诗，"语言的诗性在本体论和存在论上先于语言的逻辑功能"①，对西方的逻各斯中心主义必须进行反思和重塑，"形而上学很早就以西方的逻辑和语法的形式霸占了对语言的解释，我们只是在今日才开始觉察到在这一过程中所遮蔽的东西。把语言从语法中解放出来，使之进入一个更原初的本质架构，这是思和诗的事。"②从文学和哲学的意义上来说，诗性语言显然具有极为重要的意义，在揭示事物之本质特性方面发挥了逻辑语言不可替代的功能。"人们按照自己的语言方式"来描述自己所看到的那个世界，在前现代科学的古代，人们所能掌握的语言不是现代科学语言，它不是"机械化的、数学化的"，"不是僵死的，它是灵动的，是修辞的，这种富含诗意的修辞手段，每每成为主体抵达认识彼此的舟筏"。③

但是，在承认诗性智慧的同时，不可忽略这种语言方式存在的天然缺

---

① 邱鸿钟主编.中医的科学思维与认识论[C].北京：科学出版社，2011：69.
② [德].海德格尔.海德格尔选集[M].孙周兴选编.上海：上海三联书店，1996：359.
③ 邱鸿钟主编.中医的科学思维与认识论[C].北京：科学出版社，2011：75.

陷。诗意化的表达在产生美感的同时，具有高度的模糊性、朦胧性。作为文学和哲学作品，这种诗意化尚无不可。但是作为科学作品，它的缺陷就显而易见，并且成为一个在现代科学看来是致命的弱点。诗意的描述总体来说不够准确，这与现代科学的精确性、准确性、客观性要求相去甚远。特别是在精准医学产生的当今时代，对科学语言逻辑性的要求很高，不能再以感性的、主观的、审美的个体经验和体悟来代替理性的、客观的、事实的实验研究、量化研究。科学语言力图以精确的语言来认识实在事物、把握实在事物的本质属性。

二、"医者，意也"的意向思维

中医诗性语言所构造的是一种独特的意象思维。隐喻的手法、诗性的语言所传达的是"味外之旨，韵外之意"，营造出一种"只可意会，不可言传"的意境，经典文章就像诗文，读来朗朗上口，韵味无穷，需要读者认真地去体会和感受。这种别具一格的意象思维，被简洁地概括为"医者意也"。

对"医者，意也"向来存在着不同的理解和解释。经过学者的文献考证，它至少存在四种不同的解释①。一是深谙其理，临机应变。指医生在深刻把握医理的同时，在给病人治病之时要根据具体情况之变化来灵活应变，不可拘束于方书②。二是周察缜思，参合而治。简单地说，要求医生在诊断时潜心用

---

① 陈竹友."医者意也"议[J].中医药文化，2014（1）：45-46.

② 如朱丹溪曰："古人以神圣工巧言医，又曰医者意也。以其传授虽的，造诣虽深，临机应变，如对敌之将，操舟之工，自非尽君子随时反中之妙，宁无愧于医乎？"（《局方发挥》）张介石说："医者意也，苟得其意，则临证变化而取效者之谓神。"（《资蒙医经·引》）

功，经过缜密的观察和思考，准确判断病人的疾病之证及病情之严重程度，明白药物之性味与缓急，开处方时要有理有据，与病情相符合①。三是只可意会，不可言传。即对中医的学习、交流、诊断活动等过程在很大程度上依靠医生的主体性理解、经验观察、直觉体悟②。特别是诊脉，这种纯粹感觉经验极其个体化，难以言说，无法用语言进行精准交流，遂有"脉理精微，非言可尽，心中了了，指下难明"之感。四是意乃妄意，不可言医。也就是说人之意难免含主观任意、妄想猜测之成分，这种妄意不能获得真正的医道，只有通过正心诚意才能通达医道③。这种说法将"意"理解为"任意""妄意"有欠妥当，但它揭示了人之意会的主观性特点。

那么，如何理解"医者意也"？这四种解释都有一定的道理。这里的"医"显然是指中医，准确地说，是包括医理、医术、医方、医药、医德乃至医生等在内的一切之"医"。这里关键是如何理解"意"，对"意"的理

①如陈师文等《太平惠民和剂局方·指南总论》曰："故为医者必须澄心用意，穷幽造微，审疾状之浅深，明药性之紧缓，制方有据，与病相扶，要妙之端，其在于此……能参合而行之者，可谓上工，故曰医者意也。"王文禄《医先·论医》曰："医者意也，度时致病者意起之，立方医之，若天时圣教不同也……是以医贵审气运，察人情，及致病之原。"喻昌《寓意草·序》曰："闻之医者意也，一病当前，先以意为运量，后乃经之以法，纬之以方，《内经》所谓微妙在意者是也。"

②如尤侗《医眼厄言·序》："医者意也，意之所解，不可言传。"许胤宗《李濂医史》："医者意也，在人思虑，又脉候幽微，苦其难别，意之所解，口莫能宣。"梁玉《幼幼集成·序》："医之为言意也，神存乎心之间，心可得解，口不可得言。"李治运《临证指南医案·序》："夫医者意也，方者法也。神明其意于法之中，则存乎其人也，父子不相授受，师弟不能使巧也。"

③方有执《伤寒论条辨·或问》曰："问：人皆言医者意也，意可以言医乎？曰：意可以入医，亦是以乱医，不可以言医，何谓也？曰：医有道，道本乎天；意由诸己，己则未免杂于妄。天则诚而已，故意正而诚，乃所以造道；邪而妄，适足于害道。不察害道之意，而直指意以言医，是亦乱医云尔，乌可以言医乎？"又言："人各以意为医，而仲景之道不尽湮没者，徒此虚文。吁，医可以意言哉！"

解之不同则代表了不同的解释路径和重点。大抵来说，我们需要通过上下文语境来确定每个不同作者的言说重点和意图，方可从根本上澄清之。对"医者意也"这个约定俗成的说法尚且有不同的理解，这恰恰表明了中医语言的多义性、歧义性、模糊性，而这一点正是笔者要探讨的重点与关键。

当代学者张枢明经过详细的考察论证，指出"意"是人的"精神思维活动"，"是由某种客观或主观因素启动的具有一定指向性并最终形成某种'意思、念头、想法'的思维过程"。如果"意"只是一种思维活动，那么"医者意也"就"只是说明了医疗行为为脑力劳动"，"即看病是件动脑子的事"。这样，"医者意也"无非是"强调医学与思想的关系"，以及"具体的医疗活动与医生主观的精神意识活动的关系"。①把"意"当作医生的思维活动，这种解释并无不可，也能找到文本依据和哲学解释学的证明。然而，若要进一步追问它究竟是一种什么样的思维活动，这种思维活动有什么特征呢，恐怕单纯指出它是一种精神思维活动是远远不够的。毋庸置疑，医学乃至任何科学都是人的主体性思维活动，如果仅仅止步于这里，那么就等于什么都没有说。医疗活动是件动脑子的事，这是谁都知道的事，还用费一番口舌去说吗？还用花那么大的精力去考证一番吗？因此，更为紧要的是探讨"医者"究竟是一种什么"意"，这种"意"究竟有什么样的特质。

中医知识与实践的一个显著特征就是直觉主义，"医者意也"高度浓缩地概括了这一点。在此，我们可以将"意"理解为意会、体悟、直觉感知。中医的意会性依靠的正是人的直觉。为何中医知识与实践如此高度依赖于人

---

① 张枢明."医者，意也"辨析与正名之溯源求真[J].中医药文化，2017（1）：18-24.

的直觉？这主要有以下几个理由①。一是中医知识的建构是由经验获得，而不是由现代科学的实验方法获得，并且这种经验完全是个体化的、体悟式的，需要在医术的反复训练、不断总结的基础上才能有所收获，特别是临床诊断和治疗过程中的体悟具有个体内在、内感式特点，无法用语言清楚明白地与他人沟通。二是中医临床实践活动具有明显的交互式"主体间性"，需要医生与病人进行有效的沟通、对话与交流，需要进行直接的身体接触，仔细询问病人的饮食起居、生活方式、职业特点，仔细诊察病人的舌苔、面色、脉象等，这些高度经验化的内容都需要医患之间的密切配合协调，医患之间的"零距离"意味着二者之间存在紧密的"主体间性"。这一点完全不同于现代医学，后者往往借助于更加现代化的仪器设备来对病人的身体进行"冷冰冰"的"理性"检查与分析，医生只是根据这些检查的结果来做判断、开处方，医患之间的关系完全由中介性的技术手段"硬生生"地"切割"开来，"分裂"成"对抗性"的"主客二元性"。三是中医知识的学习和传授往往需要采用师承制的方式，而不是单纯的现代课堂式教学方式，这意味着中医知识不像现代科学知识那样明确、那么容易教授，它显出极强的实践性特征，需要跟着有经验的师傅学习医术，而不是死记硬背条条框框的"知识点"。四是中医学习的有效方法是阅读经典著作，而不是熟读课本教材，这一点显著区别于其他自然科学，倒是有点类似于文史哲的学习方法，因为哲学通常就是啃经典、释经典。现代自然科学，没有哪一门是只需要读过去的、前人的作品（除非是研究科学史），而是更需要接受最新、最前沿的知识，也就是

---

① 邢玉瑞.医者意也——关于《思考中医》的思考之二（续一）[J].陕西中医学院学报，2006，29（1）：10-12.

说现代自然科学是在不断"进步"的，而中医知识却依然"停留"在几千年前的老祖宗时代。既然老祖宗给我们留下宝贵的"遗产"，我们就只需要阅读之、传承之即可，而这种方法又高度依赖于个体性的经验和直觉，因为每个人对经典作品的阐释千差万别，难以形成一致的看法。

中医的直觉主义有其独特之优势。直觉之判断虽然难以明言，但运用起来相对比较灵活，能够根据具体情境作出最为适宜之诊断，给定适宜之处方。这种直觉意会性不能"泥古"，不能"抄教科书"，注重辨证论治、随证用药①。特别是有些病症属于疑难杂症，无规范可循，无法用单一的方法来治疗，或者不能简单地使用常见方剂，这时候就需要发挥医生的主观能动性和创造性了，这种创造性是基于过往经验的一种综合判断，一种直觉上的整体把握，一种悟性上的提炼升华，突破传统的思维定式，打破常规，不拘一格，出奇制胜，收获疗效。这种直觉思维以"具体感性为中心"，能够"对客观事物的本质及其规律联系做出迅速的识别，敏锐的洞察，直接的领悟和具体的判断"，"在人的下意识或潜意识思维水平上瞬间实现的大量逻辑思维手段和以往社会及个人的所知的高度浓缩和凝聚，其特点在于它的敏锐性、瞬间性、洞察性与不确定性"。②

中医的直觉主义具有显著的经验主义特征，可以称之为"直觉经验主义"。直觉离不开经验，或者说主要是依靠经验性的内容来判断，"处于整个经验思维的尾部和终点"，是"经验的共鸣"和"经验思维的高级形式"，

①清代许宣治《怡堂散记·又病制方》说："医者，意也。临症要会意，制方要有法，法从理生，意随时变，用古而不为古泥，是真能用古者。"

②邢玉瑞.医者意也——关于《思考中医》的思考之二（续一）[J].陕西中医学院学报，2006，29（1）：10-12.

"一个成熟的或高水平的经验思维必然也会伴随或包含一个成熟的或高水平的直觉形式"。中医的临床实践知识的发展离不开经验，而临床案例的总结又形成了大量的医案，这些医者经验的解释与传达具有强烈的实践特征和个体经验性。这些个体经验是在长期的实践诊治活动中总结形成的，是从"实践经验中体会出来的，仅仅属于医者个人，只能得之于心而不能言之于口，只能应之于手而不能传之于人"。很多中医学著作以"心法""心悟"来命名（如程钟龄的《医学心悟》、陈修远的《医学心传》），更是突出表明了中医的直觉经验主义特点。

然而，中医的直觉经验主义存在明显的、不可忽视的缺陷，这就是其无处不在的模糊性和神秘主义。依靠人的感觉和直觉的把握，这显然是模糊的，甚至有可能出错的。人的直觉判断有时候是很准确的，但也只是建立在过往丰富经验的基础之上，并且不同人的直觉能力是不同的，有些人显得比较驽钝，有些人显得比较细腻敏感，有些人观察能力很强，有些人很弱，面对同样的一个现象，有些人能做到"察微知几"，有些人却是"视而不见"。完全将医学的诊断建立在个人化的经验直觉之上，这是极其不靠谱的事情。这是古代的医生良莠不齐，甚至存在不少庸医的主要原因。单纯的模糊性还不是最致命的，模糊只是从思维活动的结果上而言显得不够准确、不够精确，无法用量化的语言进行描述，致命的是完全依靠模糊的猜测或臆测，进而导致误诊误治，那就极其危险了！根本上而言，依靠经验性的意会只能提供或然性的中医知识，不能保证时时刻刻都准确无误、都是有效的必然性知识，并且即便是想要达到这种或然性的知识，也不是轻而易举的事，只有那些有经验、有悟性、善于总结，并灵活运用的老中医才可能做到。

第四节　中医的概念术语与学术规范

现代科学的发展要求使用规范化的名词术语和概念。任何一门成熟的学科都必须采用规范化的术语，使用该专业领域内通用的国际化语言。中医产生于遥远的古代，所使用的概念术语与现代科学的要求相去甚远，带有强烈的民族文化与哲学特色。在科学技术特别是现代医学日益蓬勃发展的21世纪，中医药学术语言面临着如何实现现代转型的巨大挑战。由于语言系统和术语的差异，"中医和西医好比是为识别和处置人体生命活动及病理变化而用不同编程语言编制的软件系统，都能有效工作，但兼容性差"[①]。这就要求我们要更加深入地思考中医的语言和话语体系，按照现代科学的规范性要求来发展中医。

一、中医概念术语的特征与缺陷

从现代学术规范的标准和要求来看，中医学的概念术语存在一些明显的结构性缺陷。这些缺陷是结构性的，因为每一个概念，尤其是关键概念是构建中医理论知识体系的核心要素，它的缺陷势必造成整个知识体系的缺陷，关键概念的坍塌势必造成整个"知识大厦"的倒掉。有些人盲目地尊崇中

[①] 王文健.同病类证——病证关系再审视[J].中国中西医结合，2011，31（8）：1023-1024.

医，对中医之利弊优劣不加任何辨析，甚至听不得任何一点有关中医的批评之声，这不仅是一种狭隘的心态，更是一种知识上的"盲目"。中医要发展，首先要有开放的心态、理性的精神、分析的方法，坚持实事求是，对缺点不加掩饰、大胆批评、勇于改进，对优点不断传承、大力弘扬、锐意创新，如此才能使传统中医焕发勃勃生机。

首先是概念术语的名称不统一。比如在临床症状的描述上，存在着大量的一症多名或多症一名的情况。举一个简单的例子，据统计，光是"小便不利"这一症状在历代不同的医案之中就有642种不同的描述，如"小便涩、小便不通、小溲不利、小便不畅、小便不爽、小溲涩、溺涩、小水不利、尿涩、小溲欠利"等[1]。对同一个症状的描述存在多种名称称谓，说明医家对此没有统一的认知，也说明缺乏基本的学术交流，彼此之间甚至缺乏基本的共识。这对中医知识的发展是极其不利的。

其次是概念的内涵模糊不清。模糊性是中国古代汉语的一个主要特征，不唯独中医术语是这样。这种模糊性的表征之一就是术语内涵的多义性，即一个概念存在着两个及两个以上的含义，同一术语在前后不同的语境中所指称的内涵不一样。这种现象普遍地存在于各种中医古籍之中，阅读中医经典著作时，我们常常有这样的体会。即便是在由当代人所编纂的中医词典、辞书中也一定程度地存在，比如有学者统计了《中医大辞典》（1982年、1983年版）的中医基础、方剂部分，发现其中概念的多义率分别高达15.8%、

---

[1] 郑红，张启明.中医症状术语规范化研究方法探讨[J].山东中医药大学学报，2010，34（1）：21-22.

14.1%，远远高于西医（仅为0.3%）[1]。为何由现代人编撰的中医辞书也大量存在着这种现象呢？是因为中医概念本来就存在这种问题。

第三，概念的外延也模糊不清。外延是指一个概念所包含的对象和适用范围。规范的学术概念应该是内涵与外延很清楚，较少歧义。但是中医的名词术语的外延难以确定，基本上很多概念存在着过宽的问题。特别是一些核心概念，其外延甚至是宽得无法界定，需要花很大的力气去做语义学、语言学、哲学的清理工作，才有可能搞得清楚它所包括的内容。以"气"概念为例，时至今日几乎所有的教科书都把它定义为一种"精微物质"，但是实际上大量有关"气"的概念难以被归为"物质"，人的精神面貌、身体状态、言谈举止、道德行为等都可以用"气"来形容和描述，比如"气色不错""气势很足""有勇气""浩然之气""一身正气"，等等，这些怎么能简单地归结为一种物质呢？可见，气的外延有点"广大无边"，而它却是中医理论的基础概念、元概念。有学者将气简单地区分为中医之气、哲学之气，大概的意思是中医的气概念指人体的一种物质，而哲学的气指物质之外的那个本体或精神，中医之气更偏向于生命医学的研究，哲学之气更偏向于宇宙生成论、本体论的研究[2]。这种分类与比较简单粗糙，似是而非，表面上看有点像，实际上经不起仔细推敲。著者认为，中医的气概念就是一个哲学概念，有关气的论述更是哲学化的，将气分为中医之气与哲学之气完全是一种错误的臆想。它无非是想为中医的"自然科学"性质辩护而已，极力地将"气"

① 许志泉.中医学术语的多义性及其标准化[J].山东中医学院学报，1994，18（5）：329-333.

② 张其成主编.中医哲学基础[C].北京：中国中医药出版社，2016：130-131；邢玉瑞编著.中医学概念问题研究[M].北京：中国中医药出版社，2017：29-38.

定义为"物质"，以便挂上唯物主义、辩证法的"合法外衣"，是为此而采取的一种辩护策略。

第四，概念以定性为主，缺乏量化描述。简单地说，就是缺少数学语言的使用，一切都是基于感性的经验描述，大小多少、程度深浅、高矮胖瘦、颜色差别等，都是通过直观性的经验来判断，给出的描述也是模糊不清的，较多地使用一些形容词，难以把握，不够精确。例如，对于病情与症状程度的描述使用"大""很""甚""微""略""少许"等形容词，只有文学的语言才是大量使用形容词的。我们几乎可以断定地说，如果一门学科在其关键实质部分，总是依赖于形容词的感性描述，而不是借助于数学语言的定量描述，那么这门学科的科学性成分"含量"较低，以如此之低的科学成分来宣称自己是一门"自然科学"，那就有点"言过其实"。

第五，概念之间组合较为随意，形成一些复合概念。特别是在症状描述方面，经常是将多个不同的症状放到一起，不加任何说明与解释，从而产生了复合症状。对于有经验的老中医而言，可能看得懂这些术语，但是对于没有什么经验的人或初学者来说，是很难看得懂的。复合症状如果只是涉及单个病因、病性、病位还好，但通常是涉及多个，这非常不利于医生准确把握疾病的性质与病情的严重程度。比如，"头晕目眩""头晕耳鸣""头痛头晕"，都包含了两个不同的、差别很大的症状，二者之间并没有必然的逻辑关联，都可以作为独立的症状出现。这种随意的组合是不利于病情病性的判断的。

第六，概念之间的关系纵横交错，相互缠绕，难解难分，难以判断。中医所使用的一些核心概念，普遍存在这个问题。乃至于中医的学术研究需要花费很大的精力来做一些基础性的历史考证、语义梳理、逻辑分辨的工作。这些更像是文史哲的研究方法和工作方式，不属于自然科学的工作方式。以中医中的病、症、证三个概念为例，长期以来，对于三者的关系学术界争论不休，没有形成一致性的统一意见。这里最复杂的是，中医采用了一个独特的"证"的概念，与其他两个概念相互交错，形成复杂的逻辑关系，不进行认真的研究，是很难搞懂的。由"证"的概念形成了辨证论治的思想，又构成了中医的核心思想之一，显著区别于现代医学。因为现代医学中只有病和症状的概念，没有"证"的概念，这样在学术交流与对话中就存在极大的障碍，最基本的问题就是该怎么翻译它的问题。如果很难用现代语言表述清楚，那么它存在的意义和价值就只具有地方性、本土性，而不具有国际性、全球性，这样一来就难免处于"自说自话"的尴尬境地。

第七，中医学术语存在着古今、中外的双重困难。一方面是从传统到现代，从古代汉语到现代汉语，从文言文到白话文，这里面存在着巨大的转译难题。为什么中医经典著作需要不停地注释？是因为这些著作都是用深奥难懂的文言文写的，有些甚至看起来像是"天书"，离日常语言和白话文相去甚远。没有经过系统性的医古文与哲学训练，是很难读得懂的。所以，即便是对于中国人，这里也存在一个文本翻译与阐释的问题。另一方面是中外之别，中医和西医之别，这里面是传统与现代两种不同医学话语体系之间的争论和较量。这两套话语体系在基本理念上存在着云泥之别，而这种区别集中地体现在术语概念的使用上。同样是人的五脏六腑，中医赋予了它完全不同于西医的属性和内容，构建了独立的"藏象"体系；同样是人的疾病，中医在症状之外还构造了"证"的体系；同样是人的气血、皮肉、筋骨，中医却构造了一套独立的"经络""穴位"体系。这些是中医知识体系的特色和灵魂，然而自从西方现代医学传入中国之后，就开始逐渐战胜并取代了中医的主导地位，甚至一度对中医的话语体系和生存地盘展开了"围剿"，造成了中医的合法化危机。时至今日，中医依然是"处于现代性话语的边缘，属于被统战的对象"。[①]

那么，这些现象究竟是如何造成的呢？造成中医的话语体系和概念术语复杂性、模糊性的原因有很多。有外部的政治、经济、社会等大环境的原因，但主要原因还是中医体系自身的原因，这些才是根本性的。

一、中医受古代哲学的思辨性影响很大，中医的整个话语体系都是哲学化的，需要借助哲学的概念表述思想，势必造成多义性、抽象性、模糊性。

二、古代特殊的学术制度造成的语言混乱，师徒相传、秘密书籍、学派林立等规则阻碍了学术交流，各个学派自创一套，自创名词术语，视为自家"武功秘籍"，没有意识去构建一个通用的、完整的、系统的学科。

三、中医古籍往往直接使用概念术语，基本不做定义，顶多做一些描述性或隐喻性说明，后人只能根据自己的理解来作校注，衍生出大量的考证、注释及版本，从而产生了严重的"仁者见仁智者见智"问题。

四、中国传统的学术往往是不分科的，不仅文学、历史和哲学不分家，而且科技与哲学不分家，这些不同学科的语言往往是交互使用，共通共享，不像现代科学那样有着明确的界限，古人也不像今人这样有着清楚分明的学科意识，自我设限，划定学科边界，一切都是浑然天成，"搅和"在一起，

---

①殷平善，罗佳波.论中医药学术语言的规范化[J].中国医药学报，2001，16（3）：53-54.

这给现代研究者构成了巨大的阅读障碍和交流障碍。

五、按照现代学科规范来讲，中医知识体系是一个杂合体，它既不像经典的自然科学，也不像纯粹的哲学、文学等人文学科，而是居于两者之间的一种"中间状态"：在研究对象与临床实践上，它是自然科学的；在基本理念阐释、理论知识构建、研究方法等方面却是哲学式的、人文学科化的。

最后，所有这些都造成了一个"严重"的"恶劣"后果，那就是中医知识基本上是停滞不前、没有任何"进步"的。没有哪一门现代自然科学像中医这样是高度依赖于传统经典的。从现当代自然科学的观点来看，如果一门学科连最基本的问题都从古争论至今，那么说明它是非常不成熟的学科；如果一门学科连基本的经典都要不停地注释、解释，衍生多种不同的版本，那么说明这门学科只是在古人划定的地盘上"原地踏步"，没有取得任何实质性的进展。但是，中医知识框架早在几千年之前就完成了自身的基本理论建构，形成了一套完整的、封闭的知识体系，构建了一套"精美绝伦"的"知识之树"和"理论之塔"。

二、中医语言的学术规范性问题

现代科学的基本要求是要建立基本的学术规范。没有规矩，不成方圆。中医药学术语言的规范化要求，是适应现代科学技术发展的必需。它是现代科学技术发展的内在必然要求，也是现代科学技术各个学科专业之间有效交流的基本要求。为此，必须对中医药的学术语言进行系统化分析、规范化整理与标准化研究，建立"专业术语统一、概念内涵清晰、理论层次明确、表述严格缜密"①的中医知识体系。

首先，中医药理论必须进行一场语言学的洗礼。为什么，自古至今人们在一些关键概念、核心理论上一直争论不休？一个关键的原因是它的语义模糊不清，尽管对经典著作一直都有不同的诠释、注释版本，但几乎每个注释者都是站在自己的知识与价值立场来进行解释的，结果导致"我注六经"成风。这些不同的考证版、注释本有其学术价值，但都是在传统的中医知识框架内打转转、循环解释，缺少现代语言学、分析哲学的精神，没有"解剖刀"的手法，缺少逻辑性的分析。当务之急应该对关键理论、核心概念进行系统性的清理，而非"囫囵吞枣"式的"照单全收"。特别是要区分科学语言、哲学语言和文学语言，将中医里的哲学语言进行"悬搁"，交给中医哲学这门学科去研究；将文学语言描述定量化、标准化，朝着经验的、实证的方式去做，实实在在地解决疾病问题。

其次，中医药理论知识必须进行价值论的分离。现代自然科学在事实与价值之间作出了相对明确的划分，科学研究讲求客观事实，不做价值判断，这是科学能够做、应该做的事情。科学家的工作不应该延展至价值领域，做出超越事实的价值判断。然而，中医药学领域存在着太多的价值判断，甚至是情绪化的语言和修辞学的自我辩护。以"国医""国粹"自称，就是最大的价值判断。将一门学科提升到整个国家与民族的高度，来显示出其不容置疑的地位，容不下任何批判的声音，对科学的怀疑精神置若罔闻，这样的姿态不仅是骄傲自大的，而且是故步自封的。不论是中医的支持者还是反对

---

①殷平善，罗佳波.论中医药学术语言的规范化[J].中国医药学报，2001，16（3）：53-54.

者，都应该坚持实事求是、科学批判的精神，而不是抱着狭隘的民族主义情结，乃至使用情绪化的语言进行人身攻击。

第三，中医药理论知识体系必须进行现代性的学科分离，建立基本的学科话语体系。科学的基本要求是分科之学，按照其研究对象进行准确的划分，建立合理合法的研究"地盘"。中国古代的传统学术往往文史哲不分家，医药类的著作也是各种学科"水乳交融"。中医作为一门前现代时期诞生的知识种类，其包含的学科内容是多样的，除了中医药的学科范畴之外，还包含有大量的哲学、文学、修辞学、政治学、文化学、人类学等不同学科的内容，对这些不属于中医学的东西必须进行"手术"，勇敢地拿起"解剖刀"进行"切割""解构"，在纵横交错的"荆棘丛林"中清理出一片"林中空地"，免得荆棘"刺伤"了自己的手。有些中医往往把"做手术"当作西医的搞法，一概拒绝，这显然是不明智的，该拿掉的"瘤子"还是要毫不犹豫地割掉，否则就要危及性命了。同理，中医的"自家小院"也应该认真地"清扫"，该扔掉的"垃圾"要毫不犹豫地扔掉，该倒掉的"药渣"要倒掉，该喝下去的"苦药"还是要喝掉，前提是要保证它是能治病的"良药"，而不是致命的"毒药"。是"精华"还是"糟粕"，必须认真分析，精准"分离"，而不是将一碗"来源不明"的"汤药"一口气全喝下去。

第四，要对中医知识进行层次性的研究，在什么层次上讲什么话，正如"在什么山头唱什么歌"。中医属于医学，当然要唱医学的歌了。现在中医面临着进退两难的"尴尬境地"，进不能唱好医学之歌，退不能唱好哲学之歌。因为前面有现代医学（俗称西医）唱得更加"清澈响亮"，追随者众多，想要压过"西医"的"阵势"，中医恐怕并无胜算之把握，"哲学大调"也早已失去了昔日的荣光。那么，是否存在着第三条道路可供选择呢？这个问题值得我们探讨。

第五，要将哲学的与科学的、经验的和非经验的内容区分开来。哲学的内容属于本体论、认识论和方法论的东西，是属于一般性的基础理论，不属于经验性的范畴。凡是不属于经验性的东西都是无法证实的，是不能用经验感知和实验的方法加以验证的，只能在抽象的理论层次进行逻辑研究。为了向现代科学靠拢，中医研究常常做了一些"莫名其妙"的实证研究，比如用实验的方法去验证经络的存在，这无异于缘木求鱼，是不得要领的。对于气的各种"科学研究"也是如此，"人们试图通过实验室研究或比附现代科学的某些成果，来研究气的实质"，这种方法犯了"方向性错误"，"因为气不是分析方法得来的，也不可能用分析方法还原回去"。"气"在本质上是一个哲学概念，除了呼吸之气外，并不存在一种"气"的"实体粒子"，对气与经络的研究，"关键不在实验室这个环节，而在于进入实验室之前的解读"①。

第六，必须建立中医学术语言规范化的原则和具体标准。重点是对中医药的概念术语进行清理，建立基本的规范原则。事实上，国家对汉语科技术语和名词已经确立一系列具体的原则，中医药也应该根据这些原则拿出符合中医药特点的具体标准。这些原则有：单义性原则、科学性原则、系统性原则、简明性原则、习惯性原则（约定俗成）、民族性原则、国际性原则、学术性原则②。在这些方面，中医药都存在不少的问题。比如，按照单义性原

---

① 邢玉瑞等编著.中医哲学思维方法研究进展[M].北京：中国中医药出版社，2017：48-49.

② 潘书祥.汉语科技术语的规范和统一[J].科技术语研究，1998（1）：8-13.

则，中医的很多概念术语都不满足这个要求，特别是一些核心概念，如果完全废弃不用，这是不可能的。那么如何在保证中医核心概念不变的情况下，最大限度地减少名词术语的多义性，就成为一项重要的任务。再比如，在民族性原则和国际性原则之间存在较大的张力，中医药的民族性太强，国际性程度很低，有些核心概念不经过哲学的阐释、文化的深入交流，西方人是很难理解的，光是要理解"气"这个概念，外国人恐怕就要费很大工夫。还有同样是人的五脏，中医赋予了完全不同于现代医学的丰富内涵，这些术语究竟该怎么界定？对同一个术语保留中医的定义，也保留现代医学的定义，实行"双轨制"吗？到底是该坚持民族性还是国际性呢？如果完全按照国际性的原则，中医的整个概念术语体系都势必要再造一遍，这样老祖宗留下的东西要推倒重来了。如此看来，提出这些原则很容易，一旦要贯彻落实起来就困难重重了。

最后，必须要说，中医学术的科学化、规范化是一项浩繁的系统工程，涉及多个学科的协同配合研究。单一学科的"单枪匹马"式研究是无法胜任这项艰巨而复杂的任务的。中医学研究必须敞开胸怀，自觉接纳来自各个不同学科的研究视角与方法，转化吸收有利于自身发展的一切有益科学知识，立足于自身特色，发挥自身优势，扬弃自身弱点，实现传统中医的创新性发展。

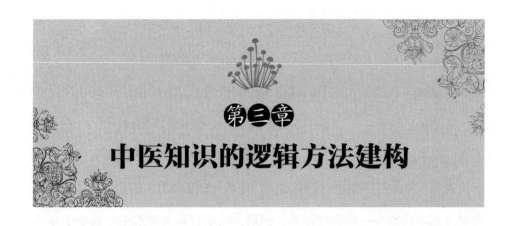

中医知识的逻辑方法建构

按照现代科学知识体系的基本要求，任何一门学科都是按照某种逻辑方法建构起来的。一门成熟的学科必定有属于自己的逻辑和推理方法，只有建立在严密逻辑基础之上的知识才是可靠的知识，才能建构起坚实的理论知识体系。作为一种前现代的传统知识门类，中医到底有没有自己的逻辑方法？如果有，它究竟是什么样的逻辑？在中医知识体系的内部，它究竟隐藏着哪些内在的逻辑机制？提出这些问题意味着我们要按照科学知识的基本要求来审视中医的逻辑方法和结构，清晰地阐述其知识的内部秘密之所在。

第一节　中医经验逻辑的哲学分析

中医的基本逻辑首先是经验逻辑。将医学知识建立在感性经验的基础之上，这是任何科学医学的基本前提。按照德国哲学家康德的说法，任何知识的来源都是经验，离开了经验人类无法获得知识。以经验为基础，这既是传统中医走向科学性与合法性的必由之路，也是传统中医生生不息、不断发展的不竭源泉。国医大师熊继柏认为："中医的经验积累已经有几千年了，中医非常重视实践经验，中医的理论源于实践的总结，中医治病既要理论指导，又要运用经验。"①古希腊哲学家亚里士多德非常深刻地指出，"在业务上看，似乎经验并不低于技术，甚至于有经验的人较之有理论而无经验的人更为成功。理由是：经验为个别知识，技术为普遍知识，而业务与生产都是有关个别事物的……倘有理论而无经验，认识普遍事理而不知其中所涵个别事物，这样的医师常是治不好病的；因为他要诊治的恰真是些'个别的人'"②。由此可见经验逻辑对于中医的重要性。然而，中医的经验逻辑具有自身的独特性，它一方面具有医学临床经验的表现形式，另一方面又带有中国传统文化的深刻印记。对此，我们必须进行认真细致的分析，以辩证的方法来看待中医的经验逻辑。

一、中医经验之形式

中医的经验主要体现在临床上，形成所谓的临床经验。事实上，任何医学都需要进入临床，否则便不能称之为真正的医学知识。简单地说，有效的医学知识必须接受临床实践的检验，能够解决人的疾病，解除人们的身心痛苦，如此才能称之为有效的、被临床检验的医学知识。中医的临床实践经验表现形式多样，概括地说主要有以下几种形式。

---

① 熊继柏.中医创造奇迹——熊继柏诊治疑难危急病症经验集[M].长沙：湖南科学技术出版社，2015：6.

② [希腊]亚里士多德.形而上学[M].吴寿彭译.北京：商务印书馆，2007：2-3.

（一）诊断之经验

诊断经验是中医最重要的临床经验。事实上，最厉害的中医都是在反复不断的看病、诊断中摸索、成长起来的。在没有现代仪器设备的传统社会，中医的聪明智慧与神奇之处集中地体现在诊断手法上。中医发明了极其完备的"四诊合参法"，在完全不依赖现代检测技术的情况下能够对人的疾病做出较为精准的判断，这不能不说是中国人创造的智慧"奇迹"。可以说，中医对于技术仪器的依赖性程度非常之低，以至于到了极其"简陋"的地步，比如有的中医仅靠自己的三根手指头即可看病诊治。然而，正是这种技术的简陋性、朴素性，才凸显了中医经验的难能可贵之处，才体现了中医的博大精深。在前现代社会，能够将"察微知几"的能力在医学实践中发挥到极致，在全世界各个民族的医学中，大概只有中医才能做得到。

诊断的经验获得主要有四种形式，即望闻问切。其中，望诊主要诉诸医生的视觉观察，通过观察病人身体的全身或各个局部部位来获得相关的经验信息。望的内容丰富多样，有望神、望色、望形、望态、望头面、望五官、望躯体、望四肢、望皮肤、望小儿食指等，其中极具特色的是望舌，即舌诊。望诊是四诊之首，具有相当重要的地位，《难经》有云"望而知之谓之神"，也就是说"神医"看一眼便知道病人得的是什么病，讲的就是"观察"经验能力的重要性。闻诊主要是通过听觉和嗅觉经验来获知病人身体信息，包括听病人的语言、声音、呼吸、咳嗽、呕吐、呃逆、嗳气、太息、呵欠、肠鸣等各种声响，以及嗅病人身体产生的异常气味、排出物及病室的气味。

闻的能力也非常重要，正所谓"闻而知之谓之圣"。问诊主要是对病人进行询问，在对话交流中获得有价值的疾病信息，主要包括病人的自觉症状、现病史、既往病史、个人生活史、家族病史等方面，这些内容只有通过问诊才能获得，其他诊法无法替代，因而属于四诊的重要内容，正所谓"问而知之谓之工"。切诊主要是诉诸医生的手指或手掌的触觉经验，通过对患者身体的某个部位进行触摸、按压来收集疾病信息，包括脉诊和按诊两个部分。特别是脉诊，是医生用手指来进行切脉，体验并识别脉动的形象（脉象），以了解病人的身体状况，具有非常悠久的历史，是中医最具特色、最神奇的诊断方法，正所谓"切脉而知之谓之巧"。

四诊法是一种纯粹经验性的诊断方法，不仅它所采取的手段是纯粹感性经验的，即通过人的视觉、听觉、嗅觉、触觉、对话等感性方法来收集病人的相关身体信息，而且它收集获得的信息也是纯粹感性经验的，多以感性描述、经验描述、形象比喻为主。我们以舌诊和脉诊为例。在舌诊中主要是看舌质和舌苔，包括舌的颜色、光泽、形状、动态，以及舌苔的有无、色泽、质地及分布状态等。舌的颜色多为淡红、淡白、鲜红、绛红、青紫五种，舌的形状则包括老嫩、胖瘦、点刺、裂纹、齿痕等方面特征。很显然，这些都是通过人的肉眼观察所获得的感性经验，不需要什么仪器来检测，即可在较短的时间内迅速而敏捷地获得。脉诊中医生主要是运用三根手指头来诊察、辨识脉象，使用举、按、寻等指力，以浮、中、沉三个等级的压力来取脉。"脉象的辨识主要依靠手指的感觉"，中医经典文献中常常是从"位、数、形、势"四个方面来分析，而近现代的中医主要是从脉位、至数、脉长、脉宽、脉力、脉律、流利度、紧张度等八个要素来进行辨识。①而一些常见的病理脉象也是感性的经验描述，高度依赖于医者的手指感觉和生活经验，如浮脉，《四言举要》云："浮脉法天，轻手可得，泛泛在上，如水漂木。"这就是说，浮脉的感觉就像是一根木头漂在水上一样，这显然是需要生活经验才能体会的。而李时珍在《濒湖脉学》中对散脉的描述是："散似杨花散漫飞，去来无定至难齐。"显然，如果没有观察体验过春天杨花飞舞散漫的景象，是很难理解他的这种诗意化的形象描述的。还有革脉"如按鼓皮"，沉脉"如水投石"，洪脉"状若波涛汹涌"，细脉"脉细如线"，滑脉"往来流利，如盘走珠"，涩脉如"轻刀刮竹"，弦脉"如按琴弦"等，这些脉象的描述无不是高度感性经验化、生活经验化的，以至于很难用明确的语言予以表达，正所谓"脉理精微，非言可尽，心中了了，指下难明"。

（二）治疗之经验

中医治疗也是建立在经验基础之上的。疾病的诊断是一方面，明确是什么性质、什么程度的疾病固然重要，但更重要的是找到解决疾病的有效办法。经过长时间的历史经验积累，中医已经发展出了多种治疗疾病、养生保健的方法，包括本草药物、针灸推拿、药膳食疗、气功养生等。这里我们重点分析中药方剂与针灸的经验性问题。

首先来看药物中的经验问题。我们以李时珍的《本草纲目》为例，作为举世闻名的博物学巨著，它收录了最为广泛的各种日用和药用物达1892

---

① 李灿东主编．全国中医药行业高等教育"十三五"规划教材·中医诊断学[C]．北京：中国中医药出版社，2016：98-100.

种，涉及药物学、医学病理学、气象学、动物学、植物学、饮食养生学等各个学科①。李时珍修订了前人的1518种品物，还在自己亲身实践的基础之上新增加了374种，这些显然离不开自己广泛的治疗行医经验和药物实践。书中所载的每一种药物都从释名、集解、修治、气味、主治、附方等方面做了详尽的经验性解释，是传统中医药的宝贵经验总结。如柴胡："叶名芸蒿，辛香可食……二月八月采根，暴干后用……叶似邪蒿，春秋发白芽，长四五寸，香美可食。""凡采得银州柴胡，去须及头，用银刀削去赤薄皮少许，再用粗布拭净，锉用。勿令犯火，不然就没效果了。""味苦，性平，无毒。""治腹部胃肠结气，饮食集聚，寒热邪气，推陈致新。久服可轻身明目益精……"此外还附有伤寒余热、小儿骨热、虚劳发热、湿热黄疸、眼睛昏暗、积热下痢等六个方子。

其次来看方剂中的经验问题。方剂的形成及历史渊源显然也是建立在经验的基础上的。作为一种能够治疗疾病的药方，其有效性是需要经过长期的医疗实践进行检验、并由医家进行临床总结而得出的。能够得到临床实践检验的有效方子，称为验方。在医书上为古代名医所记载的方子是经典名方，其效用一般是得到了临床检验的；而那些在医学书籍上并没有任何历史记载的方子，要么是祖传秘方，要么是民间偏方。祖传秘方和偏方有可能是有效的，也可能是无效的，甚至可能是有害的。秘方和偏方使用的范围和人群有限，按照现代科学的要求来说其信度是可疑的，应该持以怀疑的态度，以实证的方法进行检验。一个经典名方或者验方是经过了历史上的不断发展变化

---

① [明]李时珍.本草纲目（白话手绘彩图典藏本）[M].倪泰一、李智谋编译.南京：江苏人民出版社，2006.

的，必定受到一定的历史社会和科技发展条件的影响，并与人的认知能力水平相适应，大致经历了"从少到多，从初级、简单、经验的水平向着高级、复杂、深化的方向和水平发展"①。例如，补肾益精的经典名方五子衍宗丸脱胎于唐代《悬解录》的"五子守仙丸"，这是它的组方雏形；但是直到明代中医文献中才开始正式出现"五子衍宗丸"，它"不载于《丹溪心法》，而首载于明代（张时彻辑注的）《摄生众妙方》，转载于《证治准绳》《医学入门》等医书，并逐渐流传开来"，传承至今。②可见，即便是经典名方也不是一蹴而就的，而是经过了历代医家的不断反复医学实践、研究总结的结果。当代中国的一些国医大师在长期的临床实践中形成了自己的一些宝贵经验，并进行了总结，出版的书籍、发表的论文大多冠以"经验集""临床应用经验""治疗××病经验""经验举隅""经验撷英"等字样③，表示他们的临床实践还处在"经验阶段"的层次上，谈论的都是一些个人化的经验总结，尚不足以上升到普遍性的理论高度。

最后，我们来看针灸治疗中的经验问题。针灸是一个实践操作性很强的治疗手段，属于中医的特色治疗方法。针刺的操作需要不断地反复实践，才能提高技能水平，包括针具和体位的选择、针具的消毒、进针法、针刺的角

---

① 许霞.宋以前方剂剂型的历史研究[D].中国中医科学院博士学位论文，2010：197.

② 孔令青，李鸣镝.中医方剂"五子衍宗丸"组方的历史源流[J].中国中医基础医学，2009，15（1）：67-68.

③ 相关的书籍、论文极其之多，在知网上检索的国医大师治疗经验的论文多达400余篇，平均每年都有几十篇的论文发表。兹举几例，如：熊继柏.中医创造奇迹——熊继柏诊治疑难危急病症经验集[M].长沙：湖南科学技术出版社，2015；朴勇等.国医大师卢芳教授运用升阳散火汤治成人斯蒂尔病经验[J].浙江中医药大学学报，2019，43（9）：953-955；王淞等.国医大师张志远临床应用虫类药物经验举隅[J].时珍国医国药，2019，30（6）：1488-1490.

度和深度、行针与得气、针刺补泻、留针与出针等都有一套相应的操作规范和流程，需要针灸师在实践中积累经验。还有一些异常情况，如晕针、滞针、弯针、断针、血肿等，也需要丰富经验才能处理好、预防好。《黄帝内经》中记载了大量的针刺理论及方法。如《刺齐论》篇就阐明了针刺深浅程度的具体方法，不能太过或不及，把握适当的深度，才能达到治疗的效果，否则就会给身体造成伤害①。《刺禁论》篇非常明确地指出了针刺禁忌的要点，脏腑要害部位应该禁止针刺，以及误刺之后可能造成的危害，轻者可能导致病人盲、暗、咳、聋、跛、遗尿等，重者可能导致病人死亡②。这些都是古人临床实践经验的理论性总结。当代有很多中医教授、专家、医师们在长期的临床实践中也形成了自己用针灸治疗特定疾病的经验，对针灸理论与实践进行了不断的探索和发展③。这些都无不表明针灸是一门高度经验化的临床治疗技术。

（三）医案之总结

医案是中医治疗经验的集中体现，是中医最重要的经验形式之一。医案

---

①《素问·刺齐论》曰："刺骨无伤筋者，针至筋而去，不及骨也。刺筋无伤肉者，至肉而去，不及筋也。刺肉无伤脉者，至脉而去，不及肉也。刺脉无伤皮者，至皮而去，不及脉也。所谓刺皮无伤肉者，病在皮中，针入皮中，无伤肉也。刺肉无伤筋者，过肉中筋也。刺筋无伤骨者，过筋中骨也。此之谓反也。"

②《素问·刺禁论》曰："刺中心，一日死。其动为噫。刺中肝，五日死。其动为语。刺中肾，六日死。其动为嚏。刺中肺，三日死。其动为咳。刺中脾，十日死。其动为吞。刺中胆，一日半死。其动为呕。""无刺大醉，令人气乱；无刺大怒，令人气逆；无刺大劳人；无刺新饱人；无刺大饥人；无刺大渴人；无刺大惊人。"

③知网上查询到的相关研究论文很多，如：曹江鹏等.杨骏教授运用针灸治疗中风恢复期意识障碍经验[J].甘肃中医药大学学报，2019，36（4）:12-14；郭太品等.朱勉生教授"时空针灸"针法操作特色撷要[J].中医药学报，2017，45（6）：81-84.

是对医家诊疗过程的记录，要么是由自己整理出来的，要么是由弟子或他人整理出来的。医案记载的内容繁简程度不一，有的记载详细，有的记载较为简略，甚或只有寥寥数语。一般来说，古代的医案相对较为简略，近现代的医案记载的信息越来越丰富。古代医案之所以记载简略，受到时代历史局限性多方面的因素影响，主要是语言文字、书籍载体形式、医学职业规范性程度、医家的思想意识等方面。随着经济社会的发展，医学技术和文化水平的不断提高，到明清时期医案记载的信息就较为具体了。

医案实际上总结的是临床经验，对于学医而言具有十分重要的意义。章太炎说："中医之成绩，医案最著。欲求前人之经验心得，医案最有线索可寻，循此钻研，事半功倍。"也就是说，医案是前人的经验总结、心得体会，是中医最显著的成绩之一，从中我们可以找到一些有用的、值得研究、借鉴的线索，按照这个线索去研究，往往能够收到事半功倍的效果。在医案中，除了记载一些治病的经验之外，往往还蕴含着医家的学术思想，包括对于疾病的证候、诊断、方剂、中药配伍等方面的综合反映。

（四）实践之体悟

临床实践也是中医经验的重要形式。医学不能只是停留在理论层面，而是要进行实践操作。由于中医知识的特殊性，中医实践的形式也较为特殊，这主要体现在中医的学习和教育方式上。传统中医往往采用师承的方式来进行教育，由徒弟跟随师父进行侍诊、观摩学习，在长时间的经验观察、讨论交流、言传身教中增长中医知识和实践技能。师承制被很多人视为学习中医的正统方式，属于医学的"正道"。也有不少人据此来批评现代医学高等院校的学校教育方式，认为它偏离了中医的本来面目。也有学者指出，中医发展面临的困境不能简单地"归罪于院校式教育"，那种主张"退回到'师带徒'落后模式的呼吁，只能说是倒行逆施"①。在此，我们不展开讨论中医的教育方式之优劣问题，而重点分析其中的逻辑关键点。

中医强调实践，这原本并无甚新奇。关键问题并不在于中医强调实践，而是它强调如此这般的特殊实践方式。事实上，任何医学都离不开实践，西方医学也强调实践，只是二者强调的实践形式与内容有所差别，这才是问题的重点。毫无疑问，师承制是一种传统的教育方式，这种师徒相授的方式不仅仅局限于医学范围，而是普遍存在于各个领域，举凡古代的一切知识学问都采用这种方式，包括我们所熟知的武术知识、武林秘籍，由此而形成了各种门派、宗派林立的现象。从知识社会学的角度来看，这种现象的产生主要是由外在的客观社会环境、生存压力和经济原因导致的，人们通过"师徒相授方式获取某种实用技能，并靠其谋生"，"对于靠技术吃饭者而言，毕竟仍然关系到经济利益，所以仍旧难免保守"。这实际上说明，医生行业的个人利益和团体利益是导致其保守性的重要原因。但是，从中医知识教育的性质来说，"医疗技艺的传授依赖口传身授的'内在动力'，在于'医者意也'——医家的技艺与心得，有很多是无法从书本文字间习得的，需要在临床实践中，不断地观察、体会、总结，才能真正学到手，故历代医家，皆重师传"。这就是说，中医知识很难用语言文字明示，只能通过亲身实践、言传身教的方式才能学到真传。还有关于古代医学书籍的流传问题，与知识的

---

① 廖育群.繁露下的岐黄春秋：宫廷医学与生生之政[M].上海：上海交通大学出版社，2012：212.

传播一样讲究师徒关系，古代医学书籍有些称为"禁方"，非得其人，不可传授，"弟子需在德、才两方面得到为师者的信任与赏识，方能得其真传"。《黄帝内经》中也明确指出，"得其人不教，是谓失道；传非其人，慢泄天宝"。（《素问·气交变大论》）

二、中医经验之逻辑

不唯中医强调经验的重要性，经验对于任何科学知识的构建来说都是非常重要的。没有经验，科学就失去了基础。没有经验，知识就失去了其来源。然而，获取经验只是获得知识、探求科学的第一步，单纯的感性经验是零散的、不成系统的。从经验到科学知识，其间需要跨越一道巨大的理论鸿沟，背后有着极其深刻的逻辑。

（一）从经验到理性

经验逻辑首先是要实现从感性经验到理性认知的提升。经验，作为人的体验，来自人的感官直觉，是客观外在物作用于人的感官上形成的感性印象。简单地说，感性经验是认知对象给予人的，是在一定环境条件给人造成的直觉体验，也就是说它是被给予之物。"世界的一部分是直接给予我们的"，这一部分就是经验"要素"，它是"我们通过直接体验所知道的，颜色、声音、气味都只是所与。给我们提供关于这些要素'性质'的信息的，不是判断，也不是定义，而只是经验"①。比如，在舌诊中，医生观察病人舌

①[德]石里克.普通认识论[M].李步楼译，北京：商务印书馆，2012：284-285.

苔的颜色，假设是淡红色，这淡红色是舌头这个客观存在之物在医生眼睛里呈现出来的颜色，是舌头在光线充足的条件下作用于医生眼睛视网膜所形成的感觉印象。离开了舌头，医生就看不到舌苔的颜色。然而，医生看到了病人的舌头颜色，这与非医生的观看在性质上是完全不一样的。事实上，病人可以照着镜子来看自己舌头的颜色，或者由他人来瞧瞧自己的舌头颜色，但他们也只是看看而已，并不能"读出"舌苔颜色背后的医学含义。同样一个人的舌头颜色，在医生眼里和非医生眼里所体现出来的意义是不一样的。这就是说，经验作为被给予之物，是每个人都有的，但这被给予之物背后的逻辑，却并非是每个人都掌握的。因此，经验作为最原初的感性内容，是需要被理性加工，并上升到理性高度和层次的。

然而，关键的问题是感性经验如何上升到理性认知？那被给予之物所形成的感觉印象是如何成为知识的？在此，我们不讨论近代西方哲学史上著名的经验主义和理性主义之争，不想因此而陷入旷日持久的争论泥潭而难以自拔，而只是把问题的焦点放在中医知识的来源、基础与结构上，着眼于探究中医如何实现从感性到理性的飞跃。一旦我们将讨论的范围与视野进行缩小与限定，就越有可能以明确的语言和方式将中医知识的内在结构讲清楚、说明白，而不是像有些人所宣称的那样，说什么中医知识是一笔糊涂账、讲不清楚道不明白，所以干脆就懒得去理它，这实际上一种"懒汉"行为，是一种对知识缺乏科学精神、探索精神和负责任精神的"懒惰"思维。

纯粹的感性经验是不能直接上升到理性认知的，必须借助于理性的认知方式和逻辑推理才能在感性经验的基础上建立起医学知识。在中医知识的建构中，常常诉诸归纳、推理、联想、比类等逻辑方法，借助于这些方法将零碎的感性经验组织起来，形成组织化、结构化、系统化的知识。我们仍然以中医的舌诊为例，光是识别病人的舌苔颜色还不够，重点是在特定的舌苔颜色与特定的疾病之间建立普遍联系，将其视为某种脏腑疾病的外在表观，这实际上是中医"有诸内则形诸外"的逻辑思维体现。不仅如此，医生还要识别和掌握正常舌苔的颜色，掌握常见的20多种不正常的舌苔颜色，以及与之对应的病理规律与临床意义，比如淡红舌、白腐苔意味着痰食内停、胃浊蕴热，红舌、白垢苔意味着正气亏虚、湿热未净，绛舌、焦黄苔意味着邪热深重、胃肠热结，青舌、白润苔意味着阳衰寒盛、气血凝滞，淡白舌、中剥苔意味着气血两虚、胃阴不足，等等。①显然，单纯地看舌苔颜色及其形状，只能形成感性的"舌象"，要把这种"象"转化成具有诊断意义的疾病症状、信息符号，还需要建立该"舌象"与病理之间的普遍关联，进而形成相关的临床意义。这种普遍的关联显然超出了单纯的经验范畴，而是进入了一种具有医学意义的理性建构之中。正是在这个基础上，我们才能形成有关舌诊的、可检验与证实的科学知识。单纯的经验不能形成知识，一个人能够识别并说出舌苔的颜色并不能作为他掌握医学知识的证据，只能说明它能正确识别舌苔的颜色而已。只有当他能够准确地说出特定的舌苔颜色背后所代表的临床意义时，我们才能恰如其分地说他掌握了一定的有关舌诊的基础知识。

　　因此，我们可以这样说，中医的经验逻辑只是构建医学知识的逻辑基础，脱离了具体的经验将不具有任何临床的意义，也不符合科学的实证性标准。但光有经验是不充分的，经验只能作为知识的基础和来源，最终知识的

----

① 李灿东主编 . 全国中医药行业高等教育"十三五"规划教材 · 中医诊断学[C].
北京：中国中医药出版社，2016：54.

形成还有待于理性的逻辑建构，还离不开医学的基础性理论。那种片面强调中医属于经验医学的论调，显然忽视了中医基础理论对于中医知识体系建构的框架性作用，没有这些框架结构，中医的感性经验将是"一盘散沙"，不能建立起真正的医学知识大厦。

（二）从个人到他人

经验逻辑还需要实现从个人向他人的迁移与扩展。这种经验范围的扩展有医生和患者两个方面。任何经验都是个人化的，这在中医中体现得尤为明显。从患者的角度来说，每个病人的病情不一样，治疗方案有个体化的不同；从医生的角度来说，每个人的能力、经验和水平有一定的差异，同样的一种经验现象，在不同的医家看来往往代表的临床含义极为不同，甚至不同的医家做出的诊断完全不一样。这里一方面是由于医生行医经验的不同，有经验者做出的判断往往要比经验欠缺者要准确一些，但这只是从概率上来说是如此，并不代表有经验者总是正确的，即便是高手也有失误的时候。那么造成这种诊断差异甚至差错的主要原因究竟是什么呢？

显然，原因并不在于客观对象所展示的经验现象本身，而在于医生主体对这种经验现象的感知差异以及认知差异。感知差异属于感性能力的范畴，比如医生近视眼、色盲、视力模糊，这些客观的原因会导致医生看错了舌苔的颜色；或者是医生没有进行认真仔细的观察，只是匆匆一瞥，这种主观的疏忽大意也会造成观察的失误。认知差异属于知识能力的差异，即便是正确地获取了病人舌苔的颜色，不存在"看走眼"的情况，但仍然可能存在判断上的偏差或失误。这种认知差异的产生一方面是由于医生在主观上存在知识能力和水平的不同，要么是没有学到该项知识点，要么是错误地理解了该项知识点。但更重要的是另一方面，即中医知识本身的模糊性和不确定性，使得医生面对特定的症状现象难以做出明确的、准确的判断。以舌诊为例，在20多种舌象之间要进行明确的区分，但凭人的肉眼实际上是很难的，光是淡红舌都至少有9种不同的舌苔类型，如白苔、薄白苔、积粉苔、白腐苔、黄白苔、白厚腻苔、薄黄苔、黄干苔、黄腻苔、灰黑润苔等。①这些该如何区分并做出精准的判断呢？有些舌苔颜色较为明显，很容易区分，但很多时候却并不那么容易。即便是明确了具体的舌象，但不同的舌象所代表的临床意义却仍然可能是难以确定，甚至是极为模糊的。比如，淡白舌、中剥苔代表气血两虚或胃阴不足，淡白舌、白苔代表阳气不足或气血虚弱，这两者之间该如何进行明确区分呢？二者之间的差别实际上是很微弱的，具有相当的经验模糊性。

因此，为了在医生之间实现经验知识的扩展，必须建立起一套规范性的标准，包括诊断标准、治疗标准等。强调经验的重要性，这本身没有什么错。但是过度沉溺于个人化的经验之中，必定无法将这种个人经验以明确的语言表述出来，并传授与他人，从而不利于知识的传播与共享，进而阻碍了医学的发展与进步。

（三）从个案到全体

经验之所以重要，就在于它的有效性。这种有效性存在强和弱的不同。弱的有效性要么是能给医生一种治疗的启发，在其基础上进行临床实践上的

---

① 李灿东主编. 全国中医药行业高等教育"十三五"规划教材·中医诊断学[C]. 北京：中国中医药出版社，2016：54.

变通和灵活运用；要么是该方案对其他人的效果甚微，不像原案中的那么作用明显。强有效性意味着一种治疗方案具有普遍的有效性，不光是对个体而言有效，而且对其他患有该病的人都有效。强有效性实际上代表了一种从个案到全体的实质性跨越，超出了个体化的局限和狭隘范围。

从个案到全体是一种普遍化的思维。医学知识不能简单地停留在个案的层面，纯粹个人化的经验不能构成通常意义上的科学知识，它顶多只能算是个人的经验心得体会。很多名老中医编纂了自己的临床经验集或医案集，这些只是搜罗的一些特定的治疗成功的个案，事实上还有很多没有收集进来的失败案例。成功的个案也只是个案，它永远不能扩大到全体，其解释力实际上是较弱的。科学知识一定是普遍的，能够为较大范围内为同行业的科学家所普遍承认。中医强调经验，一些名老中医和国医大师在治病方面很有经验，但这些经验能否成为标准的教科书知识、能否成为人们进行明确学习的知识对象，这实际上是很难说的。只要是它不能在理论上实现从个体到全体的飞跃，就永远只是停留在个体化的经验层次，就只有弱的有效性，而无强的有效性。

三、中医经验之局限

必须承认，任何经验都存在一定的局限性，中医的经验形式也不例外。对此，我们必须认真加以理性的分析，不能陷入盲目的意气之争。承认局限性，并不意味着要否认中医，而是要实事求是地认识中医，发展中医。

（一）可靠性问题

知识必须是正确的、可靠的。不可靠的判断只能是人们的一种主观信念，还不足以称为正确的知识。正确的知识是得到理性辩护、经过经验实证检验的观念形态。单纯的经验究竟是否可靠，这需要具体问题具体分析，依具体情境而论，不能作盲目主观的判断。

对中医经验而言，最重要的是诊断经验和治疗经验。那么这两种经验究竟是否可靠呢？这里我们不能简单地回答是或者不是。经验当它用对了的地方，它就是可靠的；当它用错了的地方，它就是不可靠的。依靠经验，而不是巫术、迷信、宗教信仰来治疗疾病，这本身就是人类理性思维发展的结果，是人类文明进步的标志之一。当医学从巫术和迷信中脱胎之后，走向经验，并以经验为基础来诊治疾病，这不能不说是人类理性之光照耀的结果。这就是说，诉诸经验远比巫术迷信可靠得多，值得信赖得多。巫术迷信之所以不可靠，是因为它们的治病逻辑建立在错误的联想与信念之上，寄希望于鬼怪神灵的神奇魔力来去除人的疾病。这种错误的信念是原始社会思想观念的残余。经验之所以比巫术迷信更加可靠，是因为经验是可以实证的、可以检验的，由经验形成的知识是可以传授的，至少可以在同行之间以某种或隐或显的方式进行相互交流。最重要的是，经验大多是可以重复出现、重复观察或体验的，比如舌苔的颜色可以由不同的多个医生来观察，以确定它究竟属于什么"舌象"；也可以由多个医生对同一个病人进行把脉，以确定究竟是什么"脉象"。而那些声称有巫术经验、鬼神附体的人，其经验是无论如何不可能由他人来体验的，其经验也不可能在他人身上重复出现，永远只能成为一种"灵光乍现"式的神奇传说而已。

经验在本质上比巫术迷信要更加可靠得多，但这并不意味着经验本身就没有问题。可靠性是相对而言的，并且依赖于具体的语境。单纯的经验只是一堆感性的原始材料，这堆材料究竟是否反映或揭示了事物的真实面目，是需要人的理性去仔细甄别的。有些经验容易造成假象，往往为人带来错误的认知。比如插在水中的木棍，看起来是弯曲的，但我们不能由此就断定该木棍是弯曲的，只有当我们掌握了光的折射原理之后，才能正确地解释这种现象；我们每天都看见太阳从东方升起、西方落下，但不能由此就断定太阳是绕着地球转的，这种地心说的观念曾经统治了人类思想一千多年，只有当日心说被科学家提出来并得到实证的时候，人们才抛弃了地心说的错误观念。要想获得正确的知识，必须运用人的理性思维，通过科学的实验手段来验证、证实，不能被经验牵着鼻子走。

中医的诊断和治疗在这方面容易陷入经验的泥潭，这是它常常为人所诟病的地方。仍然以舌诊为例，显然仅凭观察舌苔的颜色与形状（舌象）是不充分的，这实际上也是为什么要进行"四诊合参"的原因，尽量获取多方面的经验信息，做出更加准确的诊断。舌诊的经验至少存在以下几个问题：（1）单纯依靠人的肉眼来识别"舌象"是不可靠的。在主观上，医生有可能"看走眼"，或者根本缺乏细致入微的鉴别能力。在客观上，不同的舌象、不同的颜色之间的差别不够明显或者甚微，很难通过肉眼来观察识别出来。脉诊也存在同样的问题，单凭医生手指触摸脉搏形成的感觉也是不可靠的。在主观上，医生有可能"摸错了"，或者缺乏丰富的脉诊经验，很难准确地识别出脉象来。这种情况是一种常态，因为大多数医生的经验是不够的，国医大师、名老中医永远只是少数。在客观上，脉象本身至精至微，捉摸不定，这就增加了诊断的难度。（2）即便是正确地识别了舌象的类型，如何将这些类型与其相应的临床意义对应起来、其中的逻辑关联究竟是什么，到目前为止都是尚未明确的。将每一种舌象与某种疾病的症型对应起来，这究竟是基于大量经验观察总结的结果，还是基于阴阳五行、藏象学说等中医基础理论推演出来的结果，或者是两者都存在的综合判断结果，教科书和相关的研究书籍上均未做出详细的说明，只是将结论直接列表出来，供人们学习使用。[①]如果是大量经验观察总结的结果，那就相对而言是可靠的，但如果只是从抽象理论中推测出来的，那就是未经检验的假设，其可靠性是存疑的。在传统中医文献中，实际上很难看到这些经验性的证据。这一块有待于现代中医的实证性研究。

总之，单纯的经验只具有一定的可靠性，而无绝对的可靠性。建立在感觉（视觉、触觉、嗅觉、听觉等）之上获得的经验只是通往正确知识道路的基础性材料，而不是最终的康庄大道。仅仅是通过望闻问切做出的诊断，其可靠性存在明显的缺陷和漏洞，这些感觉具有明显的相对性和主观性。[②]要想获得正确客观的知识，做出正确的诊断结论，给出有效的治疗方案，还需要运用理性思维对感觉材料进行加工、分析与综合，充分利用各种有效信息，抓住问题的关键与核心，而不是做一个简单的"爬行经验主义者"，任凭感性经验主导理性判断，对各种经验现象只做数量的积累，而无实质性的分析。

（二）普遍性问题

寻求普遍性是知识的基本要求。不具备普遍性的经验不能称之为知识，

---

①李灿东主编．全国中医药行业高等教育"十三五"规划教材·中医诊断学[C]．北京：中国中医药出版社，2016：54．

②孙学刚，贾钰华．医学经验主义的贫困[J]．医学与哲学，1999，20（1）：10-11．

只能说是个体化的心得体会。可重复出现的感性经验是普遍的，这是科学诊断和治疗的基础。经验逻辑之所以有效，正是基于从个人到他人、从个案到全体的扩展逻辑，试图从有限的个体中得出普遍有效的结论。然而，中医的诊断经验和治疗经验中存在很多难以普遍化的东西，甚至是极其个别化的东西。

从理论上来说，任何经验都是有局限性的，都是在特定条件下出现的经验，而不是在任何时刻都会呈现的普遍经验。寻找普遍性，就是寻找事物运动发展的规律，基于规律形成的知识才是科学的硬核。没有经验，就难以认识规律；但是只有经验，也很难把握住真正的事物规律。为何经验难以普遍化？这里实际上涉及经验的归纳逻辑，简单的枚举法显然不能穷尽所有可能的案例，正如看见一万只天鹅都是白的，也不能保证第一万零一只天鹅也是白的，黑天鹅出现的概率虽然很小，但是仍然是存在的，并且事实上人们也发现黑天鹅的存在。这种概率极小的"黑天鹅事件"颠覆了人们对普遍必然性的认知，告诉人们经验有可能出错，基于经验的认知不能保证百分之百的有效性。

以中医诊治为例，很多医生总结自己临床诊治的经验，对成功的案例进行精选，形成经验集或者研究论文予以出版或发表。然而，这些案例都是个别化的，它究竟能对其他相同或相似病症的病人有多大的参考价值，仍然是有待验证的。从理论上来说，对A病人管用的治疗办法不一定对B病人管用，究竟是否管用还需要临床实践的检验。在国医大师熊继柏的经验集中，他认为中医能够创造奇迹，解释了为什么中医能够创造奇迹，指出了中医治病的几大优势，古代名医治病创造的奇迹，以及他自己在诊治内科（52

例）、妇科（11例）、儿科（8例）、外科（10例）等方面创造的奇迹案例共81个。不可否认，中医的确在疑难杂症方面"能够出奇制胜"，在"救治危急凶险的病症"方面，"能够起死回生"。但即便是本着从实际出发的立场，"用事实说话以表奇迹"，这些被挑选出来的"具有代表性的危急重症和疑难病症的部分典型验案"[①]，仍然只是有限数量的个案，不能从个案中得出普遍的结论。这81个案例，每一个都是极其特殊的情况，每一个被治好的案例都可以说是一个奇迹，它们要么是一些"怪病""奇病"，要么是一些"不治之症"，或者西医治不好的病。我不怀疑这些奇迹案例的真实性，只是想表明从这些有限数量的个案之中不能得到普遍有效的知识，或者是一些医学上明确有效的结论、处方、治疗方案，只能从中得到一些中医治病的经验性启发。比如，熊继柏总结的"中医的书本知识与临证实践是有一定距离的"，"治暴病有胆有识，治久病有守有方"，"治疗错综复杂的病症，一定要分清标本缓急"，"中医的生命力在于临床"，"实践出真知"等。

（三）选择性问题

医案的形成具有很大的人为选择性，这使得经验的客观性、独立性受到了影响。医案作为医家临床经验的总结，应该说是很值得研究和学习的。重视医案记录，是中医的一个鲜明特色。但是，医案的局限性也是非常明显的，主要是受到主观因素的影响不能保证其客观性、独立性。

第一，自古至今记载下来的那些医案，都是医家的成功案例，那么问题

---

①熊继柏.中医创造奇迹——熊继柏诊治疑难危急病症经验集[M].长沙：湖南科学技术出版社，2015：1.

是那些失败的案例去了哪里呢？失败的案例在医家一生的行医经验中占据多大的比例呢？为什么医家从不记载自己失败的病例呢？这些问题不仅没有人能说得清楚，而且大多数人根本不会问这样的问题，不会产生这样的问题意识。如果说失败是成功之母，那么失败的案例显然也具有学习研究的价值，至少要从中找出失败的原因所在。将失败的案例予以忽视、去除，以至于从人们的视野中消失，这究竟是出于何种原因？原因可能是多方面的，但有一点不容置疑的是，医家正是通过这种成功案例来宣传自己医术的高明，塑造自己光辉的"神圣"医者形象，用现代人的话来说就是"做广告"。一方面是为自己做广告，以招揽客户，赢得名声；另一方面是为中医做广告，证明中医的神奇力量，论证中医能够创造奇迹。虽然历史上确有不少医德水平很高的儒医，本着为天下苍生百姓治病的崇高目的，按照"医乃仁术""大医精诚"的思想来从事医疗职业，将个人的生死名利置之度外，甚至是不收取任何治疗费用，但是这样的医生毕竟是一种道德理想化的存在，它不能反映整个中医职业的普遍性问题。时至今日，在市场经济的裹挟之下，"白求恩式"的"毫不利己专门利人"的医生是很难生存的。

第二，即便是不考虑失败的病例，单纯是成功的案例也可能存在瑕疵。由于记录的案例都是个案，这就具有相当大的选择性空间。医生治好的案例应该也不止一些单独的个案，在那么多治好的病例之中，为什么选择这一个案例而不是另外一个案例呢？有人说是根据案例的典型代表性，那么问题是这种代表性究竟是什么？仔细追究之下，难道不正是医家脑海里先有某个典型代表的理论观念，然后从中予以选择的吗？简单地说，医家一定是为了阐明或论证某个治疗理论或治疗方法的正确性而"特意精挑细选"出一些案例，也就是说那些"非典型"的案例不符合医家的论证意图，不符合自己的主观目的而被"抛弃"了。而一旦这种主观性参与进来，就很难保证案例本身的客观性、独立性了。

第三，在医家所记载的病案中，不可避免地存在一些修辞性甚至是"夸大其辞"的成分。中医病案的最大特点是描述性语言、定性语言居多，量化语言、客观分析的居少。古代医案在内容上缺乏翔实的记载，有的只有寥寥数语，不能识别出案情的全貌，研究参考的价值意义不是很大。近现代的医案在这方面有所改进，记载得更加详细，但仍然缺乏统一的规范标准，各个医家记载的详尽程度不一样，由于选择性造成的遗漏、错谬情况也是存在的。近20年来，我国虽然在病历的书写方面建立了国家统一规范标准，但是医案的编撰还没有形成统一的范式，仍然是非常个性化的自由风格，有的甚至是用讲故事的方式来书写。以熊继柏的经验集为例，他所著述的81个案例基本上都是用讲故事的方式来描述诊疗经过的，这确实是很生动、很吸引人，听起来也很传神。但是，故事毕竟是故事，故事讲多了难免给人一种"神化"或"夸大"的印象。诊疗的经过应该记载更多"硬核"的疾病信息和医学知识，而不是将有效的医疗信息与知识淹没在文学化的描述之中。医学是要讲客观性的，不能将医学研究等同于文学创作，要尽量去除感性化的、文学化的修辞语言，代之以中性的事实性描述。在科学技术高度发达的当今时代，不能一味地去渲染中医创造的各种"奇迹"，而应该本着科学的精神、实事求是的态度，讲清楚这些"奇迹"背后的医学逻辑，阐明其中的普遍规律和诊疗方法，真正地构建起经得起临床实践检验的医学知识。

第二节 中医归纳逻辑的哲学分析

归纳逻辑是一种典型的逻辑方法，是从经验现象的个别案例上升到普遍规律的基本理论方法。任何经验感性认知都是个别化的，在重复出现的自然现象背后往往隐藏着一般性的科学规律。科学发现的基本要求正是要找出这背后的自然规律。中医知识的获得，也是基于经验现象和经验逻辑，而这经验逻辑常常伴随着归纳方法，试图从疾病的症状现象中探索出人体运行的基本奥秘，从中归纳出一般性的医学知识和治疗方法。中医知识广泛使用了归纳方法，体现在诊断、取象、治疗、医案等各个方面。中医经典书籍中虽然没有明确地以形式化的方式来阐明归纳法，往往以总结性的方式直接给出结论，但仔细探究之下，就会发现其知识之形成离不开对临床经验之归纳与总结。没有对经验现象的归纳、总结与实证，中医知识将会沦为纯粹形而上学概念的推演，就会失去其科学性基础。

中医知识中隐含着大量归纳方法的运用。归纳法的运用过程不一定记载下来，就像思维过程不一定被描述下来一样。与思维过程相比，人们更加重视的是思维的结果。这种思维倾向使得中医不太重视严格的推理过程，而把目光和焦点放在结论上。这实际上是一种医学实用主义的倾向，其目的在于得到准确的诊断结论、有效的治疗方法，能够实实在在地解除病人的疾病和痛苦。这种实用主义是医学本身的目的使然，有其正当合理性。然而，仅仅停留在结论性的知识点上，往往使得人们丧失了问题意识、分析意识与科学批判精神。事实上，学习中医往往需要记忆、背诵很多知识点，比如汤头歌诀之类，这当然很重要，但更重要的是要理解这些知识及其背后的逻辑，发现其中可能存在的问题和不足，而不是盲目地死记硬背。要知其然，更要知其所以然、知其所以不然。

一、中医诊断之归纳

诊断中的归纳法运用主要体现在辨证论治的过程中。其基本过程是首先要识别患者的各种症状、体征，按照辨证的基本内容进行归类，归纳出各种症状、体征所反映的共性特征，从而抓住病症的本质。特别是当病人的疾病比较复杂，病情资料信息比较多的情况下，需要采用归纳法，从中抓住问题的主要矛盾。例如，当患者出现两颧骨潮红、潮热、盗汗、脉细数等症状，反映的共性特征为多属于阴虚，患者阴虚的可能性最大。[①]

中医的望闻问切诊断方法中也多有经验归纳之成分。以舌诊为例，舌形有胖瘦之分，胖舌和瘦舌分别有其不同的舌象特征、临床意义及相应的机理分析。胖大舌的舌象特征是"比正常舌大而厚，伸舌满口"，这一点显然是属于经验之观察总结。其临床意义是"多主水湿、痰饮内停"，这一临床之判断究竟怎么得出来的呢？是纯粹概念演绎，还是经验之总结归纳？显然，从胖大舌之"象"中推演不出"多主水湿、痰饮内停"这一结论，水、痰饮不能从舌的概念中演绎出来。"水湿、痰饮内停"，这属于经验之现象，只

---

①李灿东主编.全国中医药行业高等教育"十三五"规划教材·中医诊断学[C].北京：中国中医药出版社，2016：196.

能从临床案例中总结归纳出来。也就是说，古代医家观察了大量胖大舌的病人，发现了他们的一个共同特征就是"水湿、痰饮内停"。胖舌的机理分析是"舌淡胖大者，多为脾肾阳虚，津液输布障碍，水湿之邪停滞于体内的表现。舌红胖大者，多属脾胃湿热或痰热相搏，湿热痰饮上泛所致"。这里的机理分析相当于中医的病理分析，即解释为什么会出现这样的症状。既为病理，必然涉及中医的基础理论，离不开阴阳、五行、脏腑、经络、表里、寒热、虚实、气血、津液等抽象或具象概念。在其解释逻辑中，既有一定的理论推演成分，也有很大的经验总结成分。这里要特别注意其中所使用的概率术语"多主""多为"，这说明该归纳总结只有很大程度的可能性，表现出极大的概率，但并不是百分之百的绝对如此。这一点符合归纳逻辑的基本特征，即除非是完全归纳，穷尽了所有可能性，才能做出绝对肯定的判断。

八纲辨证、病性辨证、病位辨证等诊断理论中也存在着归纳法的运用。比如，八纲辨证里的"八纲"（表里寒热虚实阴阳）是"从各种具体证的个性中抽象出来的具有普遍规律的共性纲领"，其中"表、里是用以辨别病位深浅的基本纲领，寒、热、虚、实是用以辨别疾病性质的基本纲领，阴、阳是区分疾病类别、归纳病症的总纲，并可涵盖表、里、寒、热、虚、实六纲"。八纲辨证重在对"四诊所收集的各种病情资料，进行分析、归纳，从而辨别疾病现阶段病变部位深浅、疾病性质寒热、邪正斗争盛衰和病证类别阴阳"，是"分析疾病共性的一种辨证方法"。由于经验现象、诊断资料是零散的，不成系统的，所以需要"八纲"来"执简驭繁、提纲挈领"。

二、中医取象之归纳

一般认为，取象比类是中医乃至中国文化中的一种独特的思维方法和逻辑推理方法，具备"从概念到判断再到推理的较为完整的逻辑理路"。那么究竟什么是取象比类呢？相关的文献研究表明，它是一种综合性的认知方法，包含了"比喻、象征、联想、推类等办法"，"选择性质相符的类型，把类型已知的属性，推予被研究对象未知的部分"。①长期以来，人们往往将焦点放在"比类"上，而忽略了"取象"，很显然，比类是建立在取象的基础上的，没有正确的取象，比类有可能变成盲目的比附、无根据的联想和猜测，不能成为有效的科学方法。这里我们重点探讨取象的归纳逻辑问题，在下一节中再详细地研究比类推理问题。

中国文化向来重视"象"的思维。"尚象"观念无处不在，按照王夫之的说法："盈天下而皆象矣。《诗》之比兴，《书》之政事，《春秋》之名分，《礼》之仪，《乐》之律，莫非象也。"（《周易外传》卷六）这就是说，儒家的经典都是通过象来明义、阐述道理的。《周易》是"观象制器"，中国文字属象形文字，天文历法为"观象授时"，中国美学讲究"意象"，而中医则有"藏象"学说、取象比类之思维。既然象如此普遍而重要，那么就需要更加明确地阐述其中的逻辑机制，而不能任凭"象"在那里弥散。

取象的重点和关键不在于"象"，而在于如何"取"。事物之"象"多种多样，究竟该取什么"象"？很显然，一个事物之象呈现出来的方面有很

---

① 孙可兴，张晓芒."取象比类"与《黄帝内经》"藏象说"逻辑建构[J].湖北大学学报（哲学社会科学版），2017，44（6）：62-68.

多，展现出多种不同的维度和侧面，从同一个事物中人们看到的"象"和关注的"象"往往是不同的。客观事物是存在的、同一的，但是对客观事物之象的"取法""读法""看法"则可能是彼此完全各异的。造成这个现象的原因有可能是心理的意识层面，人们的注意力有其关注的侧重点，人们总是倾向于去看或看到自己"想看"的内容，而忽视那些自己"不想看"的内容。这种解释被现代的心理学实验所证明，显示出其实证性和真实性。然而，我想说明的是，除了心理的因素之外，更重要的是价值观的驱动因素，人们事实上"看到"什么"象"是受该社会中特定的文化价值观所支配的，这种文化价值观就像是一个抹不去的背景，成为人们思想和行为的一个底色，乃至一个思维框架。很显然，一个人无法超越这种被时代和社会所给予和赋予的特定文化、思维方式和价值观，可以说"象"思维和"象"文化是中华民族自我创造的一种鲜明的文化形态和样式，它的解读只有回归到其特定的社会历史年代才能完成。

如此说来，取象的重点是如何去"取"，这种取法从深层次角度来说受到文化价值观的影响，从逻辑角度来说受到归纳与类比推理的影响。但首先是归纳总结，其次才能类比，否则类比没有基础。一个好的归纳应该抓住事物本质性的"象"，将各种事物的本质之"象"归纳总结出来，然后再去进行类比。如果抓住的是片面之"象"，很有可能就变成"盲人摸象"。取象方法的局限性正在于它的主观性太强、随意性较大，并且受具体的具象之约束。举例来说，在金元时期形成了"法象药理"，主张用取象比类的方法解释中药的药性。比如血液是红色的，许多活血化瘀的中药外观呈红色，所以就得出结论说"色红入血"。这种观点显然是不严谨、不科学的，并非所有红色的物质都具有活血化瘀的功效，同时还有许多不具备红色外观的中药如水蛭、蛀蛴等却具有活血化瘀的作用。①再以脉象为例，它表现得很精微，每个医生摸出来的那个"象"有很大的差别，甚至是完全摸错了都有可能。也就是说，厉害的中医和普通的、平庸的中医之间在技艺上有很大的差别，对"象"的感受能力、把握能力和判断能力存在较大的水平差异。

取象之归纳表现为对某一类型之"象"的归纳总结，从众多的事物、不同之象中总结出共性之特点。以藏象学说为例，它所抽象归纳出来的每一个象显然不是具体之形象，而是一类功能性的特征，这样就在事物的外在之表象的基础上往本质的高度跨越了很大的一步。最典型的就是以四时五行来取象，以它来阐释脏腑的功能，简单地说，就是从自然界的金木水火土中归纳出其基本的特点，并以之为模型来推演出心肝脾肺肾五脏的生理功能。也就是说，古人了解和认识脏腑的功能不是靠现代生理学、解剖学，而是依靠"以象测藏"的方式来认知的。人的气血运行也是依靠取象的方式来认知的，它是建立在对自然界的大气与日月江河的取象基础上的，人身的经络、血脉不仅在数量上与日月江河的有"象"的对应关系，而且在运动方式、作用功能、病理变化、治疗方法等方面都存在"象"的同一性。这种由表及里的取象比类方式带有明显的自然哲学色彩，以阴阳五行为基础来认识人的身体结构，建构出一套广泛的、系统的类比图式和推演系统，成为中医知识结构最鲜明的特色。

---

①宋秒，李如辉，王栋.取象比类方法在藏象学说中的运用探讨[J].浙江中医，2016，51（12）：859-860.

三、中医医案之归纳

医案是医家个人行医经验之归纳与总结，在逻辑上综合使用了多种方法。显然，医案不是简单事件的白描，更不是行医看病经过的流水账记载，而是经过了医家自身总结，包含了理法方药等医学知识的归纳。这种归纳不是简单的枚举法，事实上医生看病行医的经验是有限的，治疗的病例也是有限的，能够彻底治好的也只是其中的一部分病人，这就是所谓的"有时去治愈"。

医案之归纳，实际上是行医经验之总结，不像是形式逻辑中的归纳方法，更像是中国式的经验体会、感悟总结。医家们撰写的医案不是通过观察大量的病例之后的普遍化归纳，而是聚焦于自己的行医成功经典案例，对其进行理论化的重构，在中医的理法方药的基础框架内进行的逻辑再造。每一个案例都是该证型的代表性案例，都是医家切身行医经验的真实案例描述。很显然，在多年的行医实践中，提供了大量的病例报告，有众多的患者诊疗经历，从中选择、甄别出一些特定的案例，按照中医的理论、逻辑、方法和语言重新架构出来，就成了所谓的经典案例。事实上，从这些代表性的案例中，人们总是想学习一些能够借鉴和吸收的可普遍化、可操作化的经验和启示，否则我们研究医案的价值意义又何在呢？正是通过这些有限数量的、典型案例，我们才能说它的借鉴启示意义。与之相关的学习方法也突出地体现了这一点。读医案要有了解案主的学术背景及思想，了解不同医家书写医案的格式特点，对医案的要点进行提炼和分析，从中学习前人的规范和经验，探寻医案之中的新发现和治疗新方法，训练方剂分析和药物加减的能力，通过比较法、归纳法来研读医案，同时要重视误诊医案，吸取经验教训①。对于现代人而言，应该更加重视现代医案的经验研究，用科学的方法来审视中医学的前沿进展。

医案的真正价值在于通过对个案的归纳与总结，来阐明医学道理，提升理论，构建普遍有效的医学知识。简单地描述治疗之经过，是没有什么医学价值的。重在从这种特定的治疗过程中总结出有效的、带有普遍性的治疗方法，或者检验或修正某种医学理论，开辟新的医学发现。中医的基本理论要跟临床结合，必须通过医疗实践来检验。抽象的理论是没有生命力的，它能指导实践，但是不能替代实践。医案正是临床实践的经验之总结。

四、归纳或然性问题

归纳法是一种常用的逻辑方法，用这种方法构建的知识存在着不可避免的缺陷，这就是归纳结论的或然性问题。归纳法的基本逻辑过程中，从有限数量的前提中不能得出普遍性的结论，也就是前提为真不能保证结论必然为真，它有可能是真的，也有可能是假的。是真是假取决于更多的证据。普遍化的命题是全称判断，要否定全称判断只需要举出一个反例即可。举出了反例就是证伪。所以，在逻辑上归纳法得出的结论不具有必然性，只具有或然性，更准确地说是一个概率上的可能性。究竟有多大的概率，这需要统计学的调查数据研究和分析，需要抽取大数据样本才能得出精准的科学判断。

①孟庆云.宣明往范，昭示来学——论中医医案的价值、特点和研究方法[J].中医，2006，47（8）：568-570.

归纳或然性涉及个案与全体的关系问题。无论是多少数量的医案，终究是一个个单独的病例归纳总结，属于个体化的案例。早期的医家案例记载数量有限，并且记载的信息也很简略。如司马迁《史记·扁鹊仓公列传》所载的仓公诊籍25首，《三国志·华佗传》中记载华佗治疗曹操头风等6则医案，儿科专著《小儿药证直诀》中有钱乙的19则医案，明朝灊父子《名医类案》12卷、证分205门、集案2300余则，清朝的魏之琇《续名医类案》摘取西汉《史记》至清嘉庆朝之间1800余年的各家医案约5000则，汇成36卷，分证350门①。尽管明清时期的医案专著众多，记载的医案数量动辄达几千例，非常具有研究价值，但仍然是有限数量的个案，跟古今无限数量的病人之间还是有非常大的差距的，只能说是数量越多，经验越丰富，反映的问题越多，更能接近医学知识的真实面目。

在此，要正确把握个案与群案的辩证关系。医案之归纳聚焦于个案，这与西方医学、现代医学是截然不同的。中医之所以强调个案，是因为其更看重特殊性，每一个病人的病情都不一样，即便是同一个病人也因时因地有所差异，故而需要在特定的时间、空间等环境条件下进行辨证论治，从"证"来审视每一个单独的个案。人体是一个复杂的生命系统，很难简化为一些共性的原则，而需要从个案中寻找该案的特殊性，辨别其具体的"证型"，根据已有的经方、验方进行灵活化裁，而不是用一个处方包治百病。这种灵活运用中医方剂的模式体现了中医的个体化医疗特色，也是中国传统文化中不确定性思维在中医中的深刻体现。这种思维决定了中医走的是辨证论治而非

---

①陶广正.中医医案学的历史成就[J].中医文献，2002（4）：50-53.

辨病论治的路线①。

坚持个案治疗在临床上有其优势和特色，但是在知识之发现与创新、理论之系统构建方面存在严重缺陷。由于忽略了群案，很容易陷入庞大的个案之中无法自拔，个案是无穷无尽的，病人是永远看不完的，如果不能从群案中、大量的病例中寻找普遍的、共性的规律，寻找能够推广的、可复制的经验，进而构建普遍化的知识，那么医学研究就永远不能前进。拘泥于个案就好像陷入"只见树木不见森林"的片面狭隘境地。承认群案的价值和意义，意味着我们要从大量的案例中寻找共性的"知识"，而不是个性化的"知识"。治疗方法可以是个性化的，甚至可以是现代医学的精准医学模式，而这些更是要依赖于大数据、云计算等现代计算科学技术从海量的案例和数据库中进行运算、数据挖掘和分析。基于医学统计学发现的医学规律，是对样本数据进行统计分析处理的结果，它针对的不是一个个的个案，研究的不是一个个案性质如何，而是某些类型的案例占据多少比例，它得出的是一些概率性的抽象数据。从这些数据中，能够反映出该群体的一些基本特征，找到一些共性的现象和规律。尽管不能由此推出个体在该群案的统计中占据什么位置，不能由此而断定一个具体的病人如何，但是科学的统计分析仍然是我们掌握现代医学知识的必要手段。

---

①孟庆云.宣明往范，昭示来学——论中医医案的价值、特点和研究方法[J].中医，2006，47（8）：568-570.

第三节　中医辩证逻辑的哲学分析

除了经验逻辑和归纳逻辑之外，中医还有一些自身比较独特的辩证方式。这些方式与现代形式逻辑和数理逻辑中的方法具有明显的不同，它缺乏较为明确的逻辑推理形式，甚至是不能用逻辑符号来表示或者进行演算的。我们可以这样来看，如果现代形式逻辑和数理逻辑是一种强逻辑、硬逻辑的话，那么中医的辩证逻辑便是一种弱逻辑、软逻辑，或者说是一种哲学化的逻辑，具有某种思辨性、哲理性和辩证法的性质。正是通过这种哲学化的逻辑方法，中医才得以将零散的医学经验构建成一个有机的知识体系，才能具备知识的核心特征，也才能成为某种可以研究和学习的知识对象。

一、中医的辨证与辨病

辨证论治是中医学的基本特点，是中医的核心诊治观念。特别是，它使用了中医独有的"证"概念，并且与"病""症"等概念相区别。在辨证和辨病之间，中医实际上贯穿了一种辩证逻辑思维和整体思维，这需要我们进行认真的分析，挖掘其中之奥秘。

（一）证的本质

证的本质究竟是什么？这个问题可以说是众说纷纭、莫衷一是，自从中医有了"证"的概念之后便争讼不已，成为中医知识研究中的一笔"糊涂账"。特别是在现代医学（西医）的强势话语和现代化医学技术的围攻之下，中医学人们愈发为这个核心概念操心不已。如果不能确切地回答"证"的本质是什么，不能完满地回答辨证与辨病的区别，以及辨证论治的科学性、有效性，那么中医所宣称的辨证论治的核心优势将会被无情扫荡。可以说，对"证"概念的辩护关乎中医知识结构与体系的可靠性、完整性，甚至夸张地说事关"真正"中医（区别于改头换面的"假中医"）的生死存亡。任何想要捍卫中医合理性与合法性的学者，都必须严肃认真地对待"证"这个核心关键概念。

首先必须明确指出，以现代生物医学实验的模式来研究证的本质，这根本是一条歧路，甚至可以说是一条南辕北辙之路、异化之途，它不仅丝毫不能触摸到证的本质，而且制造了更多的麻烦与障碍，模糊了我们的视野。从20世纪50年代开始，中医界形成了声势浩大的证本质研究热潮，这些研究历时长达半个多世纪，主要采用现代生物医学实验手段，建立动物模型，采用机械还原论的方法，试图获取"神经系统、内分泌系统、免疫系统客观指标的异常，以及细胞分子紊乱"等，"研究的检测体系从单一指标过渡到不同层次、不同类别的多指标"。但遗憾的是，"每个证的变化指标几乎都遍及全身各个系统，但没有某一个或某几个指标和某个中医学证有特异性的联系关系"。这种研究无论在技术上多么先进（如最前沿的代谢组学技术、基因技术等），无论它在微观上推进到什么层次（如基因层次），显然都不会有任何实质性的进展，因为它的"指导思想存在问题"，"机械地将中医的'证'与西医的病理生理改变联系起来"，从方法论上"违背了中医的指导思想", 没有从整体观上研究中医, 这种还原论的方法是一种线性思维, 它只是片面地寻找微观层次的"金指标", 完全忽略了人的整体性、系统性。①

从哲学的观点来看, 以生物医学实验的模式来研究"证"实际上陷入了"实体化"思维的陷阱之中, 从而成为"中医现代化研究中的一块鸡肋"。这种模式首先预设了有一种特定"证"(如寒证、热证、肾虚证)的实体存在, 然后采用技术化的手段来分析该"证"的特异指标, 试图以此来证明"证"的存在, 探寻"证"的本质属性。这实际上是"常识的实体观念对我们的影响太深刻了", "当我们说某脏腑具有某种证时, 仿佛就是说那个解剖结构发生了病变, 才导致这个症候的, 但常常并非如此"。这从根本上"混淆了证和解剖实体的关系", 二者之间并无明确的对应关系。比如, "一个肾阳虚患者, 其解剖学的肾可能并没有多么严重的异常, 相反其他解剖部位的异常可能更为明显", 同理, "一个真正的解剖学的肾的病变, 如肾囊肿, 如果他没有肾阳虚证全身的特定表现, 我们也不可能说他是中医学'肾'的问题"。②邱鸿钟非常明确地断言, "证不是一个独立的实体", 对"任何一证的实验性研究都必然是劳而无功的", 当前学术界所开展的一些脾虚、肺虚等实验研究, 都是相应脏腑疾病的病理研究, 它们并非是真正意义上的中医研究, 而只是打着"中医证"的名义所从事的现代医学研究而已。按照这种学理思路, 学界投入了大量的人力、物力、财力来搞研究, 但是"迄今为止尚未发现任何一个证具有所谓的特异性指标", 它们"必定是一种重复性的

①刘艳丽, 韩金祥.证本质的研究现状及反思[J].辽宁中医, 2012, 39(5): 809-811.

②黄建华.中医"证"描述了非稳态负荷的类型——兼论病证关系(下)[J].上海中医药, 2017, 51(4): 16-22.

资源浪费"，可以说"证"是"一个在古代无人争讼的概念却被现代西化的研究者导向异化"，这不能不令人深思。①

既然"一切有关证本质的生物性研究都是令人失望的"，那么证的本质究竟是什么？这要求我们回归到"证"概念的原初意义上来，以现象学的方式来揭示其本来意义。在概念的内涵与外延尚未明确的情况下，就贸然开展所谓的实验检验研究，无疑是盲目的轻举妄动。"证"究竟是一个什么概念？一句话讲清楚，它只是一种"抽象思维的结果"，一种"观念性的存在"，而不是"纯粹的事实"。因为，在临床实践和诊断上，医生只能看到或体验到具体的舌象、脉象等身体症状，根本不可能看到抽象的表证、里证、寒证、热证、虚证、实证等，医生只能从具体的症状中归纳判断出某种"证型"。由此可见，中医之证并不是"一种存在于机体的独立的自在之物"，而是"主体借藏象学说之光所发现的现象或构造的认识疾病的一种模型"，它是"主体意识中所形成的一种新的现象直观"，是"认识主体对某病的主诉、问诊、脉象、症状和体征等诸多可观察到的一种完型现象"。②

如此说来，"证"只是中医认识主体所构建的一种综合性整体观念，是中医对各种身体症状、脉象、舌象等诸象的理性把握，也可以说是按照中医理论所作的一种归类性的本质判断，如将其分为不同的证型，且每一证型都有相应的鉴别要点、症候表现及相应的证候分析。"证"显然不是一种"病"，但它又不能脱离疾病而存在，它不是疾病之外的某种东西，而是与疾病有着某种关系。"证"也不是单纯的症候，而是对诸多症候的总括性判断。证

①邱鸿钟.中医证本质的现象学分析[J].中医研究，2010，23（7）：1-3.
②邱鸿钟.中医证本质的现象学分析[J].中医研究，2010，23（7）：1-3.

有证候，即它在临床的表现症状，但这些证候与现代医学的生理指标、诊断指标有着本质的区别："中医之证所依据的是没有工具干扰下的'自然事实'，而西医诊断所依据的是借助仪器设备所获得的生化等特异指标的'科学事实'。前者是指对日常生活状况中活体身上诸症候组合关系的一种本质直观，而后者是指在显微镜等仪器设备干涉之下对机体内部状况之具体所见。"借用黑格尔的比喻说法，"证"就好比是那个我们不能吃到的抽象水果，能吃到的只是具体的苹果、梨子，我们不能拿抽象的水果来做实验，它并非是一个具体的实体，而只是一种抽象的观念。因此，只有把中医之证看作是"对症候与疾病之间关系的一种筹划"，"对症候观察之后反思的产物"，看作是"一种观念的符号"，而非一种实体，我们才能够从根本上消除在证问题上的无效的研究与无用的争执。

从批判哲学的角度，中医的证实际上跨越了物质世界和理念世界。中医的症状和体征、中医诊断的取象、中医的方剂治疗等都属于经验内容，发生于物质的现象与行为。但是，从这些东西中抽象出来的证却属于理念世界，它是一个纯粹的理念。中医诊治具有极为独特的思维，它"从病人身上所表现的症状，在无限心底作用下辨为某一种证，再根据证的机理决定治疗方案，这即所谓中医辨证论治的一般原理"[1]。这与西医的诊治思维是完全不同的，西医没有跨越物质世界和理念世界，它完全在物质世界中实现自身的逻辑思维过程："西医从病人身上所表现的症状，在有限心底作用下诊断为某一种病，再根据病的机理决定治疗方案。"很显然，这里的"症状""病""治

---

[1] 甘泽林.基于批判哲学的证本质和辨证论治一般原理之分析[D].南京中医药大学博士学位论文，2018：27.

疗"都属于物质世界的经验内容，都是有限存在的对象。这一思维过程可以用如下之图来进行形象描述。

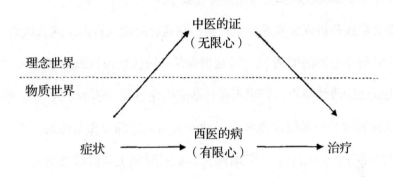

图3-1　中医和西医的思维过程

（二）病证关系

中医虽然强调辨证论治，但不排除辨病。虽然辨证是中医的特色，但辨病也是中医诊断的重要内容。甚至可以说，中医是辨证和辨病相结合。有些人以为中医是辨证，西医才辨病，这种说法是一种误解，其实中医的辨病传统要早于辨证。《黄帝内经》记载的病名达100多种，《山海经》记载了疾病38种，《五十二病方》记载了病名103种。张仲景的《金匮要略》提出了160个病种，他的《伤寒杂病论》开创了辨证论治的成功范例。但他的提法是"辨某病脉证并治"，可见他是主张将辨病和辨证（主要是脉证）结合起来使用的，而不是单纯地辨病或辨证。一般认为，从宋代开始辨证论治才超越了辨病论治的传统，逐渐占据了中医的核心地位①。辨证传统衰落的原因有很多，

①黄建华.中医"证"描述了非稳态负荷的类型——兼论病证关系（下）[J].上海中医药，2017，51（4）：16-22.

主要是受哲学等意识形态思想的影响，宋代的理学兴起，主张探究自然、社会、人生的普遍之"理"，就中医而言，进行这种探究的最好方式莫过于通过辨证论治来知晓疾病和生命的本质性规律。

那么辨病和辨证究竟是什么关系？在通行版的教科书上这么认为，"病是疾病发展全过程的概括"，"证是疾病某一阶段病理状态的概括"，"病难以体现证的阶段性特点，证也不能包括病的全过程的基本矛盾"①。照此观点，证和病的关系是阶段性和全局性的关系，是部分和总体的关系。这里实际上暗含了两点信息：一是时间性，证在时间上是阶段性的表征，而病则是全过程、全阶段的表征；二是本质性，证和病都是对所观察经验的病理现象之理性概括与综合判断。承认病和证都是理性的抽象概括，这本没有什么问题。但是将它们断定为阶段和全局的关系，似乎存在理解上的困难。如果证是阶段的、局部的病理概括，而病是全部的、总体的病理概括，我们有什么理由去将诊断的重点放在辨证上而不是辨病上呢？放在总体上来诊断岂不是更全面一些吗？如果不能说明辨证更有优势一些，那么我们又如何去宣称辨证论治为中医诊断治疗的特色呢？因此，教科书上的这种观点并不能揭示辨证和辨病的本质性差异，也不能真正凸显出辨证的优势所在，相反它说明了辨证的非完整性的劣势所在。这无疑是为中医辩护的失败策略。

要想搞清楚辨病和辨证的关系，首先，要破除"中医辨证，西医辨病"的错误观念。其次，要搞清楚中医的病和证的本质区别。前文已经表明，将

①李灿东主编. 全国中医药行业高等教育"十三五"规划教材·中医诊断学[C]. 北京：中国中医药出版社，2016：203.

辨证看作是中医的特色并确立为核心地位，并非是从中医诞生之时一开始就有的。中医既有辨病也有辨证，辨病和辨证同时并存并用。强调辨证不能否认辨病，也不能说明中医的辨证要比西医的辨病更加优越。关键的问题是：中医的病和证究竟是什么？中医的病和西医或现代医学的病概念究竟有什么本质的不同？这实际上涉及较为深层次的疾病观的哲学问题。中医的疾病观是一种功能性、平衡论的观念，与西医或现代医学的实体论的疾病观存在本质的不同。这就是说，中医并不认为疾病是一个实体，而只是人的身体所表现出来一种功能性的异常或失衡，医学治疗的目的并非是要从实体上去改变生理结构，而是要从整体功能上实现身体功能的优化调整。中医的病和证实际上是紧密结合在一起的，中医对疾病的分类与现代医学稍有不同，所以在教科书上才有"病有中西"的说法，这并不是说疾病本身有中西之分，而是说对疾病的命名有中西之别，中医的病名和西医的病名不能完全等同对应。例如，中医的消渴不能等同于糖尿病，即便是同一个病名，中医的痢疾也不能等同于西医的痢疾。所以，病证结合不能理解为"西医的病加中医的辨证分型"，而应该是"中医的病和中医的证的结合"。①

从哲学的角度分析，病证关系主要体现在以下几个方面。一是从本质和现象来说，病是证的本质，证是对病的现象的综合判断。证是从症候表现中抽象出来的观念，而证候无论怎么变化，都不能脱离疾病而存在，始终是疾病病理、病因的产物。没有疾病，就不会有相应的症状和体征，就谈不上什

---

① 李灿东主编. 全国中医药行业高等教育"十三五"规划教材·中医诊断学[C].
北京：中国中医药出版社，2016：203.

么证候和证型。二是从稳定性和多变性来说，某一种具体的疾病一旦形成就趋于相对稳定，但它的症状和体征则有阶段性的不同发展和表现，并且可能因人因时因地而异，这样不同阶段的症候表现则会被辨别为不同的证。三是从内隐和外显而言，疾病的病因和病理是内在于人体的，而证的症候表现则通常是外在的症状和体征，中医正是基于"有诸内必形诸外"的逻辑思维来进行辨证论治的。四是从决定和被决定的关系而言，病显然决定证。没有病，何证之有？同一疾病可以有不同的证，存在着不同的发展阶段，体现出不同的证候（症状和体征），并且即便是对于同一个症候表现，不同的医生往往判断为不同的证型，说明对证的判断依赖于医生的专业知识和辨别能力。五是从方法与结果的关系来看，辨证是方法，辨病是结果，"证是病的组成单元"，"辨证必须以辨病为前提，证只有因病的存在才有自己的特殊性可言"。在这个意义上，"辨证与辨病的关系应该是一般与特殊的关系"。历史上那种过分强调辨证论治而忽视辨病的做法，实际上无视了辨病的根本目的，通过辨证就直接进入治疗，这"是一种以方法代替结果的方式"，"把方法与结果混为一谈"。历史上中医各家学说层出不穷、异说纷纭、莫衷一是，一个主要的原因就在于没有在辨病这个层次上进行深入研究和挖掘，而只是在辨证的层次上求新求变，发展出不同的辨证方法和理论，比如八纲辨证、六淫辨证、气血辨证、脏腑辨证、六经辨证、津液辨证、卫气营血辨证、三焦辨证、经络辨证等。这些辨证的方法不仅高度依赖于个人经验，而且有其背后的形而上学依据。最后，在临床实践上应该"先立病后分证"，应该"以病为纲""以证为目"，因为只有首先明确了是什么病，把握了该病本身的特异性之后才能把握"每一病理阶段的主要矛盾、虚

实进退"。总之，"病统御证"，病是"全程""全体"，"证从属于病"，证是
"局部""阶段"①。

从逻辑的角度看，中医的病证关系与治法结合，总共存在6种可能的情
况，即同病同证同治、同病异证异治、同病异证同治、异病异证异治、异病
同证同治、异病同证异治。辨病和辨证之间存在着这些不同的复杂交错关
系，需要进行较为精细的研究。以往的相关研究"多强调同病异证异治、
异病同证同治的问题，相对忽视了同病异证同治、异病同证异治的问题"②。
有学者提出了"同病类证"的概念③，但它只不过是"同病异证同治的另一
种表述"，很难说像专家所说的那样是一种"重要的理论创新"④。从集合
论的方法来看，证与病存在多种集合关系，即同一病与同一证、同一病与
多症、同一证与多病、多证与多病等四种集合关系。在临床实践中，常见
"一病种包含数证"，或"数病中同见一证"的情况。"从疾病发展的时间上
来说，一'病'包含多'证'；如果从疾病发生的空间上来说，一'证'包
含多'病'的时段。"⑤

从差异性与同一性关系来看，病证关系"会产生重合与分离的两种情
况"，"病证重合时疗效就肯定，而病证分离时则疗效就会远离预期目标，

---

① 蒋明.中医学发展有赖于对病证关系的再认识[J].中医，2004，45（12）：
889-891.

② 刑梦，邢玉瑞.中医病证关系研究评析[J].中华中医药，2018，33（12）：
5290-5294.

③ 王文健.同病类证——病证关系再审视[J].中国中西医结合，2011，31（8）：
1023-1024.

④ 刑梦，邢玉瑞.中医病证关系研究评析[J].中华中医药，2018，33（12）：
5290-5294.

⑤ 贾春华.病证关系论[J].亚太传统医药，2008，4（3）：15-18.

这就是辨证论治疗效重复性差的客观原因"。辨证论治,从本质上来说不是"对症治疗",而是"对证治疗",是"针对一组有机联系在一起的症状和体征的整体施治",而不是"针对单一症状和体征施治"①。也就是说,"证"不是简单的"症状叠加",而是对一系列的症状本身进行的理论建构与综合把握之后得出的抽象观念,是医家对疾病现象的一种理性认知,这种认知观念在中医看来是本质性的。但是,证不等于病,病也不等于证。两者之间有可能是同一、重合的关系,也有可能是差异、分离的关系。而一旦两者之间发生分离,比如同病异治的情况下,"有的方剂虽然理论上针对了证候,但在实践上却偏离疾病,这时就不会产生预期效果;或者一方有效,另一方无效;或者两方都无效"。再比如异病同治的情况下,"如果不同疾病之间差异过大,超出了同一方剂治疗的范围,那就不会收到预想的效果"。这充分说明,"辨证论治的效果或然性是明显的,而必然性是不足的"。目前中医学界在病证关系上"仅仅强调'证'的医学模式体系,势必导致对不同病属相同证型之间差异性的研究完全不被重视。而因为病属不同,即便证型相同,其疗效与预后将会出现巨大的差异。"②

总之,从临床实践来说,辨证论治是中医的一种特色治疗方法,它的重点不过是通过治证来实现治病,"治证只是途径和环节,治病才是最后的目标。如果把病彻底治愈,那么一切证候都会消失"③。但是反过来说,某一证候的消失并不意味着彻底治好了该疾病,很有可能还有其他的证候没有表现

---

①常存库.病证关系及病证的重合与分离[J].中医药信息,2009,26(1):1-4.
②蒋明.中医学发展有赖于对病证关系的再认识[J].中医,2004,45(12):889-891.
③常存库.病证关系及病证的重合与分离[J].中医药信息,2009,26(1):1-4.

出来。在实践中，应该正确处理辨证和辨病的关系，不能过分强调辨证论治而忽视辨病。

二、中医的求同与察异

任何知识都是追求普遍必然性的，中医知识也不例外。传统中医虽然没有明确地提出普遍性、必然性的概念，但是在其思想观念中蕴含了相关的思想。《素问·阴阳应象大论》中出现了"智者察同，愚者察异，愚者不足，智者有余"的经典表述。虽然人们对于何为同、何为异有着不尽相同的各种解释①，但是能够意识到同与异的区分，阐释二者之间的逻辑关系，这本身就足以说明古人与医学知识的普遍性与特殊性、疾病的普遍性与个体的差异性等问题已经有了相当深入的思考和认知。

那么，中医究竟是察同还是察异的知识学问？按照上述引文的说法必定是属于"察同"的"智者"学问。也就是说，真正有智慧的人能够从纷繁复杂的现象世界中找到事物的共同点，而那些没有智慧的愚蠢之人则只能看到个别事物的表面差异。对此观点，杨上善在《黄帝内经太素》一书里的解释是"智者反物观道，愚者反道观物"，张介宾在《类经》一书里的解释是："智者所见皆合于道，故察同；愚者闻道而笑，而各是其是，故察异。"可见各家解释的一个核心点是：智者是从道与同一性的观点来看待万事万物的，而愚者是从物与差异性的观点来看待万事万物的，故而"以道观之"则"万

---

①戚团结通过上下文的考察，认为"同"是"人之阴阳与天地阴阳相统一"，"异"是"人之阴阳与天地阴阳相异"。参见：戚团结."智者察同 愚者察异"经义发微[J].医古文知识，2001，4：25.

物一体"，"以物观之"则"万物殊异"。那么在中医的语境中，如何才算是"以道观之"？简单地说，就是要"别阴阳""法阴阳"，懂得"一阴一阳谓之道"，因为阴阳是"治病之本"，"天地之道也，万物之纲纪，变化之父母，生杀之本始，神明之府"（《素问·阴阳应象大论》）。阴阳之道是最普遍的规律，是万物之所同，是人体生命活动之根本与基本形式，是医学临床诊断与治疗的基本遵循，"其知道者，法于阴阳，和于术数"（《素问·上古天真论》）。因此，有学者总结认为中国传统学术包括传统中医的一个"重要特色是求同"，"探寻自然事物共同具有的气阴阳规律"，而"气阴阳规律是所有传统学术的基本规律"。[①]

既然传统中医强调"求同"，追求阴阳的根本之道，那么这是否意味着中医完全否定或放弃了"察异"的路径呢？如果我们单纯从《素问·阴阳应象大论》的表述来看似乎是这样的，并且它在"求同"与"察异"之间划定了一个"智者"和"愚者"的价值等级序列。然而，如果我们更进一步地考察整个传统中医的发展史，就会发现事情远没有这么简单。我们既不能像有些学者那样简单地断定西方科学的特点是"察异"，而中国科学的特点是"求同"[②]，也不能按照《内经》的说法天然认为"察异"是愚人的行为，而"求同"是智者的做法。实事求是地说，传统中医既有"求同"的一面，也有"察异"的一面，以"求同"来否定"察异"是典型的只知其一、不知其二的片面思维。事实上，在"同"与"异"的关系上，存在

---

①严火其.智者察同 愚者察异：对东西方科学的一种哲学解读[J].江海学刊，2002，6：50-56.

②王炜，严火其.智者察同——从SARS诊治看中医学的本质[J].江苏中医药，2004，25（9）：8-11.

着较为复杂的辩证逻辑关系，结合现代医学的相关知识，我们可以更加清晰地认知中医的"求同"与"察异"的思维体现于何处，更加系统地考察中医的知识结构与本质。

（一）个体性与群体性

从医学的个体与群体之间的关系，可以看出中医的求同与察异思维之存在。很显然，中医诊治病人所面对的都是个体化的病人，所采取的治疗策略是辨证论治。事实上，所有的医生治病看的都是个体的病人，西医也不例外。但关键在于中医处理疾病的方式和路径是完全有别于西医或现代医学的。中医治病依赖于个体经验的积累，老中医看的病人越多就越有经验，也就是通常所说的"越老越值钱"。这意味着中医并非是排斥感性经验的，并非是完全按照气—阴阳—五行的规律来看病的，而是要将这些抽象的哲学理念与具体的感性经验相结合。自然现象是复杂的、多变的，单靠阴阳五行基本原理是远远不够的，即便是"最高的普遍的自然规律必然要用对个别的具体感性和实践经验加以补充"。我们已经表明，传统医学中有很多经验性的成分，并且有着其独特的经验逻辑和归纳逻辑，"这些不可能是纯粹的气阴阳规律的演绎或指导，而只能是感性经验的概括和总结"[①]。由此可见，中医并不排斥感性，甚至可以说感性经验是中医不可或缺的重要组成部分。

虽然中医重视临床诊治经验，但是这种经验是个体化的，与现代医学的面向群体的大规模样本是有显著区别的。临床经验都是个体化的，中医知

---

① 严火其.智者察同　愚者察异：对东西方科学的一种哲学解读[J].江海学刊，2002，6：50-56.

识也是在这个基础上的总结和概括。有限的个案虽然不能从理论上说明某个普遍必然的规律，但是以个案化的方式来诊治病人却能够最大限度地关照到病人的个体化差异，中医正是以辨证论治、体质学说、三因制宜（因时因地因人而异）等理论为基础来展开个体化治疗的。中医从根本上认为每个人都存在着差异性，特别是每个人的体质情况、心理状态、生活方式（饮食、睡眠、嗜好等）、生活环境、工作职业等因素都不一样，由此而造成的结果是没有一个固定不变、包治百病的"良方"，而只能根据具体的病人、具体的病情来酌情处理，按照理法方药的模式随证裁方、加减用药。反观西医治病，其模式较为简单，就是通过招募受试者来做实验研究，检验所研发的药物的疗效、药理作用、毒副作用，一旦被检验有效之后，就会被相关部门批准上市，成为治疗某种疾病的对症药物。而一旦确立了该药物的效果，它就成为一个普遍的"良方"。也就是说，西药的逻辑是建立在群体性的实验数据之上的，而中医方剂的逻辑是建立在个体化的辨证分型的经验判断之上的。一个是基于群体化的实验检验之后得出的治疗手段，一个是基于个体化的经验积累而得出的治疗方法。其间的本质区别在于群体化的实验数据是"求同"的思维结果，而个体化的经验治疗是"察异"的思维结果，二者的关系是共性与个性的关系。在这个意义上，我们可以说，西医或现代医学不完全是求异的结果，它也有求同的一面；而中医也不完全是求同的结果，它也有求异的一面。甚至很多学者认为，中医讲究辨证论治、体质学说、三因制宜，根据具体情况来调整治疗方案和策略，这些恰恰是中医在尊重个体察异的基础上察异的结果。

（二）差异性与同一性

求同与察异的思维差异实际反映了哲学上的同一性与差异性问题。这不仅是一个本体论问题，而且是一个深刻的认识论问题。这里我们暂时不讨论同一性的本体论问题，而重点讨论其中的认识论问题。

求同与察异属于哲学上的普遍性与特殊性关系问题。追求普遍必然性是科学知识发展的基本特征。"普遍性"在其原初的意义上是一种知识的属性。按照亚里士多德的说法，经验是个别化的知识，因为每个人的经验性都是有差异的。而关于原因、原理的知识是普遍的知识，而哲学就是要研究事物的本质、原理和原因，所以它是最为普遍的知识[①]。个别化的经验是知识形成的基础，但依然不足以建构其科学知识的体系。个别化的知识从形式上看是零散的，从结构上看是碎片化的，从适用范围上看是局部的、狭隘的。要打破这种局限性，就必须构建系统的、体系的、全面的、整体的知识大厦，以一种逻辑化、结构化的方式来呈现知识的面貌。这大概是西方哲学家们不遗余力地追求可普遍化的知识的基本动机，甚至是像康德那样想将这种普遍必然性从自然领域扩展到人类的道德领域。事物虽然脱离了个别特殊性就"没有什么可以存在"，但是个别事物的数量是无穷尽的，"那么这又怎能于无尽数的个别事物获取认识？实际上总是因为事物有某些相同而普遍的性质，我们才得以认识一切事物"[②]。这就是说，一个具体的事物总是既有特殊性的一面，又有普遍性的一面，正如白马的特殊性在

[①] 俞宣孟.论普遍主义[J].学术月刊，2008，40（11）：42-50.
[②] [古希腊]亚里士多德.形而上学[M].吴寿彭译.北京：商务印书馆，1959：46.

于它的颜色是白的，普遍性在于它是一匹马，而人的认识活动既要辨别它是一匹马而不是一头驴，又要辨别它的颜色是白色的而不是黑色的。这两种属性虽然是不同性质的，但都统一于某一匹具体的马。同样，临床中一个具体的病人也是这种普遍性和特殊性的统一，作为人他必定具有人所共同具有的那些本质属性，但同时作为一个个别化的病人也必定具有其自身的特殊性、差异性。就一个具体的事物而言，普遍性和特殊性并非是分离的，而是统一的，万物就其相同点而言是齐一、同一的，就其不同点而言是个别的、差异的。我们既不能因为普遍性而否定特殊性，也不能过度强调特殊性而忽略了事物的普遍性。普遍和特殊实际上是一种辩证的逻辑关系。

从知识的扩展角度而言，以求异的方式开展的研究在知识上是累积性的、积少成多的，并且常常随着知识的快速扩张呈现出指数式的增长。西医或现代医学就表现出这方面极强的扩展性倾向，它基本上是"攻城拔寨型"的，每打一下一个"山寨"、攻下一座"堡垒"，就会变成自己的坚强"据点"，以此为中心它开始建立自己的"根据地"，不断地扩大自己的广阔"地盘"。这也就是现代生物医学取得突飞猛进、日新月异发展的根本原因。相比之下，传统中医则是"相对静止的，发展缓慢的"，它并未像现代生物医学那样呈现出线性、指数型的增长。为什么中医知识两千多年来很难有重大的理论突破呢？有人认为根本的原因是中医所采取的"察同"的思维方式和路径，而不是采取西方科学的"察异"方式，体现了"东西方科学的本质差异"。①这种解释有一定的道理，但仍然是不全面的，没有

---

①严火其.智者察同 愚者察异：对东西方科学的一种哲学解读[J].江海学刊，2002，6：50-56.

抓住问题的实质。事实上，中医并不缺乏"察异"的方式，在中医诊断和治疗中，古代中医们甚至是将望闻问切等经验技能发挥到了超乎寻常的水平，那种出神入化的脉诊、舌诊，即便是在有着现代化高科技仪器设备武装起来的现代医生看来，也依然令人感到惊叹不已。如果连最细微、精微乃至妙不可识的脉象都能做到"胸中了了"，并且以如此高度形象化的传神语言描述出来，我们怎么责备说传统中医没有"察异"呢？难道我们不应该说古人"察异"的本领远胜于今人，并且将这种不依赖仪器设备的纯粹"裸体的""感性经验技术"发挥到了极致呢？因此，中医知识两千年没有取得关键性的实质性的突破性发展，根本原因不在于"求同"还是"察异"的方式区别，而在于其封闭的知识体系，在于从《黄帝内经》一开始就已然确定规定好了的知识结构和思维方式。一句话，两千年来中医的知识范式没有发生根本改变，造成了它只能在这种封闭的范式中进行小修小补、查缺补漏、错误更正。关于这一点，在下文中我们还将继续展开深入的分析。

三、中医的治则与治法

中医治病有一套自己的治则治法，这些治则治法是受到了古代哲学的影响而产生的，其中蕴含着大量的辩证逻辑思想，值得深入探究。治则即治疗的基本原理，是指一套系统化的、具有普遍意义的治疗疾病的基本原则，治法则意味着治疗疾病的各种具体的不同治疗方法、手段或途径，如针刺、灸法、药物、导引、按摩、手术、食疗、精神疗法等。中医治则治法理论的历史发展轨迹"分为技术方法和理论总结两条路线"，其早期发展传承史"是理论与技术体系不断交汇、融合的历史"。并且"首先出现的是治疗的技术方法，也即治疗措施，随着对疾病的认识而不断积累，逐渐出现了治疗理法"①。治则是治法必须遵循的抽象指导原则，治法是治则的具体化、实践化、操作化，二者是紧密联系在一起的。用什么样的原理、原则和方法来治病，这恰恰体现了传统中医是如何看待人的生命、身体和疾病的。从根本上来说，治则治法涉及本体论的问题，它是在中医生命观、疾病观基础上形成的，是它们落实到具体疾病诊治之中的具体化、实践化，构成了中医理论体系的不可分割的重要组成部分。

（一）标本兼治

最能体现中医辨证逻辑的治则是标本兼治。标本是中医提出来的独特概念，用它来解释很多的疾病现象和治疗原理。甚至有不少人在为中医辩护时常常说"中医治本""西医治标"，以此来论证中医比西医更好、更有优势。可见，标本问题不单纯是一个治则治法问题，更是一个涉及中西医本质区别的医学本体论和认识论问题，因此应该引起足够的重视。

何为标本？标本关系若何？我们首先需要解决这个问题，才能更加深入地探讨中医究竟是否是治本、西医是否只是治标的争议性难题。抽象地谈论标本关系是没有实质意义的。在此，我们必须回到标本关系的原初意义上来澄清它最基本的原始意义，才有可能看清楚问题的本来面目。

从哲学的角度来看，标本关系反映的是事物的本质与现象、因与果、主要矛盾和次要矛盾、矛盾的主要方面和次要方面的关系，一句话就是主次关

---

① 刘晓明.基于发生学的《黄帝内经》治法理论研究[D].辽宁中医药大学博士学位论文，2017：6.

系①。在疾病现象的观察和诊断中，被确定为"本"的意味着能反映疾病的本质，它属于治疗需要解决的主要矛盾或矛盾的主要方面。而"标"则是疾病所表现的外在的征象，是需要解决的次要矛盾或矛盾的次要方面。以此看来，"本"是主，"标"是从，显然看病要抓主要的问题和矛盾，首先解决那些棘手的突出问题，这就是《内经》所说的"治病必求于本"（《素问·阴阳应象大论》），"必伏其所主，先其所因"（《素问·至真要大论》）。这里的"本"和"主"在中医看来都是根本性的问题，具体地说就是要解决疾病发生的阴阳失衡、疾病产生的主要原因。

从实践认知来看，对于标本的认识和确定需要根据具体的情况和语境来判断。例如，在《内经》的运气学说中以风寒暑湿燥火六气为本，而以三阴三阳为标；在经络学说中以四肢部的起点经穴为本，而以头颈及背腋部的终点经穴为标；在医患关系中，以病人为本，而以医生为标（"病为本，工为标"）；在阴阳关系中，阳为本，阴为标；在正气与邪气上，正气为本，邪气为标；在辨证上以病机为本，症状为标。②由此可见，标本并非是固定不变的，而是依据具体的语境来确定的主次关系，反映了古人认识世界万事万物的朴素辩证法。

从临床治疗来看，究竟是采取治标还是治本的策略也需要根据具体的语境和病情来确定，不可一概而论，应该灵活地处理治疗中的标本先后主次关系。《素问·标本病传论》曰："有其在标而求之于标，有其在本而求之于本，有其在本而求之于标，有其在标而求之于本，故治有取标而得者，有取本

　　①冯文林.《内经》治则治法学说的渊源与形成研究[D].广州中医药大学博士学位论文，2007：29.
　　②孙磊.《伤寒杂病论》治则探析[D].南京中医药大学博士学位论文，2011：8.

而得者，有逆取而得者，有从取而得者。"这里实际上指出了标本关系的四种逻辑可能性：病在标而治标、病在本而治本、病在本而治标、病在标而治本。这四种可能性都可能会在实践中使用并产生相应的治疗效果，都会有所得，这种关系的不确定性就是所谓的"标本相移"。在实践中，治标还是治本主要考虑病情的轻重缓急和治疗的先后顺序，一般情况下急则治其标，缓则图其本，或者是采取标本兼治的办法。如果标急就先治标，本急就先治其本；标本俱急，则要依照具体情况来选择是先治标还是先治本；标本俱缓，则先治本或标本同治。

总之，掌握标本关系，灵活正确地运用标本之道来治病具有非常重要的实践意义。《素问·标本病传论》曰："夫阴阳逆从，标本之为道也，小而大，言一而知百病之害。少而多，浅而博，可以言一而知百也。以浅而知深，察近而知远，言标与本，易而勿及。"这就是说，标本之道看起来很小，临床应用的价值却很大；标本的道理很容易讲出来，但是在实践应用中却比较难。掌握标本之道，可以知道疾病的利害关系，可以由少到多、由简到繁、由浅入深地推断出很多事物的道理，也可以通过观察当前的疾病现象来推断过去和预知未来。

（二）正治反治

正治反治属于基本治法，与具体的治法有些不同。基本治法是介于治则与具体治法之间的、带有普遍指导意义的理念性的治疗方法。它的适用范围较广，一方面带有法则性的特点，另一方面又带有方法论的特点。

正治是指正常的一般的治疗方法。正治也称逆治，是指采取与疾病的本质和证候相反的方向来治疗，一般用于病情简单的常见疾病。《素问·至真要大论》指出，"逆者正治，从者反治"。《景岳全书·传忠录上》说得更加明确："治法有逆从，以寒热有假真也……夫以寒治热，以热治寒，此正治也，正即逆也。以热治热，以寒治寒，此反治也，反即从也。"比如，常见的正治法有：寒者热之，热者寒之，坚者削之，客者徐之，急者缓之，散者收之，温者清之，清者温之，上之下之，有余泻之，不足补之，等等。这类治法的共同点就是一种采用平衡论的方法，用相对相反的力量去改变事物"过与不及"的病理状态，贯穿的是阴阳平衡和五行相生相克的基本理念，属于哲学上的辩证逻辑。这种逻辑符合我们看待事物的一般观念，是我们所理解的"正治"或"逆治"。

　　反治与正治不同，它是指采用反常的、特殊的治疗方法，也即从治。为什么要采用反常的方法呢？因为疾病的病情多样且复杂，甚至有时候表现出一些假象，让人很难看清楚属于何种疾病或者证型。这时候就不能简单地根据疾病的表象来采取正治法，而是要透过假象看本质，采取反常的"从治法"。这就好比兵家的战术有常规战术和反常战术，面对具体的战场形势和敌我双方的力量对比，有时候出险招、奇招，是为兵不厌诈，正者奇之，奇者正之。反治法常适用于病情危重复杂的情形，需要医生认真地辨别证的真假，抛开假的证象，把握真的证象，采取相应的治法。如，热因热用（用于真寒假热证）、寒因寒用（用于真热假寒证）、通因通用（用于真实假虚证）、塞因塞用（用于真虚假实证）等①。反治的方法类型主要有三种：一

①冯文林.《内经》治则治法学说的渊源与形成研究[D].广州中医药大学博士学位论文，2007：34.

是"时反","在发病与间歇时间上反向取时治疗,即发病时不治疗,不发病时抓紧治疗";二是"针反","在针灸选穴上采取反位治疗,即上病取下,下病取上,左病刺右,右病刺左";三是"药反","顺从病势,采取与证候性质相一致的方药进行治疗,即以寒治寒,以热治热,以攻为补,以补为泄"①。

正治反治虽为不同的治法,适用的病情不同,但其共同点都是要抓住疾病的本质,认真辨别证象和证型。且两者的临床适用都体现了朴素的辩证逻辑思想。反治的意义,"主要是强调辨证须仔细谨慎,不要被假象迷惑,要善于透过假象探寻到本质"。

四、中医的取象与比类

取象比类是中医的主要思维方式,是建构中医理论知识体系的主要逻辑方法。虽然取象与比类有着密切的联系,我们也常常将其连在一起使用,但是严格说来取象不能等于比类。取象是一种对于事物现象或者结构功能的认知,是基于经验现象观察之后的形象把握或抽象概括。而比类则是基于事物之间的相关性、相似性或类同性进行的逻辑概括、类比联想、类比推理。也就是说,取象是针对单一事物的经验认知,而比类则是针对多种不同事物的逻辑判断推理。前者主要是感性经验认知的范畴,后者则主要是理性的判断与逻辑的推理,且后者是建立在前者的基础之上的,比类是基于事物之"象"的比较、判断与归类。这里的逻辑顺序是:首先是取象,对于事物之"象"进行经验观察与知性判断,捕捉事物最为突出、最本质的"象";其

---

① 孙磊.《伤寒杂病论》治则探析[D].南京中医药大学博士学位论文,2011:42.

次是比类，即将相似之"象"的事物进行比较、归类与综合，通过"象"建立不同事物之间的本质相关性、类同性、一致性，即便这些事物在本质上是不同性质的类别。例如，肝和木本来是不同性质的事物，按照一般的常识我们无论如何很难在二者之间建立其本质的类同性，但是中医却通过肝脏的功能之"象"与树木的生长功能之"象"的类似性建立起"类比"的关系，从而将二者归为一类事物，这就是经典的藏象理论。

比类从本质上说是一种逻辑推理，是中医建立理论知识体系的主要逻辑思维方法，也是中医扩展知识范围的主要途径。每一事物都有其自身之"象"，单纯的经验观察是很难穷尽这些无数之"象"的，因为它是"取之不尽"的。这样势必就面临着认知主体之有限性与认知对象无限性之间的矛盾，即用庄子的话来说就是"以有涯随无涯殆矣"。为了摆脱这种局限性，人必须有利用理性的力量增强知识的本领，抓住事物的本质，在不同的事物之间建立相关性，将世界上无数众多的事物进行分类认知，建立知识的地图，做出关键的标识与符号。可以说，取象就是提取事物的形象标识，比类就是通过这种标识符号来比较其他原本不相干的事物，发现二者之间的某种相关性，运用这种相关性来认识事物，建立知识的"谱系"与"体系"。没有比类，中医的经验知识势必是零散的、碎片化的、不成系统的，只有通过比类才能建立起庞大的关联性知识网络，并且可以通过同样的方式来不断地延展类比的对象，扩展知识的领地与范围。《黄帝内经》中多处表达了比类对于认知能力的重要性，如"不引比类，是知不明也"（《素问·示从容论》），"善为脉者，必以比类、奇恒，从容知之"（《素问·疏五过论》），"不知比类，足以自乱，不足以自明"（《素问·征四失论》）等，说明比类是达到知识自明的基本路径与方法。

在中医知识体系中，比类是人们"认识人体生理病理规律的认知工具"，具体地说是"一种对人体生理病理现象与宇宙万物属性进行比较归类"①。显然，比类肯定是涉及两个或者两个以上的多种事物，在它们之间进行某种相关性的比较、参照。对中医而言，"比"的一方必然是人体，另一方是人之外的宇宙万物。但是，宇宙万物的数量实在太多，从何比起呢？这就只能选择常见的有代表性的事物来进行，这就是易经所说的"近取诸身远取诸物"。这种"取物"，实际上就是"援物"，就是凭借事物之象来"援物比类"，如此才能"循法守度""化之冥冥"。中医是"取象比类"，而不是有些学者所认为的"取类比象"，应该是取象在先，比类在后，前者是"获得感性材料的过程"，后者是"进行抽象处理"，"上升到理性认识这个更高的层面"，这才符合思维的一般逻辑过程。由此看来，"比类"的核心是比较和归类，通过比较发现人体与宇宙万物之间的相似性、一致性，进而将其按照相似之"象"归纳与分类。

中医知识中最重要的比类推理是构建五行与五脏之间的对应关系表，并且将自然界的各种现象与人体的生理病理现象进行一一对应，从而建立一个庞大的"知识对照表"（参见图3-2）。并且根据临床经验的需要，各家学派还会在这个对照表的基础上进行不断的延展与扩充，从而使得它成为一个内容丰富、包容性极其强大的普遍语义知识网络。有学者认为，取象比类可以说是一个"中国式隐喻"认知模式，它"与隐喻在认知结构要素、认知媒介

①马子密，贾春华.取象比类：中国式隐喻认知模式[J].世界科学技术：中医药现代化，2012，14(5)：2082-2086.

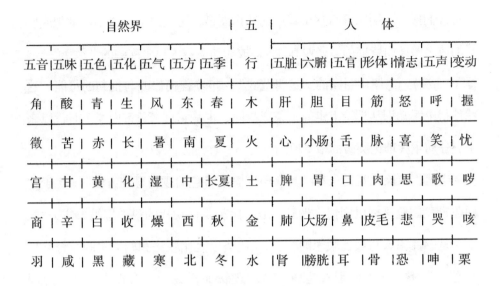

自然界							五	人体						
五音	五味	五色	五化	五气	五方	五季	行	五脏	六腑	五官	形体	情志	五声	变动
角	酸	青	生	风	东	春	木	肝	胆	目	筋	怒	呼	握
徵	苦	赤	长	暑	南	夏	火	心	小肠	舌	脉	喜	笑	忧
宫	甘	黄	化	湿	中	长夏	土	脾	胃	口	肉	思	歌	哕
商	辛	白	收	燥	西	秋	金	肺	大肠	鼻	皮毛	悲	哭	咳
羽	咸	黑	藏	寒	北	冬	水	肾	膀胱	耳	骨	恐	呻	栗

图3-2 中医五行与五脏的对应关系

上都是相通的"，它通过"比类"得出结论的过程实际上就是"隐喻意义生成的过程"，与现代隐喻认知方式具有"同源性"。

然而，我们应该看到，取象比类的推理模式有着非常明显的缺陷与局限性。首先，比类作为一种推理方法是不严格的。与归纳逻辑类似，以取象为基础的比类方法只有逻辑上的或然性，并无逻辑上的必然性。取象建立在经验基础之上，不同的"象"在很大程度上是需要依靠人的想象与联想的，正确的有逻辑基础的想象当然很好，但是中医中的一些联想有些是令人意想不到的，甚至是无根据的胡想、臆想。其次，依靠取象比类建立的藏象知识图表是一个大而全的系统，很容易被攻破。这种比类是一种思维上的懒惰，企图以阴阳五行这个基本的逻辑框架来解释世间万事万物、人体生命和人类社会。这种化繁为简的做法虽然是科学研究常用的手段，但是以它来作为普遍适用的"万能钥匙"，则是把世间万物万象想得过于简单化、理想化了。而一旦人们接受了阴阳五行这个普遍的知识图谱，它就成为貌似不可批判或质疑的放之四海而皆准的"普遍真理"，成为约束古人思考问题的"教条""框框"，成为一个僵化封闭的"逻辑范式"，拒绝任何修改与批判的可能。这就使得中医知识从理论上走向一条死胡同，也是它自《黄帝内经》时代以来未有任何重大理论突破的根本原因。

当然，取象比类是一种"具有中国思维特色的逻辑思维方法"，对于这种逻辑我们应该抱以同情之理解。取象比类是前现代的科学思维方式，"取象"是感性想象与理性联想的结合，"比类"是比较法和归类法的综合。虽然它确实不如西方的形式逻辑、数理逻辑那样成为"形式化的'理想逻辑'"，但它仍然可以成为"一种指导生活实践的理念"，可以成为图尔敏所称"工作逻辑"或"操作逻辑"。取象比类的方法，虽然"不像西方形式逻辑那样具备'科学定义和推理'的完美形式，但它在'用逻辑'的过程中，仍然通过对事物现象的认知从而对事物关系和功能进行合理描述和深刻把握的思维路径，在一定程度上符合事物存在和发展规律，也能够在一定程度上接近或者达到对事物的科学认识"[1]。正如金岳霖所言，这种逻辑"并没有打扮出理智的款式，也没有受到这种款式的累赘和闷气"，相反它是中国哲学的一种"非常简洁、很不分明、观念彼此联结"的逻辑方法。[2]它的"暗示性几乎无边无涯"，所揭示的内容繁杂多样，"随着社会的前进、科学技术的发展和人们实践经验的日益丰富不断被深化，显示出极强的思维张力。"

---

①孙可兴，张晓芒."取象比类"与《黄帝内经》"藏象说"逻辑建构[J].湖北大学学报（哲学社会科学版），2017，44（6）：62-68.
②金岳霖.金岳霖选集[M].长春：吉林人民出版社，2005：68.

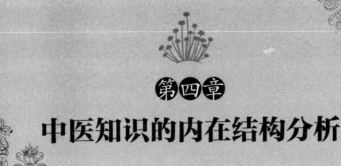

第四章
中医知识的内在结构分析

　　任何事物都有结构，只有将其结构清楚明白地展示出来，才能说是对该事物有了较为透彻的认知。那么，中医知识究竟呈现出什么样的内在结构，展现出什么样的形式，又有着怎样的明显特征，存在着哪些缺陷与不足，这些是我们研究中医知识性质时需要回答的基本问题。在这一章中，我将在前文有关中医思维、语言与逻辑分析的基础上，重点解决这些问题。需要说明的是，以下所展开的分析是建立在现代认识论、知识论的理论与方法基础上的，唯有借助于这种技术与方法，我们才能够较为清晰展现出中医知识的内在机理和"解剖学结构"。

第一节　中医知识的基本结构

　　我们首要的任务是清理出中医知识的一般性结构。基于现代知识论的基本方法，我将从概念、判断与推理三个层次来展开。这是构成任何知识内容的基本要素。

一、概　念

没有概念，人就无法思维。没有概念，知识体系也就无法建立。可以说，概念是构成知识的基本要素和存在单元。故而，对于概念的分析，应该成为中医知识结构中的"基础的基础"。

（一）实体概念与属性概念

全部医学都是针对人的身体所建构的知识体系。故而，怎样认识和把握人身这个最大的实体，是医学知识的基础。这里最重要的是对人的身体各个部位进行命名，赋予相应的名称，以指代相应的实体组织或器官。

在中医知识的概念体系中，首先要区分实体概念和属性概念。这里的实体是指人身上的各个组成部分，有具体的肉身之名，简单地说可以通过现代解剖学发现它的客观存在性。如头、头发、眼睛、耳朵、鼻子、嘴巴、舌头、喉咙、胸、心脏、肝、脾、肺、肾、脊柱、屁股、大腿、小腿、脚等。这些都有具体的对象指称，要么是人的肉眼所见，要么是虽然肉眼无法识别，但是通过显微镜或解剖打开人的身体所能见，有一个实实在在的"东西"在那里，是真实不虚的存在物。除了这些实体概念之外，还有一些描述这些实体的概念，称为属性概念。比如，有描述颜色的属性概念（红、白、黑、青、紫等），表示方位的概念（东南西北中、左右上下等），表示温度的概念（寒、凉、温、热等），描述身体感觉的概念（痛、痒、麻、酸、胀、晕、闷、悸、乏力等），表示数量的概念（"三部九候""五脏六腑""十二经脉"等数量描述），表示气味的概念（臭、腐、腥、臊等），表示味觉的概念（酸、苦、甘、辛、咸等）。

实体概念和属性概念构成了中医知识体系的基础，中医的理论知识中充斥着大量的这些概念，翻开任何一本经典中医书籍或者现代中医教材，都不能脱离对这些概念的使用。简而言之，如果脱离这些概念，中医就无法认识生命，也无法构建起有效的治疗疾病的知识体系。

不过，在"实体概念"之外，中医知识中还存在一些"拟象实体"，或者说是"假实体"。这些概念尤其需要引起我们的注意，不能将它与真正的实体相混淆。"拟象实体"通过拟象的方式来人为构造的实体，是理性思维构建的对象，如"经络"，"三焦"；而"假实体"是指有实体之名，而无实体之实，如鬼、神等。在认知上，我们很容易犯的一个错误就是"误把一个概念当作一个实物。因为我们制造名辞时有一个惯习：就是把本无其物的而变为有其物，把本来是杂多不成一体的而变为一块整个儿的……可见名辞之误人害人"①。"拟象实体"是中医运用取象比类的方式建立的特殊概念，将人的身体与大自然的各种事物或现象进行类比，从而形成的对人的生命本质的认识概念。例如，"经络"虽然通过解剖不可见，不能证明它确有其物，但这并不影响它在整个中医知识体系中的基础作用，也不影响在针灸推拿的临床实践活动中来检验经络作用的存在性。实际上，它更像是一个指导临床实践应用的"存在预设"，这里实际上有中国人特有的"实用主义"精神表征。

①张东荪.认识论[M].北京：商务印书馆，2011：88.

（二）经验概念与形上、超验概念

有些概念是可以经验到的，称为经验概念。有些概念是人的感性经验无法把握和认知的，称为形上概念或超验概念，意味着它超出了人的经验范畴。经验与超验的划分实际上有形而下与形而上的区分，即"形而下者谓之器""形而上者谓之道"。按照柏拉图对世界的两分法，"一个是不断变化的经验世界，它是相对的现实；一个是永恒不变的本质世界或超验世界，它是绝对的现实"①。在此我们不讨论这种区分的哲学意义，而只是借用这种区分来探讨中医概念的分类问题，特别是有关"拟象实体"的性质问题。

一个"东西"能否被主体经验到，是从理论可能性上而言的，而不是从实践可能性而言的。有些"东西"虽然受制于当时的物质与科学技术条件而难以被人经验到，但是当条件一成熟之后，它便是可以经验到的。最原初的经验来自人的感性认识，如视觉、听觉、嗅觉、味觉、触觉等，但是这些主观的感性经验范围是存在局限性的，人只能看见一定视野范围之内的物体，只能听到一定频率范围内的声音。举例来说，"地球绕着太阳转"，这个命题是可经验的命题，虽然生活在地球上的人不可能感觉到地球是绕着太阳转的，但是人类发明了人造卫星之后，在太空之中捕捉地球运行轨迹的影像便能经验之、验证之。同理，"分子""基因"等生物实体概念是可以经验的，虽然凭借人的肉眼无法看见它，但是一旦发明了显微镜之后，它便是可以观察到的。

---

① 尚小华，旷三平.从超验实体到关系存在——实体范畴的"去魅"与再生[J].现代哲学，2010（2）：15-20.

依照这个区分，我们发现中医的实体概念是可以经验的，属于经验概念；而中医中比较特殊的"拟象实体"则是超越了人的经验范畴的，属于超验概念或形上概念。人的眼、耳、鼻、舌、身，这些都是可观察的，可视之、触之、嗅之，完全处在人的感性经验范围之内。人的心肝脾肺肾等"藏"于身体之内的器官，虽然无法从身体之外"看见"，但是可以通过解剖尸体来观察之、验证之，因而也属于经验概念。更进一步地说，人体内的基因、分子、细胞等生物实体，虽然不能为肉眼所见，但是可以通过显微镜技术手段所观察，所以仍然属于经验概念的范畴。

然而，遗憾的是，中医所独有的一些"拟象实体"，人们往往误以为它们是可以经验到的"物质实体"，从而犯了"经验性谬误"。拟象之物只是一个象征与比拟，并不能构成一个可经验的实体，因而不属于经验概念，而是一个超验概念。以经络为例，一者我们无法以肉眼来识别经络之实体存在性，二者我们无法通过解剖来发现一种独立的经络实体之存在，故而经络本身不是一个可经验到的实体。通常的看法是，经络只不过是人身上被构想出来的一个"循行路线"或"通道"（"气"在这些"通道"中运行），只是这个"通道"并非是像血管那样确有其"物"，而只不过是某些穴位点之间的"连接线"。不过，虽然经络本身无法被经验到，但是具体的穴位是可以被经验到的，针刺特殊的穴位会产生相应的刺激反应，并且能够使离穴位较远处的身体器官或部位产生反应，这些现象往往用来证明"经络现象"的存在。据此逻辑，我们可以断定，穴位、三焦都是人身体上的一个部位概念、位置概念，这些身体部位是可以经验到的，它代表的是那个地方人体的"肉身"或"空间"，但实际上并无相应的组织器官与之对应。"经络"也是一样，我们可以在人身上构想一个"连接线"或"气"的行走路线，但这个路线之下究竟是什么器官组织，中医似乎并不追究，也并非它的研究重点。打一个不恰当的比方，追问经络的本质，就好比是追问直线的本质，直线是什么呢？它只不过是思维构想出来的一个纯粹几何观念，经络也带有这种性质。总之，经络本身是无法经验的，我们所能经验到的永远是被命名为"经络现象"的那些针灸刺激后的身体反应。

还有一些表示类别的"类概念"，在本质上也是不可以经验到的，人们往往也容易犯下"经验性谬误"。最典型的例子就是"证"的概念。我们在前面已经用现象学的方法断定它为认知主体所构建的一个纯粹观念，而不是实体性存在。在此，我想进一步指出，"证"是一个"类"的概念，就像"人""马"一样代表一个思维的类别。"证"之下有许多不同的证型类别，如表证、里证、寒证、热证、气虚证、血虚证、痰证、心阳虚证等，中医根据治疗法则分了八纲辨证、病性辨证、病位辨证等不同的类型，里面包含了众多复杂的具体证的类别，并且每一种证都有相应的症候表现、辨证要点，这些具体的症候表现是完全可以经验的，是医生通过望闻问切等方法可以获知的疾病信息。很显然，"证"是从这些具体的证型、症状表现中总结出来的一个"类"概念，从逻辑上来讲，"证"不是具体的"证候"与"症状"，正如"白马非马"一样，它代表的是这些具体"证候"背后的那个抽象的"共相"，而非具体可经验的现象。"类"的意义恰恰在于从"类"的共性和总体来把握个体的"实体性"，揭示每一个具体个体的本质性存在。

（三）单一概念与复合概念

从概念的内涵数量来说，有些概念意义单一，称为单一概念；而有些概念内涵比较丰富，表达的意义或者被赋予的意义较多，称为复合概念。单一概念好比是清概念，而复合概念好比是浊概念。单一概念比较好把握，理解上不存在太大的困难，也不存在歧义。而复合概念较难把握，理解上存在一定程度的困难，很多时候需要较为仔细的辨析或者通过一番细致的语言分析和哲学研究才能搞清楚。单一概念的例子有很多，比如红、白、紫等表示颜色的概念，东南西北等表示方位的概念，痛、痒等表示身体感觉的概念，头、手、足等表示身体部位的概念。这些单一概念构成了中医知识的绝大部分，是我们构建中医知识的基础。

值得注意的是，在中医基础理论中还有一些较为特殊的复合概念，对它们的理解和认知关涉中医理论知识的基础。最典型的例子莫过于气、阴阳、五行。一方面，气、阴阳、五行有感性经验的基础，被赋予了感性经验的内容，如人呼吸空气才能生存，阳光照射的地方为阳，照射不到的地方为阴，金木水火土为来自自然界的五种基本物质要素。另一方面，气、阴阳、五行又超越了感性经验的范畴，进入到柏拉图所谓的"理念世界"中，成为人们可以在纯粹思维领域思辨的对象、超验"本体"。我们在第二章中已经非常详细地辨析过"气"的各种含义，似乎每一种含义都有其合理性，在不同的语境和话语体系中它呈现出不同的意义单元，正是这种含义的多元性使得"气"的本质或本来面目模糊不清，需要通过认真细致的分析才可得见。

阴阳也是一样，作为中医的基础核心概念，它们在不同的语境中表达的含义有所不同，并且阴阳概念使用之广，又使得它变得模糊而又捉摸不定。例如，存在着具体的阴阳，如寒热阴阳、左右阴阳、前后阴阳、上下阴阳、外内阴阳、气味阴阳、清浊阴阳、营卫阴阳、脏腑阴阳等，中医对这些具体的事物都划分了阴阳两面。有学者在阴阳学说的基础上提出了"集合阴阳"的概念，认为"阴阳的本质是二元关系"，"集合之间应该也可以有阴阳关系"，如温度的集合中，寒者为阴，热者为阳；数值的集合中，偶数为阴，奇数为阳。实际上任何事物只要满足"一定条件的'一分为二'"就可以判定阴阳，而"'一分为二'不过是'一分为三'的特殊情况"，在阴阳属性划分时，"不管怎么划分，都需要一个中值"，即"阴、中、阳三个子集"，其中"中"为阴阳的中间状态。①那么这就涉及"多个属性综合的阴阳判定"，这种情况称之为"复合阴阳"。例如，黄连，"其气寒，其味苦，其性燥，其色黄"，以气言为阴药，以味言为阴药，以性燥言为阳药，以色言为阳药，那么综合来看黄连到底属阴属阳呢？对于这种"复合阴阳"的关系，我们需要引入数学上的属性向量概念，建立一个坐标体系，将这些不同属性的指标都描画在该坐标上，进而用一个综合的向量来表示，最终来判断事物之阴阳。在这种向量模型下，任何"一个具体药物，都可以用药性空间中的一个向量来表示"。

五行与阴阳一样是一个内涵丰富的复合概念。著名学者张其成在其博士论文中进行了详细的归纳，其含义有十多种。（1）五行指"五材"，即金木水火土；（2）五行指"五性"，即润下（水）、炎上（火）、曲直（木）、从

---

① 王正山，张其成.中医阴阳新论[M].北京：中国中医药出版社，2017：74-79.

革（金）、稼穑（土）；（3）五行指"五常"，即仁义礼智信五种道德伦常；（4）五行指"五德"，封建王朝的改朝换代就是五行的相生相克和终始循环，如周为火德、秦为水德、汉为土德；（5）指"五类"，表示五种分类的原则，用五行将时令、祭祀、藏象、音律、方位等万事万物进行分类，以示简单明晰；（6）指次序，即"五类事物之间特点的排列次序"，有的是用相生顺序，有的是用相克顺序，有的以"水"为第一行，有的以"木"为第一行；（7）指五类事物或五种属性之间的复杂关系，主要有相生、相克、相乘、相侮、胜复、制化等；（8）指"五类事物在四时十二个月中的生长过程和不同状态"，分为"生旺死墓"和"旺相休囚死"两种；（9）指"一种多级多路的反馈联系，是一种内稳定器模型"；（10）指"一个描述自然循环运动或周期运动、维持动态平衡的多体稳定系统"；（11）指"一种严密的高级逻辑联系"；（12）是"认识宇宙生命非线性现象的简单而有效的思维模型"。由此可见，五行是一个"思维模型"，而非一个"物质模型"，它表示的是"关系实在、功能实在"，而不是具体的"物质实体、形态"，它是"中国传统思维模型的最基本形式"。[①]

二、判　断

显然，知识只有在判断中才能存在。著名哲学家、维也纳学派的奠基人石里克认为，"每一个判断或者是定义性的判断，或者是认识性的判断"，"认识论的首要任务就是用这种区分来澄清各种各样的判断所具有的不同种

---

①张其成.中医五行新探[M].北京：中国中医药出版社，2017：37-49.

类的有效性","事实性科学作为一个系统，构成一个判断之网，网上的单个的网眼则配列于个别的事实"①。中医显然是有关健康与疾病的事实性科学，所以它的知识也构成了一个"判断之网"。所以，我们有必要对这个"网"的结构及关键的"网眼"进行研究。

（一）分析判断与综合判断

根据德国哲学家康德的观点，判断可以分为分析判断和综合判断。如果一个判断的宾词蕴含于主词之中，可以从主词中分析出来，它所表达的意义包含在主词之中，那么就是分析判断，如"物体是有广延的"，因为"广延"这个概念包含在"物体"这个概念之中；再比如"三角形有三个角""四边形有四条边"等。从知识的角度而言，分析判断没有扩展我们的知识视野、扩大知识的范围，因为宾词的内涵已经包含于主词之中，并没有扩大主词的意义，只不过是对主词做了一番阐释而已。这种判断的最大特点是不需要借助经验即可成立，也不需要依靠经验来判断其真假，故而被康德称之为"先天判断"。这里的"先天"是一个逻辑概念，而不是一个时间概念，它意味着"普遍必然性"，也就是说"先天判断"是普遍必然的知识判断形式，意味着它"不依赖于一切经验而发生的知识"，"根本不掺杂任何经验性因素"，与此不同，经验知识则是"后天地""通过经验才可能验证的知识"。②

综合判断则与此不同，它的宾词不是通过对主词的分析得来，而是通过后天的经验加上去的。例如，"这朵花是红色的"，显然，"红色"并不包含

---

① ［德］石里克.普通认识论[M].李步楼译.北京：商务印书馆，2012：94.
② ［德］康德.纯粹理性批判[M].李秋零译.北京：中国人民大学出版社，2004:3.

在"花"中，从"花"这个概念中是分析不出"红色"来的，之所以有"红色"的概念，是由于我们的经验结果，是通过视觉经验将"红色"这个印象观念加在"花"上的。这样我们就扩展了主词的内涵，扩大了我们的知识范围，所以综合判断又称为"扩充的判断"。一般而言，经验性的综合判断需要依靠我们的经验才能成立，其真假也需要通过经验来验证。可以说，凡是经验判断必然是综合的，而非分析的，因为通过经验将两个不同的概念（主词与宾词）联结在一起，发现两者之间的关系，做出相关的事实性判断。但是，综合判断并不必然是经验判断，它也有可能是非经验性的，或者说是先天的、不依靠人的经验而成立的。这就是康德所发现的"先天综合判断"。

（二）先天综合判断

先天综合判断是一类比较特殊的判断，它在我们的理性知识中占据着较为特殊的位置。康德发现，我们的知识中有一类是综合的，但又不能通过经验而成立，他将这类判断称为"先天综合判断"。比如，"一切变化皆有原因"，这个命题中宾词"原因"是不能从主词"变化"中分析出来，"变化"中并不包含"原因"的概念，所以它是一个综合判断，而非分析判断。同时，这个判断具有普遍必然性，它的成立并不依靠经验而成立，我们并不需要以现实世界中所有的变化现象来验证它的真假，况且我们也不可能做出这样的全程总体验证。因此，这个判断既是综合的，又是先天的，属于先天综合判断。康德在数学和物理学中发现了这种类型的判断，比如"两点之间直线最短"，"7+5=12"，等等。通过先天综合判断获得的真理"既不是通过定义也不是通过经验获得的，而是通过某种别的东西，即通过理性的某种特别的机能、'纯直观'和'纯理性'获得的"①。

康德认为，"先天综合判断是人类一切知识的存在方式"，所以他提出了著名的知识论问题："先天综合判断何以可能？"形而上学是否能站得住脚，就看它能否回答和解决"先天综合判断如何可能"这个根本问题。倘若它不能有效解决这个问题，那么在康德看来形而上学就是"徒劳无益毫无根据的哲学"，是"虚假的智慧"。②康德的"先天综合判断"理论"是在近代唯理论与经验论关涉何者为知识最终来源之争的历史语境下出场的"，"在对数学知识、自然科学知识和形而上学进行逐一论证其知识来源的普遍必然性的逻辑进路中，康德完成其对'先天综合判断'学说何以可能的诠证，平整了形而上学的地基"，"开启了哲学认识论转向的先声"③。然而，20世纪的不少哲学家们质疑先天综合判断存在的可能性，比如，逻辑经验主义者根本不相信"分析、综合二分对于先天范畴的有效性"，自然主义者并不承认存在"康德意义上的先天性"。石里克非常明确地指出，"至今还没有任何一个人能成功地展示出一个先天综合判断来"，"被当作先天综合的判断的事实上要么不是综合的，要么不是先天的，我们便没有任何理由去设想先天综合判断这样一种奇怪的判断"④。尽管如此，我们认为"分析哲学否认存在先天综合判断的观点，其根据并不充分"。我们"仍然有强大的直觉和理论支持：

①［德］石里克.普通认识论[M].李步楼译.北京：商务印书馆，2012：99.
②俞吾金.康德"三种知识"理论探析[J].社会科学战线，2012（7）：12-18.
③崔丽娜.形而上学的历史镜像：康德"先天综合判断"之现代性解读[J].宁夏大学学报（人文社会科学版），2013，35（1）：37-42.
④［德］石里克.普通认识论[M].李步楼译.北京：商务印书馆，2012：100.

先天综合命题是存在的。"①

那么，中医知识中的判断究竟有哪些？毫无疑问，中医知识中包含了大量的经验判断，诊断经验的归纳与总结，经过几千年的中医临床实践经验形成的知识等，这些都包含了很多的经验判断，属于综合判断的范畴。中医的理论知识体系中很少出现纯粹的分析判断，它不是从概念到概念的抽象演绎，而是更多地基于实践检验。然而，我们仍然注意到，尽管中医知识以经验判断为主，但它在其基础理论部分却包含了先天综合判断的内容。试举几例如下。

1.阴阳辨证命题是先天综合判断。阴阳辨证的很多命题便是先天综合判断。例如，"重阴必阳，重阳必阴"（《素问·阴阳应象大论》）。首先，在我们的经验中，我们无法看见阴阳的实体，能够经验到的只是以阴阳类比出来的各种现象，阴阳本身不是经验，所以这个命题是先天的命题判断。其次，这个命题是综合判断，"重阴""重阳"只是从量、程度上来判断阴阳，显然，单纯地从"重阴"中分析不出"阳"这个概念，从"重阳"中也分析不出"阴"这个概念，所以它是一个综合判断。这一判断的得出实际上是我们从事物变化现象中抽象出"物极必反"这个观念，是这个观念对于阴阳概念的演绎。故而，这个命题是先天综合判断。②

2.脏腑辨证的命题是先天综合判断。在脏腑辨证中，"肝克脾"这个命题也是一个先天综合命题。首先，从经验的角度，我们永远无法"看

①苏德超.有先天综合判断吗？——浅谈分析哲学对先天综合判断的拒绝[J].武汉大学学报（人文科学版），2013，33（2）：43-48.
②甘泽林.基于批判哲学的证本质和辨证论治一般原理之分析[D].南京中医药大学博士学位论文，2018：18.

见""肝克脾"的现象，我们对肝与脾的关系没有任何经验性知识，故而它超越了我们的经验范围，属于一个先天判断。其次，从"肝"这个概念中我们不能分析出"克脾"来，将肝和脾联系起来需要借助于脏器实体之外的其他的理论知识如藏象理论才能得到合理解释。故而，这一命题是先天综合判断。

3.六经辨证的命题是先天综合判断。例如，"少阳是半表半里"是一个典型的先天综合判断。首先，我们对于"少阳"不可能有任何经验感觉，也不可能看见任何纯粹"少阳"的实体，我们经验到的永远只是通过类比出来的具体现象或疾病症状，故而它是先天的，而非经验的。其次，"少阳"是有关阳的量的概念，而"半表半里"则是位置的概念，显然从前者不能分析推论出后者，故而它又是一个综合判断。对于这个先天综合判断，我们需要依靠非经验性的先天性解释才能讲得通。

三、推 理

（一）模式推理

也可以称之为模型推理，它"是从一个基本模式出发，按照一定的原则，把要研究的对象放在这一模式中进行推理，以认识把握客观对象的整体"[①]。模式推理的关键是建立一个基本的模式，所谓的模式也可以称为模型，它实际上是人建构的一套基本思想观念，具有某种哲学意味或者框架之意。张其成认为，中医学建立的是"生命模型"，这种模型是"虚性"的"思维

---

①邢玉瑞.《素问·三部九候论》模式推理方法探讨[J].中国中医基础医学，2012，18（3）：240-241.

模型"，不像西医那样建立的是实体性的"物质模型"，而"这正是中西医的本质差别之所在"①。

中医的生命模型可以概括为"气—阴阳—五行"模型，它是中医的"最基本的生命模型"。这一模型实际上囊括了中医最基本的核心基础概念：气、阴阳、五行。气，虽然最初是指云气、蒸气等"气体状态的存在物"，但它后来就脱离了这种具体的含义，从"表示有形可感的实物转变为无形的抽象概念"，虽然在"有的场合具有实指的意义，但气非形体却是形体之本"。根本而言，气是"生命实体的初始化模型，具有超形态性和功能性，是中医学生命模型的基点"。阴阳，最初"是指阳光照射得到与照射不到的地方"，"后指相互对立的两个实体"，如日月、天地、水火等，最初被哲学化地抽象为事物相互对立、相辅相成的性质，即事物的正反两个方面。阴阳模型是中医的最基本模型，它在中医的基础理论中占据突出的核心地位，具有广泛的应用性，可以阐释人体的一切"生命现象、生命活动的客观规律及人体与自然的整体联系"，无论是藏象学说、经络学说，还是四诊、八纲、正邪、标本等中医基本理论，都需要运用或回归到阴阳概念上来进行解释。"五行"模型是"解释人体生命的分类及相互联系的模型"，它以"五行与五脏的配属为中心"，"将器官、形体、情志、声音及方位、季节、颜色、味道、生化等纳入其中，以此说明人与自然的统一性、人本身的整体性"。五行之间是相生相克的关系，中医运用五行之间的这种"生克乘侮、亢害承制来解释人体生理、病理现象及其变化规律，进而说明诊断、辨证和治疗原

---

① 张其成.中医生命哲学[M].北京：中国中医药出版社，2016：136.

则"。《黄帝内经》将气、阴阳、五行三个模型相结合，构成了一个有机整体，从而建立了中医的全面综合模型。"气—阴阳—五行"实际上是"一个三级合一的模型，三者之间具有互换性"，它们"互为补充、互为印证"。

"气—阴阳—五行"模型（模式）具有典型的中国哲学特色，具有明显的"虚实结合、以虚为主""体用结合、以用为主"的特征，它"从本质上来说是一种非实体的、虚性思维模型"，不再是像西医那样的一个具体实体（如分子、原子、基因等），而是转变成一种功能性的实在。概括来说，（1）它是一种"超形态的功能模型"，气的功能是"天地万物的本原"，"生命的基本条件"，"天地万物感应的中介"，阴阳则是"两种相反、相对的功能属性"，而五行则是"五种基本功能属性、五种分类原则"，基于五行"建立的五脏并不是人体解剖形态的""五个脏器"，而是"五种相关功能的多个脏器的组合"。（2）它是"关系性思维模型"，表示的是"关系实在"，"注重事物与事物之间的关系、事物内部部分与部分的关系"，而不注重"事物的形体"，气是联系万事万物的中介，阴阳建立的是互根、互动、交感、转化、胜复等关系，五行则建立的是生克制化等基本的功能属性关系。（3）它是"相对性思维"，"阴阳随着比较标准的改变而改变"，"随着关系的改变而改变"，阴阳并非是一种实体，也不是"事物所固有的本质"，它只是表示事物之间的基本关系，气、五行也是如此。（4）它是"全息性模型"，"五脏中的任何一脏都蕴藏着其他各脏及人的整个生命体的信息"，这是古代哲学天人合一思想的反映。（5）它是"重时轻空的模型"，注重把握宇宙、自然与生命的时间性，而不太注重物质的空间性特点，五行实际上是用来说明事物发展的节律和周期，反映宇宙的发生观和事物运动的周期观。恽铁樵认为，"五行为四时的代名词"，"《内经》言五行配以五脏，其本源于天之四时"，"人为四时之产物"，"人类生老病死皆受四时寒暑之支配"，"《内经》之五藏，乃四时的五藏"。①据此模型，"人体生命是一个开放的复杂系统"，"五脏学说的最大特点是把人看成是动态的'活系统'"，"五脏模型是对人体功能的简化和理想化的产物"。②总之，中西医的本质区别是"模型"与"原型"的思维方式之区别。

值得注意的是，模式推理有其不可避免的缺陷。"模式推理的结论不同于从实际经验归纳上升的理论"，它"往往为或然性结论"，其结论有可能为真，也有可能为假，不能将这种模式"绝对化""理想化"了，更不能将它看作是放之四海而皆准的真理。它所得出的结论"尚须临床实践的检验"。它虽然是"中医学的重要推理方法"，但是"其基本模式、推理程序等都有待进一步研究规范，在实际应用中对其优缺点应有正确的认识"。③

（二）比类推理

中医的比类推理实际上就是逻辑上的类比推理。在前文中已经对此做过了相应的论述，在此将进一步从知识结构的角度进行阐释。类比推理从逻辑上来说包含了三个构成要素，即大前提、小前提和结论，从形式上看可以表述为"A对象具有属性a，b，c，另有属性d；B对象具有属性a，b，c"，所

①余云岫，恽铁樵著，周鸿飞编.运斤斲垩：余云岫、恽铁樵学术论争集[M].北京：学苑出版社，2019：79-83.

②张其成.中医生命哲学[M].北京：中国中医药出版社，2016：141-142.

③邢玉瑞.《素问·三部九候论》模式推理方法探讨[J].中国中医基础医学，2012，18（3）：240-241.

以"B对象也可能具有属性d"。这种形式的类比推理"不仅可以在类与类之间、个体与个体之间，还可以在某类和另一类的个体之间进行"。[1]类比法的逻辑程序可以分为三个阶段：一是"通过直觉与想象发现可能的相似事物"；二是"通过比较与分析发现已知的相似点"；三是"通过评估与修改推出未知的相似点"。

类比推理方法具有显著的特点。一是"思维方法的跳跃性"，它既不同于从特殊到一般的归纳方法，也不同于从一般到特殊的演绎方法，而是一种从个别到个别、从特殊到特殊的推理方法，从而完成了一种思维上的逻辑跳跃。以"肝藏象"比类为例，将肝与木、东方等多个不同的事物联系在一起，就是实现了从特殊事物到特殊事物的推理，这是从归纳、演绎中无法得出来的结论。二是"认识事物的创造性"，从特殊到特殊、个别到个别的推理，中间没有"解析的过程"，甚至是相互类比的对象之间没有任何明确的联系，"这种逻辑上的空缺给了思维自由创造的空间"，"可以激发人们的想象力，打破传统思想的束缚，明确新的方向"。这种方法非常符合中国人由此及彼、由近及远、触类旁通的认知思维方法，正如康德所言，"每当理智缺乏可靠的论证思路时，类比这个方法往往指引我们前进"。三是"结论具有或然性"，类比推理有一定的客观依据，事物之间也是普遍联系的，但是类比毕竟是建立在事物之间的相似点上的，而这些事物之间的联系"有的是必然的、本质的，有的是偶然的、非本质的"，不能用简单的类似性来概括推论出事物之间复杂的关系。特别是中医的取象比类，其结论只有一定程度

---

①滕国兴，许锬，张绍艳主编.医学形式逻辑学[C].北京：科学出版社，2017：161.

的或然性，不能将取象比类的结论作为绝对的真理来看待，人体疾病关系的复杂性尚需要临床经验的实证检验。

类比推理不仅是中医理论与研究所常用的一种方法，而且也是现代医学和现代科学所常用的一种方法。它是"探索真理的重要手段"，"很多真理的发现是借助于类比推理而获得的"。它"可以帮助人们提出科学假说"，"许多重要的科学假说都是利用类比推理建立起来的"，例如美国遗传学家萨顿"将看不见的基因与看得见的染色体的行为进行类比，根据其惊人的一致性，提出基因位于染色体上这一假说"。①它还是"动物实验、动物模型的实验依据"，用模型代替原型的方法，实际上是类比推理在科学研究中的具体运用。此外，现代仿生学也是建立在类比推理的逻辑上的，它实际上是人类对大自然的一种深度模仿，"根据生物的结构和功能原理来研制新的机械和新技术"，例如根据鱼的结构研制潜水艇，根据蜻蜓的结构和功能研究直升飞机，根据蛙眼的视觉原理研制的"电子蛙眼"等。

类比推理主要有"以物推物""以物推人""以人推物"等几种不同的形式。在中医中主要采用的是"以物推人"的"援物"方式，这是从自然事物的功能属性来类比人的功能属性的一种方式，它最典型地体现在天人合一的观念中。比如，《黄帝内经》认为"天圆地方"，所以"人头圆足方"；天上有日月，所以人有两只眼睛；大地上有九州，所以人身上有九窍；天有风雨，所以人也有喜怒之情；天有雷电，所以人有声音；一年有365天，所以人也有365块骨节，等等。这样的类比观念与推理在中医中大量存在，其中

---

①郑春和.萨顿对"基因在染色体上"的推理方式[J].生物学通报，2010，45（5）：28-30.

不仅蕴含了天人合一的哲学观念，是这种抽象观念的哲学推演，而且包含了一种类比推理的逻辑论证，尽管它在很大程度上不符合现代科学的基本观念，比如人的脚也不是方的，人的眼睛与太阳月亮本没有什么关系，人身上的骨节不是365块而是206块。

在此，我们要区分经验类比和科学类比。经验类比是"源于经验的类比"，是"建立在简单的经验知识基础上的"，而科学类比是"建立在科学分析基础上的"，由于有更多的客观科学依据，它得出的结论要比经验类比可靠得多。以经验为基础的类比，带有很强的主观性，这在古代科学知识尚且不发达的年代，具有一定的意义，人们正是通过经验来获取知识、扩展知识的。但是它的缺点很明显，"如果过分执于经验且思维模式单一，就免不了走向牵强附会、机械类比或神秘主义"。中医知识中的很多类比实际上都存在这个问题，把本质上不相关的事物联系在一起，不仅在逻辑上很牵强，而且其解释力非常有限，完全不能按照现代科学的明晰性要求来进行说明和论证，这就很容易走向中医的"悟性神秘主义"。

为了摆脱经验类比的局限性，必须提高类比推理结论的可靠性。既然类比得出的结论是或然的，那么它有可能为假。这就要求我们通过实践或实验的方法对其结论进行验证，并且在类比的过程中要进行科学的推理。一是要"积累丰富的有关思维对象知识"，如果对所要研究的对象缺乏必要的基本知识，就盲目地在它们之间进行类比，势必就会得出牵强或错误的结论。二是所类比的事物之间要有可比性，没有可比性的事物是不可能建立起科学知识的，不能将完全风马牛不相及的事物牵扯在一起，更不能完全建立在子虚乌有的主观臆想、妄想来类比。真正的可比性应该是基于事物的属性、时空、关系等方面，并且尽量要涉及事物的本质属性的类比，非本质属性的类比不能得出有效可靠的结论。中医学上的类比很多是功能结构的类比，但也有一些形状、颜色、大小等非本质方面的类比，那就纯粹是牵强附会了。三是"所类比的本质属性尽可能接近全部"，共有属性越多结论越可靠。并且，"如果共有与推出的词语之间联系紧密，结论的可靠程度就大"，反之，如果二者的关系不紧密，完全是"生搭硬配"，并无必然联系，那么结论的可靠性就不大。最后要"防止机械类比"。所谓机械类比，"就是把对象间的偶然相同或相似作为结论或仅仅是表面上有些相似而实质上完全不同的两类对象进行类比，推断它们其他的属性也相同，从而得出一个荒谬的或毫不相干的结论"。

（三）诊断推理

中医医师的诊断过程实际上是一个综合性的逻辑思维判断过程。这种诊断过程既包含了对当前病人的疾病症状信息的收集、筛选、认知与判断，也包含了医师过往诊断经验的有效提取，还包含了中医理论知识的临床应用。一般情况下，"医师通过一些主要症状并根据自己的经验和季节环境等因素引起的多发病、常发病进行初步的印象诊断，形成病证假说。然后通过进一步检查并细分症状综合分析病人的病位、症状、病因等资料，对病证经过排除、分型等逻辑比较，得到个性化的诊断结论。最后医师根据诊断结论对病症进行校验分析，确认诊断结论"①。所以，中医专家看病的过程主要有两个阶段：（1）证候收集与筛选。通过望闻问切的诊断方式来获取病人的疾病相

---

① 章浩伟，朱训生，杨华元.中医证候分级推理诊断方法[J].计算机工程与应用，2005，5：207-209.

关信息，然后根据临床经验从这些众多的信息与证候资料中进行分类辨别，确定疾病的典型症状，将其作为诊断的主要依据，这其中包含了专家自身的经验与学识，并非是一个纯粹经验信息收集的被动过程；（2）推定与验证证候。在已确定典型症状的基础上，初步判断出病人证候的几种可能性，根据中医理论知识和专家的临床经验，将它们与标准症状集进行比较和分析，排除不可能的证候，推定可能性最大的证候，并对此加以反复验证，最后做出诊断结论。这一过程包含了专家思维的模糊推理规则。以肺系咳嗽病为例，这一诊断推理过程可以用图表述如下：

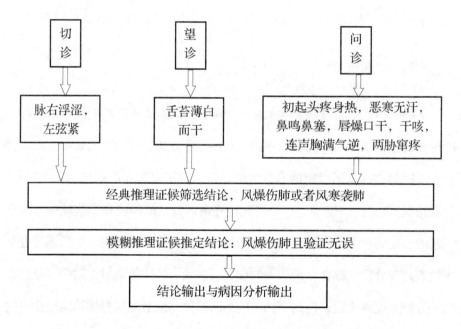

在中医的诊断推理中，存在着模糊性、复杂性的特点和问题。这主要是因为中医对症状的描述缺乏量化指标，多是感性经验性的描述，以定性描述为主，且多依赖于人的感官直觉。例如，脾阳虚的症候表现是，"腹痛绵绵，喜温喜按，纳少，腹胀，大便清稀或完谷不化，畏寒肢冷……舌苔白滑，脉沉迟无力"①。可见，中医的每一个证的症候表现很多，形成了一个证候集。以此为基础建立的证候集合包含众多的描述性指标，不同的证候之间的边界很不清晰，甚至彼此存在着很大的交叉性，单单凭人的经验与直觉还难以准确判断。例如，心血虚证与心阴虚证是两个不同的证型，二者的症候表现都有心悸、失眠、多梦等症状，尽管专业教材上描述了二者的区别（前者以"色白"血虚为特征，后者以"色红"及阴虚内热之象为特征），但仍然很容易混淆。这就造成了不同的专家对于同一个病人所判定的诊断结论或多或少有所不同，有时甚至差异很大，从而客观上造成了中医诊断的模糊性和复杂性特点。

第二节 中医知识的基本形式

按照著名哲学家张东荪的关于知识的分类，主要包括三种类型，即叙述的知识、说明的知识及解释的知识。"单是叙述阶段便是常识；叙述与说明兼具，便是科学；三者兼具，便构成哲学。""叙述给吾人以事实，说明给吾人以定律，解释给吾人以理由。"②据此，我们来分析中医知识的基本形式。

---

① 李灿东主编. 全国中医药行业高等教育"十三五"规划教材·中医诊断学[C].
北京：中国中医药出版社，2016：165.
② 张东荪.认识论[M].北京：商务印书馆，2011：6.

一、叙述的知识

叙述的知识是关于事实的知识。叙述实际上就是描述，它是"将我们观察所及的事物恰如其分地记下来，而不是我们理想或希望如此。""事实是感官知觉的对象，是感，嗅，尝，听，视的与料"。也就是说，事实是我们感性经验的基本材料和对象。在这个意义上，我们说事实知识有其心理学基础与特质，感官知觉是它的根本条件，"感觉是主要的，根本的，简单的经验"。

按照张东荪的说法，事实有以下几个特性。一是"事实是特殊事物"，这里的特殊是指"感官""所能察觉的个体"。二是"事实必须假定其在知者之外"，即在认知主体之外存在客观的事实。三是"事实是能测量的"，不仅是体积上的大小，还有重量、速度、温度等都是可以测量的，中医在这方面表现得相对模糊，没有发展精密测量的现代技术手段和知识。四是"事实是与其他事实有关系的"，没有孤立存在的事实，将事实进行分离"完全是人为的"，"叙述刚把他们分开，而说明又把他们关系起来。"五是"事实是现象的"。这是说"在叙述事实时，不必问事实背后有无实体"，"因为科学家不管这个问题"，"事实之背后是什么，科学家是不追问的"，大概关于实体的问题是哲学家要研究的主题。

叙述的知识描述的是事实，所以它在根本上与规范性知识相区别，不同于道德知识和美的知识。它要求的是客观性，排除人的主观性成分，比如主观的情感、规范判断、价值偏好等。它关注的是事物的"初性与次性，如大小、动静、样式和色、声、香、味，而不是第三性的知识如美、价值、目的等。"当然，人的经验观察并非是那么客观绝对的，人非草木孰能无情，只要是属于人的观察都不可避免地带有一定程度的感情色彩，即便是"在最简单的视听中，都可以由外物引起内界的感情"，只是程度深浅不同罢了，"比如见高山而仰止，闻兽声而惊恐"。"但是，由观察而得的丰富经验之中，抽出客观的特色，而无感情的成分，亦是可能的。"科学研究正是要尽量地排除这种人为的主观性，追求冷静的客观性，以一种不偏不倚的眼光来"静观"世界，希望获得的是一种冷静的、理性的知识和智慧。为此，现代科学发明了很多仪器设备来替代人的肉眼观察和感性知觉，从而最大限度地排除干扰，不断逼近事物的客观事实。

中医诊断与治疗中存在着大量的叙述知识。特别是由望闻问切等诊断方法所形成的经验材料，都属于事实性的叙述知识。这是中医知识构成的基础。

二、说明的知识

单纯的叙述知识不能构成真正的知识，因为只是描述经验事实没有太多的意义。比如，描述太阳从东方升起、舌苔的颜色、脉搏的跳动等，是没有任何太多科学价值的，不能促进科学上的进展。关键的问题不是对事实进行描述，而是要对如此这般的事实进行说明和解释。这就进入到更高理论层次的知识了。叙述"研究的是事实之本身，说明所研究的是事实的上下关系"，更彻底地说"叙述讨论的是事实的事实"，而"说明则讨论事实的意义"，说明的主要任务是"发现事实之间的因果关系"。比如，我们每天都看到太阳从东方升起，这种经验观察构成叙述知识，但是至于太阳会不会从西方升起，太阳自身的运动轨迹是怎样的，从叙述性的事实知识中是得不出来的。

我们"不只是要知道事物在某一时间的性质，而且要知道他通常的性质"，我们总想知道和把握事物的普遍规律和定律，例如在物理学中我们获得的是牛顿的三大运动定律，这种知识显然超越了单纯的事实知识，从而进入真正普遍必然性的规律性阶段。

说明有三个阶段，类推、假设和定律。科学的说明实际上都是从具体到抽象的过程。每一个阶段上，人的理性活动都超越了单纯的当前事实范围，超出了单个事物的特殊性阶段，进入某种程度的普遍性阶段。第一个阶段是类推，它是从一个论断推到另外一个论断，它运用的是事物之间的相似性，"观察者注意于现象间的相似之点，依其相似之点以确定普通原理"。中医所运用的取象比类就属于这种类推方法，它建立在对于事物之象的经验观察和理性认知的基础上，将看似不相同的事物通过某种"功能之象"联结起来，建立起一个普遍的类推性知识网络。对此，我们在前文已经有了较为充分的论述，此处不再赘述。

说明的第二个阶段是假设。科学上的假设是"经过复杂思想的最后结果，而非最初所预定"，经典的科学假设如星云假设、进化假设、原子假设等。假设实际上是提出了一种有待检验的理论，科学研究实际上可以按照胡适所说的"大胆假设，小心求证"。提出假设的主要目的是为了说明所遭遇的事实上的、知识上的困难，不得不提出一种理论性的说明来尝试解决之，然后通过实证的、实验的手段来检验、审核，来验证理论的正确与否，或者是对提出的理论进行部分或全部修正，从而达到科学认识的目的。

中医理论知识中很少有这种科学上的假设，但是它有一些哲学上的概念假设，比如阴阳、五行、气、经络等，这些都是一些形而上学的本体概念，不是一个理论假设。最重要的是这些假设的概念在中医中作为一个基础概念提出来，很少由实验去验证之。对于它的本质究竟是啥，也很少有人去反思与质疑，都把它当作一个既定的概念接受下来，并运用到病理现象的说明与解释之中。缺少实验验证的手段，这使得中医的假设更多地存在于哲学阶段，而不是科学阶段。古人在研究人体生命运动规律时，很少有意识地提出一个理论假设，然后去寻找检验该假设是否成立的经验证据和实验方法，很多时候停留在一种经验现象的比较、分类、鉴别的初始阶段，而没有进入更高层次的理性活动阶段。

说明的第三个阶段是定律。定律又在假设的基础上向前迈出了很大的一步。假设有可能被证实，也可能被证伪，也有可能既不能被证实，也不能被证伪。当一个假设有相关的事实证据来证明其正确性的时候，它就会成为一个"学说"。如果它"不仅有效，而且为其他的学者（科学共同体）所公认为唯一能说明事实的时候，便是定律"，这样它"便能指示出现象间的普遍关系"。例如，万有引力定律就是一个普遍的定律，它能够说明物理世界中的宏观物体运动的基本规律，解释天体运动的物理现象。

中医中究竟有没有类似的普遍定律？实际上是存在的。例如，《素问·上古天真论》在对人体生命成长现象的观察基础上总结出了"女七男八"的盛衰规律，女子以每七岁为一个周期，男子以每八岁为一个周期，这基本上反映了人体成长的基本规律。

三、解释的知识

解释的知识又在说明的基础上往前进了一步，"说明告诉我们的，是叙述中的事物'如何';解释告诉我们的，是事物'为什么'要那样。在解释中，便达到了哲学活动的第一个阶段"。解释不仅要阐释"事实背后的东西"，而且要阐释事实与人的关系问题，所以解释的对象便超越了单纯的事实界，还涉及心、意志、目的等主体性的问题。简单地说，叙述和说明是要阐述世界是什么样的，而解释则是要给出世界如此这般模样的理由。"促使科学前进的，是'为什么如此如此'这类问题"，"科学提供系统性的解释，这是科学与神话的根本区别"，因为"神话以'叙说'为手段"，它构建的是在科学上无法验证或证明的人物或故事，充斥的是无法令人相信的原初信念或信仰。神话的诞生早于科学，它的一个基本目的就是为了让人不要提出"为什么"。①而凡是在追问"为什么"，则要么是在从事科学研究，要么是在从事哲学思考。

科学中的解释有一定的模式。亨佩尔与奥本海姆在吸收波普尔的研究成果上提出了解释所具有的一般形式结构，称为"亨—奥模式"。简单地说就是，"根据什么原始条件及什么规律陈述出现了事态E。回答是：以原始条件Aj为前提，结合普遍定律Gi，可以引申出对事态E的解释"。

这个模式包括三个部分：原始条件、普遍定律以及具体事态的陈述。这一模式所要求的条件其实是非常苛刻的，至少有4个方面：（1）推论条件："从要解释的现象到解释条件的推论必须'正确'。"也就是说，推理的过程要保证正确，"只有在推论正确时，解释才是可以被接受的"。它使用古典意义上的演绎逻辑、归纳逻辑，或者现代意义上的统计学概论逻辑。（2）定

---

①[德]汉斯·波赛尔.科学：什么是科学[M].李文潮译.上海：上海三联书店，2002：29.

律条件：“解释条件中必须至少含有一条普遍定律。”没有普遍定律就不能保证结论具有普遍必然性，并且需要“将真正的定律”与“那些貌似的”“表面上看与自然定律相似的陈述区别开来”。（3）特征条件：“解释条件必须带有经验内容。”完全属于非经验性的、超验的东西不属于科学所要研究的事实范畴，这条件“力在排除所谓的形而上学式的陈述”，“经验科学中的所有陈述与概念‘原则上’都必须能够还原为‘经验’”。（4）真理条件：“组成解释条件的句子必须真实。”这意味着“原始条件陈述及定理陈述必须真实”，这一点是“为了防止一个解释随着时间的推移而难以成立”。

按照这种模式得出的结论可能是演绎性的，也可能是或然性的、归纳性的。这一模式“起码对于自然科学”是“非常有用”的，至于对于心理学、社会学、人文学科是否有用还有待讨论，当然也不属于这里所要研究的范畴。“亨—奥模式”是一个规范性的、理想性模式，它没有照顾到解释的具体环境与特定的语境，因为“每个解释都是在某一特定环境之中的解释，都是一个人对另外一个人的解释”，但是“起码经验科学应该追求实现这一理想”。如果当这一理想无法实现时，又没有必要“非提出个完整的解释不可”，那么可以提出“部分解释”或者“粗略解释”。事实上，“不是对所有的东西都可能得到一个解释的”，也“不是所有的现象都可以被解释的”，“单一的事态总是某一个复杂状态中的一个事态。对某一具体事态的解释并不意味着是对该事态所处的复杂状态的解释。复杂状态是由无数个众多部分组成的，每个部分之中又有无数个难以准确统计的成分。利用语言的作用，我们将其中的某一事态剥离出来。解释了这个事态，但却无法解释复杂的全部。从这个意义上讲，要对‘法国大革命’作出一个全面的因果性解释是不可能的"。"我们在日常生活中几乎到处使用'不言'的前提，而却对此视而不见"，这"恰恰说明了人的认识能力多么有限"。

　　既然中医研究的对象是人体生命，属于生命科学、自然科学、经验科学的范畴，那么也应该按照这种模式来解释人体生命的自然现象，才符合一般科学知识的要求。

第三节　中医知识的特征与缺陷

　　我们已经详细分析了中医知识的基本结构与形式，对中医的思维、语言、逻辑与方法有了非常全面的把握。据此，我们在本节中需要对中医知识的特征做一番总结，对其可能存在的明显缺陷做一番实事求是的说明。我们看到，中医实际上是两条腿走路，一条是哲学形而上学，一条是经验主义。这两条构成了中医必不可少的基本内容。

一、朴素经验主义

　　中医的第一个最明显特征是朴素经验主义。无论是其诊断还是治疗，经验主义的色彩都贯穿在理法方药的全过程之中。将医学知识建立在经验基础之上，这是中医获得科学基础的有效来源。医学针对的是人的身体疾病，所要解决的问题也是经验性的疾病现象，而不是凭空捏造出来的某种特殊异常之物。以经验为基础，运用理性的力量，这是中医摆脱传统巫术的最大武器和砝码，不再是以超越人的神秘力量来解释生命活动和疾病现象，这是人类理性从原始巫术和神话信仰中走向理性文明的表征和标志之一。我们必须肯定，中医所贡献的生命智慧在人类文明的早期是一种巨大的历史进步，它是中华民族对于世界文明的卓越贡献之一，直到今天中医的发展仍然生生不息，这证明了中医的神奇魅力。

在肯定中医经验价值的同时，我们也应该清醒地认识到，这种经验主义具有鲜明的朴素性特点。"朴素"意味着单纯、简单、直接、毫无装饰的"裸体性"，中医获取经验和看待经验现象的方式正是如此。在经验获取方面，它基本上不依赖于任何技术装备，完全依靠人的肉眼观察、裸手触摸、鼻子嗅觉以及医患之间的直接交流，病人几乎完全毫无障碍地"直接呈现"在医生的面前，一切的疾病现象都几乎"无遮蔽"地"展露无余"，尽待医生的临证观察、诊断与治疗。在疾病经验的解释方面，它也几乎不依靠任何抽象的、理性的逻辑演绎，而是将疾病现象还原为日常生活的种种经验现象，以常人所能理解的普通语言、经验话语来进行疾病的诠释、方药的使用、医患的沟通。气、阴阳、五行、藏象、取象比类等，这些看似抽象的理论都有着它最初的直接经验来源，即便是在其纯粹的辩证逻辑分析中，也仍然拖着一条长长的经验"尾巴"。

我们应该实事求是、客观地看待朴素经验主义的"一体之两面"。在其正面，我们承认它的卓越性、艺术性、技艺性。在当今时代，大概仅仅凭借人的三根手指就能把脉看病、诊断处方的唯有中医，很多人感叹，今天的大部分医生已经高度依赖于技术检测手段了，以至于离开了仪器设备便不会看病，而我们传统的中医则不需任何凭借便可治病救人，这是何等的高超！

不得不说，中医诊脉技术的出神入化，将人类的经验能力和水平在微观层面推向了极致，这彰显了中国古人认识人体生命的卓越智慧。在其反面，正是这种朴素经验的高度发达，使得古人"沉溺"于日常经验生活之中，其实用化之浓厚倾向使得人们忽略了对于纯粹器物技术的追逐，将其视为"奇技淫巧"而贬抑之，完全陷入了中医由气—阴阳—五行所构建的"大而全"的"圆融"解释之中。这就导致近代以来，中医在西方文明的强势"入侵"中屡遭"坎坷沉沦"，被许多深谙西方文明的著名知识分子所猛烈批判，竟至于一度要被国民政府所废止。

事实上，不唯中医的经验论色彩遭受质疑，而且一般而言的经验认知方式也受到了很多哲学家的批评。亚里士多德极其深刻地指出了这种朴素经验的局限性，"凭经验的，知事物之所然而不知其所以然"，"知其所以然者能教授他人，不知其所以然者不能执教"。更重要的是，单凭感觉经验是不能获取智慧的，"我们不以官能的感觉为智慧"，虽然这些感觉官能能够给我们提供有关"个别事物的最重要认识"，但"官感总不能告诉我们任何事物所以然之故——例如火何为而热；他们只说火是热的"。①石里克也指出，"以经验的方法我们必须通过劳神费力地一个网眼一个网眼地进行个别的认知活动才能达到判断之网"②。

二、形而上学残余

虽然中医知识有很大一部分是建立在经验基础上的、"来自临床实践经

①[古希腊]亚里士多德.形而上学[M].吴寿彭译.北京：商务印书馆，2007：3.
②[德]石里克.普通认识论[M].李步楼译.北京：商务印书馆，2012：95.

验以及日常生活经验的总结"，但仍然包含了很多"对中国古代哲学概念与原理的引进"，残留了很多形而上学的成分，体现了其理论的不彻底性。特别是在理论的构建过程中，"借助了中国古代哲学的气一元论思想与阴阳、五行学说"，它以抽象的"无形之气的聚、散等来阐释有形之物与无形'虚空'之间的内在联系"，"运用阴阳的属性及对立互根、消长转化的理论来研究事物的性质及其对立统一的关系"，"用木、火、土、金、水的属性及其生克乘侮规律来研究事物之间的相互关系及其作用"，这些思想在根本上属于一种典型的形而上学，而不是经验科学、具体科学。①有学者认为，传统中医的"基本框架和基本理论是气阴阳规律"，"气阴阳规律是传统科学的灵魂和核心。感性的作用是补充性的，或许可以看作是附着在骨头上的肉和血"。②

阴阳五行学说带有浓厚的辩证法色彩，具有形而上学理论的所有特征。从逻辑上讲，辩证法"不可能导出任何可检验的蕴涵，任何可检验的具体结论都不可能是真正从它导出的。因此，那些具体结论的错误也不可能危及任何那些作为前提的所谓'辩证法规律'"。阴阳五行对于客观事物现象的解释很多都是"事后的"，"是在经验的基础上为了解释经验而存在的，并无严格意义上的预测价值"③。根据五行生克规律衍生出了很多治疗法则，如培土生金、金水相生、滋水涵木、益火补土等，它们完全是纯粹辩证法的逻辑演

---

①邢玉瑞.经验、形而上学与中医学[J].浙江中医药大学学报，2010，34（5）：635-638.

②严火其.智者察同 愚者察异：对东西方科学的一种哲学解读[J].江海学刊，2002，6：50-56.

③邢玉瑞.经验、形而上学与中医学[J].浙江中医药大学学报，2010，34（5）：635-638.

绎，而非是经验性的归纳与总结，即便是在临床实践中运用到这些方法，也是一种对于经验的事后性理论解释，并不代表它真的来源于经验总结。石里克指出，"每一个既不是定义又不是描述性判断的关于实在事实的判断都带有假设的性质"①。中医的形而上学命题也带有这种假设性质。

从历史年代来看，中医学的理论体系形成于先秦两汉时期，受到先秦诸子百家哲学思想的深刻影响，属于自然哲学的医学模式，既不等于较早的神灵主义医学模式，也不等于更加现代的机械医学模式、生物医学模式。从科学发展的历程来看，一门学科中所包含的形而上学成分越多，它的科学理论就越不成熟。在中医学漫长的发展历程中，尽管越来越重视临床实践经验，但它在根基上仍然脱离不了哲学形而上学之网，"中医临床经验犹如一粒粒珍珠，正是借助于哲学体系编织成理论之网的"。失去了哲学的概念编织，临床经验就是一堆散沙，就是一堆散落的珍珠，无从拾起。需要指出的是，国内有些学者颇费精力地探讨中医学究竟是属于经验医学还是理论医学，甚至是执拗于这两者中的一端②。我认为这种研究思路完全走错了方向、搞错了重点。关键的问题不是中医学的经验性质与理论性质，而是它究竟是何种经验、何种理论，因为任何科学都既有理论基础、理论前提与假设，又有经验基础、证据与实证的，偏离于任何一方面都不可能成为真正的科学。

对于中医的形而上学残余，我们必须一分为二地看待。一方面形而上学理论命题具有启发和指导意义，另一方面又很容易陷入纯粹思辨性的、概

---

① [德] 石里克.普通认识论 [M].李步楼译.北京：商务印书馆，2012：96.
② 李如辉.中医学究竟是"经验医学"还是"理论医学" [J].陕西中医药大学学报，2016，39（5）：4-7.

念演绎的玄学深渊。对此，现代著名物理学家薛定谔有着非常精辟的论述："当我们在知识的道路上迈进的时候，我们必须让形而上学的无形之手从迷雾之中伸出来引导我们，但同时也必须时刻保持警惕，以防止形而上学温柔的诱惑把我们引离正路坠入深渊。或者换种说法，在探求知识的道路上迈进的大军中，形而上学是一支先遣队，它深入情况不明的敌方境内布下前哨。我们不能没有前哨，但我们也知道这些前哨最容易遭到狙击。再打个比方，形而上学并非知识大厦的一部分，而只是建造大厦不可缺少的脚手架。或许我们甚至可以说形而上学在其发展中可以转变为物理学（形而下学）。"[①]形而上学对于中医具有启发意义，但不能像有些学者那样由此走向了极端，认为中医就是"形上之学"，"欲复兴中医，出路就在于形上之思"，"如果疏远了形而上学，疏远了形上之思，是没有其他什么路可走的"[②]。恰恰相反，我认为，要复兴中医，应该走形而下的经验实证之路，而非形而上的玄学之路。

三、直觉神秘主义

中医有"医者，意也"之说法，主张学习中医靠体验、悟性，才能真切地把握其奥秘。这种主张强调的是中医知识的意会性、不可教性、不可言传性，也就是说很难用语言明确地表达出来，只能依靠研习者自己去读经典、悟经典、参临证，在反复的揣摩实践中增长才识。这是中国传统学问的共通之处。很显然，这是一种典型的神秘主义，我把它称之为经验性的直觉神秘

①邢玉瑞.经验、形而上学与中医学[N].浙江中医药大学学报，2010，34（5）：635-638.

②李致重.中医形上之思（一）[J].中医药通报，2006，5（3）：1-4.

主义，因为"神秘主义以为知识由直觉而来"①。神秘主义有很多种，有的"侧重于感情"，"为美的神秘主义"；有的"侧重思想"，"为玄辩的神秘主义"；有的"侧重于意志"，为"伦理的神秘主义"；有的侧重于神启，认为真理只能由"天启"获得，"想从神的启示中解决一切问题"，为宗教的神秘主义。中医侧重于人的悟性、直觉，有点类似于佛教禅宗的顿悟，但这种顿悟又不像禅宗那样拒绝肉欲、拒斥世俗之经验，相反，应该在日常生活经验世界中去体悟、感受、悟透宇宙自然人生之道。此外，中医中存在的"天人感应论"实际上也是神话思维、原始宗教思维的残余，体现的是一种宗教化色彩的神秘主义。神秘主义的最大特点是"超逻辑"，"神秘的体验不是推理所能得的"，"也不是逻辑的论证所能驳难的"，不能说它对，也不能说它不对，它"不是一种证明"，"而是一种要求"，要求你自己去亲身体验便可。

中医依靠直觉构建知识，也可以形成直觉智慧。著名学者楼宇烈指出，"中国文化的主要方面是以直观为基础的"。中医就是这种典型例子，很多人指责中医"缺乏量化的统计，缺乏清晰的定位，缺乏普遍的适用性"，"总希望理出一个条理，可以用理论去说明，用量化去证明"，这种方式实际上是"把中医的根本精神瓦解掉了"。他认为，"中医不是建立在一种理性的基础之上"，"中医在某种程度上是根据感觉，跟着感觉走"。它体现的是一种东方神秘主义，"就是通过直观、直觉、体悟这样的方式，来认识整体性的世界"。必须承认，中医的这种"直觉也是一种智慧，不是说只有理性才是智慧"。中医知识"不是用理性的分析得出来的，而是通过直观、直觉，通

①张东荪.认识论[M].北京：商务印书馆，2011：2.

过实践体悟出来的。不用烦琐的理论去说明，而是用直觉去感受，用眼睛去看、耳朵去听、鼻子去闻、身体去感受，也同样可以。用很简单的语言，就把一个事实描述出来，而这个事实，每个人都可以看到，不一定有很高的理论修养"。其实，"中国人的语言看似模糊，其实是最简便的语言"。并不是说只有理性的才是科学的、可靠的，直观的、直觉的就不科学，必须转变这一观念。中医不是在理性的基础上解读出来的，而是"用一种直观、直觉的精神来解读出来的"，它"注重的不是数据，而是直觉的感受"，"这种直觉不是凭空而来的，是通过经验自己体悟出来的"。虽然"直觉的判断里面是会有错，根据病人自己的感觉也不一定完全对。可是所谓理性的推论，机器的检查就绝对正确吗"？中医表面上看起来"可能没有数据"，"好像显得很模糊，但是在运用上面，应当说中医是非常精确的。中医一定要因人、因时、因地而异，这就是讲求精确"①。

显然，楼宇烈是从中医的文化自信角度来谈这个问题的。的确，我们不能一谈起中医就认为它模糊、不科学，就自我贬低，妄自菲薄。中医有其优势，感性直觉也能够形成智慧，不能盲目地跟在西医后面自惭形秽。不过，需要指出的是，中医并非全然只依靠感性直觉的，中医中有经验主义、理性主义和神秘主义三种不同的思维方式，它们是"互补、结合与统一"的关系，"使得中医原创思维成为一种富含中国哲学智慧的，经得起时间、实践检验的动态、系统、整体的辩证思维"。其中，"取象运数主要是一种经验主义"，"察类、求故、明理的理性思维"是一种理性主义，而"意会心悟的

---

① 楼宇烈.应以直觉智慧建立中医的人文标准[J].中国哲学史，2018（1）：45-51.

灵性思维"则是一种神秘主义，可以说这几个方面是"中医原创思维"的体现，它在"经验—理性的科学主义范式"的层次上加上了"一个神秘主义的'灵性'"。[①]

最后，必须指出，"意会心悟的神秘主义""有滑向唯心主义的'臆想'之弊端"，很多学者都明确地谈到了这一点。例如，清代医家吴鞠通就根本反对"医者意也"的提法，认为这种说法讲不通，医学是一门技艺，而不是所谓的意会，不能单凭意会来揣测。[②]苏东坡对于古代医生"以意用药"的行为进行了激烈的批评，认为这种妄加比附用药的做法好似"儿戏"，即便是偶然应验，也完全经不起推敲和反驳，甚至是极其荒谬的。[③]因此，中医的意会性、直觉神秘主义必须受到"经验主义、理性主义的双重制约"，才能克服其臆想性弊端，这种才能既保证理论的活泼性、灵活性、原创性，又不失去理性的力量。

四、实证精神缺失

以朴素经验主义为基础的中医知识，由于残留了形而上学的成分，表现

---

①程雅君.中医原创思维的哲学意蕴[J].哲学研究，2014（1）：44-49.

②吴鞠通在《医医病书·医字论》中曰："古云：医者，意也。不通之至。医岂可以意而为之哉？凡有巧思者，艺也，非意也。"

③苏轼《东坡志林》载曰："欧阳文忠公尝言：有患疾者，医问其得疾之由，曰：'乘船遇风，惊而得之。'医取多年舵牙为舵工手汗所渍处，刮末杂丹砂、茯神之流，饮之而愈。今本草注别药性论云：'止汗，用麻黄根节及故竹扇为末服之。'文忠因言：'医以意用药多此比，初似儿戏，然或有验，殆未易致诘也。'予因谓公：'以笔墨烧灰饮学者，当治昏惰耶？推此而广之，则饮伯夷之盥水，可以疗贪；食比干之余，可以已佞；舐樊哙之盾，可以治怯；嗅西子之珥，可以疗恶疾矣。'"（苏轼.东坡志林.北京：中华书局，1981：60.）

出较强的直觉神秘主义特征，这必然使得它缺乏现代科学所要求的那种实证精神。提倡实证精神，意味着强调证据，寻找经验或逻辑上的证明，而不是仅仅依靠无根据的想象、猜测来获得结论。实证精神实际上是一种科学精神，在科学的道路上我们尽管可以"大胆假设"，但一定要"小心求证"，这里的求证就是要寻找证明。证明可以是理论逻辑上的，也可以是实践逻辑上的。医学要解决的是疾病问题，疾病问题是一个事实性的经验问题，对事实性的经验问题的解决必然要用经验实证来证明，而不是仅仅依靠"形而上学的逻辑演绎"，经验问题的解决终归是要回归到经验的轨道上来。如果只是建立在"直观性和猜测性基础上"，很容易"流于表面而不深入"，陷入"空泛而不具体"。中医采用"阴阳五行"的形而上学方法，这种路径是"仅凭思辨和想象"，没有经验或实验的证实，所得出的结论就"包上了怪诞的外壳"，得出的结论就"缺乏坚实的科学基础"，甚至根本就是谬误。[①]

中医之所以在近现代以来一直遭到科学主义的围剿，一个很重要的原因便是受到了实证主义的深刻影响，试图以实证的标准来改造中医，这"主要体现在废医存药、用西医验证中医、用科学诠释中医等若干方面"。废医存药论者以余云岫为代表，认为"中医阴阳、五行等理论皆属荒谬，理应废除，中医的一些临床疗效来自人们经验所得的中药，中药可保留之，并以当代的科学方法检验其有效成分、剖析其体内作用过程及其副作用"。[②]中西医汇通派的代表陆渊雷等认为"中医的临床经验丰富且疗效卓著，但理论

---

① 高剑平.古希腊哲学："实体"与"关系"的提出[J].自然辩证法通讯，2010（4）：1-6.

② 司呈泉.余云岫与《废止中医案》[J].中医文献，2008（1）：42-43.

却多为臆想，空泛不足为据"，"西医理论出自试验"，"西医才是科学的医学"，所以主张"用西医理论来验证中医"，"凡符合者属科学，否则即为不科学"。①而恽铁樵则深刻地认识到中西医的本质差异，是两种完全不同的文化背景下产生的两种"独立医学系统"，"西医重视生理解剖、细菌、病理和局部病灶的研究，而中医重'形态'，主'气化'，重视四时五行等自然界变化对疾病的影响"。所以，他主张把实验方法引入中医，"采取西国学说，证诸实地经验"，为中医"验明正身"。②

20世纪末循证医学诞生并引入中国之后，更是对以中医为代表的传统经验医学造成了巨大的冲击。循证医学，本义是指"以证据为基础的医学"，主张医疗决策应该建立在真实可靠的医学证据之上，应用现有的最好的临床研究证据，并且对证据进行严格的分级。临床证据主要来自大样本的随机对照临床试验、系统性评价或荟萃分析，这些证据按照可靠性程度分为五级。循证医学与经验医学有四个方面的主要区别。首先，"评价结果的指标不同"，"循证医学更重视以满意的终点指标为主要评价指标"，而"传统的经验医学更关心疾病、病人的临床表现和实验室指标的改善，以适度疗效指标为主"；其次，"是证据的来源不同，循证医学倡导的是慎重、准确而明智地应用目前所能获得的最佳证据，即临床试验结果"，而"经验医学对证据的来源强调动物实验、实验室研究、零散的临床研究和教科书"；第三，"对研究方法的要求不同，循证医学强调的是采用临床试验方法，对大样本病例

①任宏丽，骏逸山.民国期刊《中国医学月刊》研究[J].辽宁中医药大学学报，2012（12）：53-55.

②杨奕望.恽铁樵事略并医案赏析[J].医古文知识，2005（3）：17-18

进行系统观察和评价"，而经验医学"以个人经验为主，对疗效的研究多属局部小样本"；最后，"对样本量的要求不同，循证医学要求证据的获得是基于大样本、多中心、大规模的临床试验"，而经验医学并不重视大样本，常常由个体化的经验形成案例，或者只是由少数几个医生进行案例研究。[①]显然，在经验证据的可靠性程度上，循证医学远远胜过传统经验医学，更是把传统中医远远地甩在了后面。

需要说明的是，实证精神并不等于实证主义，正如科学精神并不等于科学主义。实证主义是"近现代西方哲学中最具影响力的思想流派之一"，它实际上继承了经验主义传统，认为只有"经验范围之内的知识才是真理"，"科学理论应该从可观察的经验事实出发进行逻辑推导"，它"拒斥无法还原为可观察命题的知识体系如哲学、历史和一些社会科学"，认为这些学科"思辨性太强，远离经验基础，从而不可靠"。[②]对经验科学来说，强调经验实证是合理且必需的要求，但是对于一些非经验的、新的学科来说，不能因为它们没有经验证据的支撑而否认其存在的合理性，逻辑实证主义那种完全"拒斥形而上学"的做法，实际上取消了哲学、文学、历史等人文学科存在的合法性，这样做的恶劣后果便是自然科学的领域和地盘不断壮大，而人文学科的领地却不断萎缩，这便是今日中国大学里传统文科长期普遍地处于弱势地位且不断被边缘化的现状。因此，我们必须反思实证主义带来的负面后果，对于自然科学、社会科学坚持实证精神，但反对由此而推向极端的实证

①刘泰.循证医学与经验医学的区别[J].中西医结合心脑血管病，2006，6（2）：162-164.

②叶兴华，王慧.实证主义思潮对近代中医学术研究的影响[J].南京中医药大学学报，2012，13（1）：25-29.

主义、科学主义，捍卫人文学科生存的合法空间。

五、弱逻辑必然性

中医作为传统经验医学，其所构造的知识在正确性上逻辑必然性较弱。经验医学往往诉诸人的经验判断和归纳总结，而通过归纳所获得的判断不可能是全称判断，它只在经验范围之内具有正确性。况且人的经验带有很强的主观性，很容易出错，或者陷入纯粹的主观想象、臆想或推测。个性化的经验往往容易被人为地夸大。进行语言上的修辞渲染，从而使医者具有一种神乎其神的大师或神医形象，实则是并没有坚实可靠的实质证据作为支撑，是为不可信之表征。

中医的推理主要有模式推理、类比推理和诊断推理三种。其中既有经验的成分，也有理性的成分。模式推理实际上是建立一个抽象的"阴阳五行"思辨模型，将它无限地放大，应用于一切可见的日常经验生活之中。这种推理在本质上是一种纯粹的形而上的逻辑演绎，它的理论正确性并不在于经验实证，而在于抽象的阴阳五行辨证逻辑。形而上学的命题是无法通过经验来验证的，故而阴阳五行的模型推理是超经验的思维模式，就好比是一个思维的框架。如果将这种超经验的模型应用于医学实践，其所得到的结论往往只有或然性，需要经过临床实践检验其正确性。类比推理也是一样，建立在事物之象的相似性基础上的推理也只有逻辑或然性，并且它还容易患下一个严重的错误，那就是错把相关性等于因果必然性，将功能主义的联想视为"绝对真理"。在医学中，必须认真区分相关性和因果性，两个事物是相关的，在功能上具有相似性，并不能得出两者之间有某种必然因果关系。疾病现象的解释需要因果解释而非相关性解释，需要找出导致疾病的真正原因。肝和木之间或许是相关的，但两者之间并没有必然关系，肝病的产生是多种因素造成的，或许与"木"因素相关，但无绝对必然的因果关系。诊断推理也如此，基于临床经验现象的诊断，通过望闻问切来获取病人的疾病信息，且不论信息之完整、准确与否，单就医生个人的行医经验，尚不足以给定一个必然正确的结论。不过，中医的辨证论治在朝着这种逻辑必然性迈进，通过临床实践来检验或者作出判断，"从而最大限度地克服类比推理'求同'的弊端，在'相似性'中兼顾'差异性'"①。辨证是因人、因时、因地而异的，照顾到每个个体的差异性，它不提倡某种普遍适用的"通用药物"，正是在这种个体化的差异寻求中它才不断地逼近"必然性真理"。

①马子密，贾春华.取象比类：中国式隐喻认知模式[J].世界科学技术：中医药现代化，2012，14(5)：2082-2086.

第五章
中医的科学性问题及其重构

　　中医究竟是不是科学？如果是，它是什么科学？中医知识表达了何种真理？它的真理性如何得到证明？传统的中医如何适应现代化的发展趋势，这些都是思考中医需要解决的当代难题，可以归结为中医自身的"疑难杂症"。对于这个病证，实际上中国人在思考与斗争中摸索了百余年的历史。无论是"废医派"还是"挺医派"都站在各自的立场表达了自己对于传统中医的看法。中医之争的话语裹挟了太多的政治、意识形态色彩，其中也夹杂了不少非理性的情绪化宣泄与表达。从医学思想史来看，"五四"是一道分水岭，它是"中国人医学观嬗变的节点"，从那个时代开始，医学的整体生态发生了巨变，"发生坐标式漂移"，"医学彻底投入赛先生怀中，成为科学的医学，技术的医学"，不断地被对象化、技术化、物象化。"五四"以来，中医遭遇了极其坎坷的历史命运，它不断被"知识界质疑、批判，甚至抛弃"，中医和西医力量对比的格局大为改观。①中医进入了由强到弱的历史轨道，一直到今天西医无论是在数量规模还是整体质量水平上，都占据了绝对的上风，为

①王一方."五四"与医学[J].读书，2019（9）：54-61.

此党中央、国务院才需要出台政策促进"中西医并重"的发展模式。

　　谈论中医的科学性问题，必须以理性、建设性的方式来进行，不能沦为"饭桌"上的非理性"讥讽、谩骂"，那种"只顾放逐意气"的方式或许能吸引眼球，但它只是一种"情绪化的发泄与围观"，谈不上任何"学理辨析的批评"。中医常常成为饭桌上的"绝交话题"，在拥护派与废止派之间常常形同水火，"新与旧，传统与现代，科学与迷信，进化与退化，激进与保守，真理的唯一性与相对论，似乎高下立判，其实并没有那么简单"，中医的复杂性背后恰恰隐含了很多现代性的深刻议题，包括"开放与自主，文明互鉴与文化自信，民族主义与科学主义，文化的多样性与多元化，思想偏激与学术兼容，古为今用与洋为中用，传统文化中的精华与糟粕、玄观与玄妙，哲学上的实在论与现象学、实证主义与存在主义，医学中的科学性与人文性、技术与人性张力"等。①因此，"评判中医药学需要科学与理性的精神"，拒绝"情绪化的东西"，不能以恶意的谩骂或者人身攻击替代真正的学术批评。②

---

　　①王一方.饭桌上的中医与思想史上的中医——如何开启理性、建设性的中医批评[J].读书，2018（2）：3-11.
　　②罗根海.评判中医药学需要科学与理性精神[J].中南大学学报（社会科学版），2007，13（1）：14-15.

第一节　科学的判定标准：现代科学哲学理论

一、实证主义

实证主义是一种经典的科学哲学理论。它是有关什么是"知识"、什么是"科学"的一种规范性态度。它提供的是一套有关人类认识活动的评价规则和标准，清楚地划分在我们对世界的所有陈述中，即究竟哪些属于知识的范围，哪些又不属于知识的范围。一般认为，实证主义思想起源于19世纪法国哲学家孔德的"实证哲学"，他们"将黑格尔的思辨哲学体系作为批判的对象"，以此来清算"黑格尔自然哲学体系的诸多弊端"。①但也有学者指出，"古希腊斯多亚学派的怀疑论提出的一种现象主义观点应当被看作实证主义的雏形"，之后又在"17世纪开始呈现最初形态"，并且与机械论的哲学思想有着密切的关系。休谟在西方实证主义思想的形成过程中起了重要的作用，甚至有学者认为他是"实证主义哲学的真正鼻祖"。②在19世纪实证主义哲学的基础上，20世纪20年代产生了逻辑实证主义思潮。"如果说实证主义是经典物理学的产物，那么逻辑实证主义则是以相对论为核心的现代物

①王姝彦.回望与反思：实证主义之于科学哲学的影响[J].晋阳学刊，2015(6)：11-16.

②江怡.什么是实证主义：对它的一种史前史考察[J].云南大学学报（社会科学版），2003，2（5）：58-63.

理学的产物"①。逻辑实证主义者以维也纳学派为中心，其响亮的口号是"拒斥形而上学"，主张用经验证实原则作为判定科学知识的标准，以一种新的视角掀起了一场深刻的哲学革命。

概括地说，逻辑实证主义的思想主要有四个方面。第一，在科学判断的依据方面，认为可以证实的命题才有意义，才属于科学命题。如果一个命题在经验中找不到依据，不能得到证实，那么就是无意义的命题，就应该予以拒斥。形而上学命题就属于这类无意义的非科学命题，因为它不能得到经验证明。当然，经验证明的真理具有或然性，被证实的可能性越大、次数越多，就越科学、越有真理性。第二，在科学产生的逻辑方法上，它认为科学知识和理论是通过经验归纳得出来的，在经验观察的基础上形成术语、概念和理论，这在本质上是一种归纳主义。第三，在科学观上，它属于一种科学静力学，从"肯定方面看待科学"，"注重从科学与形而上学的区别研究科学的特点"，"不关心科学理论产生和发展的过程"。第四，在认识论上，逻辑实证主义是经验论的哲学，认为科学知识起源于经验观察，是对经验的归纳总结；一个理论是否科学的判断标准还是要用经验来检验；并且科学知识的内容还是经验，除此之外都属于形而上学。②总之，逻辑实证主义反对形而上学，崇尚科学理性，强调经验实证型的知识，以自然科学作为知识的典型样式，不承认除此之外的其他类型的"知识范式"。

按照逻辑实证主义的观点，中医的一些基本理论显然属于非科学。我们

---

①范振杰.对逻辑实证主义"拒斥形而上学"的批判[J].学术交流，2006（11）：15-17.

②官玉宽.论证实原则与证伪原则的对立——在逻辑实证主义和波普尔之间[J].科学技术与辩证法，2001，18（6）：25-29.

在前文中已经论述了中医缺乏实证精神，它的理论体系中存在着大量的循环论证，是一个"富有整体观和辨证性的理论体系"，而不是一个经验实证性的理论体系。它"缺乏对观念和概念的精确界说和细密分析"，在表述上存在着不精确、不清晰的毛病。它的很多概念（如五脏六腑、藏象、经络等）是功能性的，不能完全还原为纯粹记录语言的观察词汇，不能与实证原则相吻合，无法得到首尾一贯的清晰说明[①]。例如，"尿液的生成与排泄依赖于肾中精气的蒸腾气化"，要检验这个命题的真实性，就需要明确"肾""精气""蒸腾气化"这些概念的含义，然而，"精气"看不见摸不着，"蒸腾气化"在大自然中尚且可以观察，但是在人体之中该如何寻找其踪迹呢？故此，这个陈述在实践上根本无法得到经验检验，因而不是一个有意义的科学命题。

然而，我们应该看到逻辑实证主义的一些主张存在问题。科学的命题需要经过经验的检验，这对于经验科学而言是极其合理的主张。但是由此而推断出一切非经验的形而上学命题都是没有意义的，这就犯了"扩大化"的谬误。数学中的定理和公理是纯理性的科学知识，它们是不能被经验证实的，但是它们却可以通过理性的逻辑演算来证明，不能说它们就是没有意义的。同样，哲学的命题基本上都是非经验性的表述，不能得到经验证实，不能由此就否认了哲学存在的意义和价值。事实上，很多形而上学的命题表达的是对人类终极关怀的思索，闪烁着人类智慧的光芒。并且逻辑实证主义自身也预设了一个形而上学的前提：客观世界是可以被人类所认识的，是可以得到经验证实的。这样一个前提自身也需要得到哲学的辩护。

---

①赵伟.广义科学哲学视野中医本性分析[D].华中科技大学博士学位论文，2011：64-66.

逻辑实证主义除了拒斥形而上学之外，还根据"可证实原则"连带驱逐了价值问题。它断言，"价值判断只是情感的表达，它无真假可言，因而不可能得到理性的辩护和证明"。其理由主要是三点：一是"价值表达是纯粹的喊叫"，"不包含任何命题"，因而不可证实；二是"价值判断表达的是情感和欲望"，"而情感和欲望是主观的任意的"，因而也是不可证实的；三是"价值判断不包含任何可以得到经验证明的命题"，因而是不可证实的。20世纪美国哲学家杜威对此进行了分析和批判。他认为，价值表达事实上可以转换成对社会行动、行动情景、行动情境、支配行动的态度和人们行动"所期待的结果"的研究，很显然这些都是"可以得到经验支持和经验证实的研究"。关于情感和欲望的可证实性问题，杜威认为，情感、欲望产生于特定的社会情景之中，对它们的评价不是抽象的，而是与特定的情景条件相关的，情感和欲望的"驱动""发生于公共的可观察世界"，"具有可观察的状态和结果"。关于评价判断的可证实性问题，杜威认为，人的"行动是评价判断的直接目标"，而"关于这种行动的价值的判断是建立在一系列非价值的事实分析基础上的"，它有着充分的数据和理性基础。人类的价值判断有一个等级序列，对于终极价值判断，杜威认为它是一个"预测性判断"，"预测的是一种可能产生的结果"，而这是可以得到经验检验的。只不过这种经验证实是有限度的，我们需要通过行动和反思来不断修正和验证我们的价值判断。[1]

总之，实证主义作为一种经典的科学哲学理论在20世纪具有广泛的影响力，它代表了一种崇尚科学理性和经验实证的坚强立场，但是它的理论存

---

[1]冯平.价值判断的可证实性——杜威对逻辑实证主义反价值理论的批判[J].复旦学报（社会科学版），2006（5）：112-119.

在着一些明显的缺陷，它的某些激进的主张是我们无法接受的。单纯从逻辑实证主义的角度来否认中医属于科学，这一点仍然是不充分的。且不论实证主义自身存在的问题，我们将看到，除了实证主义之外，还存在着其他诸多的经典科学哲学理论，这些理论将表明可证实性并不能成为一个绝对的科学评价标准。

二、证伪主义

科学哲学家波普尔在批判逻辑实证主义方法论的基础上提出了证伪主义理论。在他看来，实证主义的科学划界标准是不能成立的，因为它使用的是归纳法，试图通过经验观察来获得知识，但是这种归纳逻辑有着无法克服的困难，那就是经验归纳的或然性，它不可能从单个经验的单称陈述中得到普遍的科学结论，并且反过来也不可能由有限的单称陈述来证明无限的全称陈述。波普尔主张与"可证实性"相反的"可证伪性"科学划界标准，可以大胆地提出理论假设和猜想，然后尽其所能地反驳该理论的错误，去证伪它。科学知识的增长就是这样一个不断猜想和反驳的过程。"科学理论并不是观察的汇总，而是我们的发明——大胆提出来准备加以试探的猜想，如果和观察不合就清除掉。"[1]

波普尔的证伪主义方法是一种"经验的批判性检验"。它实际上有一个理论前提，那就是所有的科学知识都是"易错的猜想和假设"，为了排除错误就必须进行经验性的证伪检验。可证伪性提供了一个科学划界标准，"只

---

[1][英]波普尔.猜想与反驳[M].上海：上海译文出版社，1986：85.

有逻辑上可证伪的理论才是科学的，否则，它就是非科学。"①证伪主义具有与实证主义不同的特点，在科学知识的判断依据上主张否证论，认为可证伪的命题才是科学命题；在科学方法上主张演绎法，认为科学理论产生于演绎推理；在科学观上，属于一种科学动力学，主张从科学自身的发展来研究科学；在认识论上，倾向于唯理论而非经验论。②

显然，波普尔完全否定了归纳逻辑，崇尚演绎逻辑，在这个过程中将证伪的方法推向了极致，这实际上是"从一个极端走向了另一个极端"③。他太看重否定后件式的假言推理的作用，把它看成逻辑分析的唯一形式，只是单纯地从证伪的角度来理解经验证据和理论假设之间的关系。这种方法论中存在一种"挥之不去的约定主义悖论"：一方面，约定主义者会提出"特设性假设"来保护其理论免遭证伪，波普尔就必须将可证伪性的方法论原则贯彻到底，因为"避免约定主义的唯一方法"就是"不用它的方法"；另一方面，既然经验观察是易错的、不可靠的，依靠这种不可靠的经验去证伪理论，这存在明显的困难和矛盾，所以波普尔不得不又采用某种约定主义的方法来确保经验观察陈述的可靠性，那就是诉诸科学家主体间的约定。④

证伪主义的方法存在一些明显的问题。第一，证伪方法对于那些概率性

①王荣江.波普尔证伪主义方法论批判[J].科学技术与辩证法，2000，17（6）：22-25.

②宫玉宽.论证实原则与证伪原则的对立——在逻辑实证主义和波普尔之间[J].科学技术与辩证法，2001，18（6）：25-29.

③成素梅.波普尔的证伪方法与非充分决定性论题[J].自然辩证法研究，2003，19（1）：15-19.

④王荣江.波普尔证伪主义方法论批判[J].科学技术与辩证法，2000，17（6）：22-25.

陈述是无效的，在医学和日常生活中存在着大量的概率描述，它表达的只是一种概念的大小，并不是某个单一事件在经验上的确定性。第二，事实上在科学中存在一些不可证伪的原理，如能量守恒定律，它怎么被反驳呢？但它确实是科学理论。第三，波普尔提出的"证伪度"概念是基于过去先前的经验基础，它实际上隐含了某种归纳的成分，这就与其理论出现了逻辑上的不一致。并且事实上"证伪度"在实践中没有明显的可操作性。[①]第四，按照证伪主义，中医的一些理论概念超越了经验，既无法用经验予以证实，也无法用经验来证伪之，按照这种理论它就不属于科学。但是这些概念在中医理论体系中仍然是有意义的，不能因为无法否证就予以绝对拒斥。

不过，波普尔证伪主义理论给我们的启示意义在于它所倡导的"问题意识"和科学探索精神。在科学中坚持证伪主义的方法，能够使得我们始终处在"一种特定的问题情景之中"，提出一个猜想，然后设法去反驳，这种解决方案是"尝试性的"，各种相互竞争的理论都得到了讨论、比较和批判，以发现它们存在的缺陷。[②]

三、历史主义

20 世纪 60 至 70 年代，历史主义科学哲学学派形成，西方科学哲学实现了从"逻辑主义"到"历史主义"的转向。历史主义的科学观扭转了实证主义和证伪主义的"纯逻辑"而"无历史"的局面。我们已经看到，无论是实

---

① 成素梅.波普尔的证伪方法与非充分决定性论题[J].自然辩证法研究，2003，19（1）：15-19.

② ［英］波普尔.波普尔思想自述[M].上海：上海译文出版社，1988：116.

证主义还是证伪主义都是从归纳逻辑或者演绎逻辑出发的，只考虑经验观察的效力——要么是去证实的效力，要么是去证伪的效力。这就仿佛造成了一种科学只有逻辑的假象，科学只是纯粹的人类理性运用于经验而得出的某种结果产物，至于这种科学知识在具体的语境中究竟是如何产生的，它是不关心的，甚至是完全漠视。

历史主义的代表人物是著名科学哲学家托马斯·库恩。他改变了经典科学哲学的逻辑进路，强调科学哲学的"社会历史思维"，主张"将人的行为或科学理论置于具体的时空环境或一定的社会历史条件下来分析和理解"，这一做法消解了实证主义和证伪主义的"逻辑思维"。①他从历史的角度系统考察了科学发展的历程，重点研究了科学革命实际上是如何发生的。他在《科学革命的结构》一书中论证了科学的历史实际上是一系列的革命性转变，它常常是以新的理论框架或"范式"来取代旧有的理论框架，这就是所谓的"科学革命"。科学革命并不是单一历史事件或"判决性检验"造成的，而是经历了相当漫长的历史过程。在科学革命之前，科学家通常是在"常规科学"的既定范式内展开工作，已有的现存理论框架被毫无疑问地接受下来。②科学家如果发现与既有范式不一样的反常结果，常常是去修正自己的实验、检查自己的实验数据是否出错，而不是去质疑范式的正确性。只有当大量的反常实验数据出现，积累了很多未解的难题，才有可能推翻既有的范式，产生科学革命。这种革命性的范式转换是科学界的一种社会性变化，它是科学

①闻凤兰.论西方科学哲学从逻辑主义到历史主义转向的深层逻辑[J].社会科学战线，2015（7）：21-25.

②[美]托马斯·库恩.科学革命的结构[M].金吾伦，胡新和译.北京：北京大学出版社，2003：25.

共同体成员产生信念变化的共同结果，有着其特定的时代背景和社会历史环境，甚至与当时的意识形态、哲学思想等有着密切的关系。

库恩的理论研究引发了科学哲学的历史转向。他身兼历史学家和科学哲学家的双重身份，这使得他的观念"看起来部分像历史、部分像哲学"，这使得他像是"欧洲派的史学家""美国味的哲学家"。库恩的思想实际上体现了科学哲学和科学史的复杂关系，逻辑实证主义和证伪主义由于忽视了科学的历史维度而把哲学与历史的关系简单化了。库恩的范式理论展示了科学发展历程中复杂的、动态的、社会化的变化形象，也揭示了历史与哲学之间复杂的辩证关系。①从科学哲学的角度来看，库恩的独特之处在于他并没有从纯粹逻辑的角度来构想一种衡量科学知识的万能尺度，而是从科学史的真实案例中来解释科学内部的结构变迁，他的范式理论赋予了科学发展以新的时代内涵，为科学哲学加入了少有的历史元素。

按照库恩的范式理论，中医应该属于不同于西医的另一种科学范式。科学范式意味着一套系统性的观念和社会组合，它包括科学共同体所使用的基本概念，用以学术交流的共同语言、话语体系、理论体系和学科体系，共同遵循的一些方法论原则，以及代表该学科的经典著作、教科书、学术刊物、科学成就等。不同的学科的学术范式有所不同，而同一学科的两个不同范式意味着两个不同的学术流派。据此，我们发现中医和西医是两种不同的疾病诠释系统，西医建立在解剖学、生理学基础上，而中医是建立在功能的基础上，对疾病采取平衡论而非实体论的解释方式。并且，中医和西医在本体论

①王荣江.库恩与科学史[J].自然辩证法通讯，2016，38(5)：128-134.

上存在着巨大的差异，中医坚持的气本论，构建的气—阴阳—五行的理论体系；而西医坚持的原子论、实体论，构建的是微观形态的分子、DNA结构。更重要的是，中医和西医在方法论上也存在本质性的差异，中医采用经验方式，以取象比类来获得知识、扩展知识；而西医采用实验方式，以归纳法、演绎法来获取新知。由此看来，中医有着自身独特的理论范式，不能因为它这种范式的不同就否认了它的科学性。事实上，中医属于古代科学的范式，不同于现代科学的范式，不能以现代科学、现代医学来否认中医范式的合理性、合法性。

历史主义的视角告诉我们，研究科学不能忽视历史，不能完全成为抽象的"去历史化"产物。虽然，历史悠久不能证明一门理论的科学性，但是不能由此否认了科学本身所产生的历史语境。确实，中医的历史悠久不能证明它的理论正确性，但是一门学科如果存在如此之长的时间，难道其中就没有一点的合理性吗？难道漫长的历史长河中，这么多人都是傻瓜，以至于去相信一个完全荒谬的理论？如果是一时之错还可以理解，但是一个东西不可能在这么长的时间内骗过所有人。中医被中国人相信和接受达几千多年之久，并且长久以来被用于临床实践，如果一点治病的效果都没有，深受实用主义之"毒"的中国人怎么可能深信不疑呢？看来，中医确实有着其存在的合理性、有效性，不可能完全错误荒谬。

四、科学知识社会学

科学知识社会兴起于20世纪70年代，主张从社会学的进路来研究科学知识。SSK主要从两个方面对经典的科学哲学理论发起了挑战。一个是它"突破了经典科学哲学在认识论上设置的禁区",主张"把科学的人类和社会维度置于首要地位",认为"科学知识的生产、评价和使用受制于人类力量的约束"。在他们看来,科学知识并非是科学家们发现的"客观事实",而是在特定社会环境条件下产生的"被集体接受的信念系统",简单地说它是被科学家所建构出来的。另一个是它拒绝经典科学哲学的抽象思辨、客观性、真理普遍性等概念话语,科学知识的本性不能诉诸先验的理性思辨,而只能求助于经验性的观察和描述。①

(一)强纲领

科学知识社会学的爱丁堡学派主张一种"强纲领"。强纲领之"强"意味着对科学知识的解释中社会因素是首要的、决定性的,他们对科学合理性问题采取了相对主义策略,通过历史考察发现科学知识所谓"正确"或"错误"的原因包括了社会、政治和文化等因素,认为"不同的文化情景会导致不同的科学合理性"。据此,所有的人类知识(包括自然科学和社会科学知识)都是社会建构起来的,它们无非是一些信念系统,这些信念都是由社会决定的,是在特定的社会情境中由科学共同体共同协商的结果。时代不同、社会不同、民族不同,他们所产生和拥有的知识便不同。按照经典科学哲学理论,地心说是错误的,日心说是正确的;燃素说是错误的,氧化说是正确的。但是按照强纲领,这些知识信念都是有原因的,在追问这些原因时不应该有任何偏见,而应该公平无偏、一视同仁地看待科学史上的这些"正确"

①赵伟.广义科学哲学视野中医本性分析[D].华中科技大学博士学位论文,2011:81.

或"错误"的理论。

按照强纲领理论，我们不能简单地说中医不科学、西医科学。中医虽然不满足证实或证伪的经典判断标准，但是它是在中国传统文化语境中产生的，有着自己独特的文化背景，不同于西医的医学模式。每个文化都有其存在的合理性，都应处于相同的地位，不存在谁好谁坏的问题。所以，在强纲领标准下，中医和西医的地位是一样的，不存在谁比谁更优越、更科学的问题，它们都是合理的医学范式。除了文化语境的差异，中医和西医实际上存在着强纲领所说的利益问题。科学知识信念总是与科学家、科学家共同体、社会阶级或其他利益集团的某种利益相关，甚至是各种利益斗争或平衡的结果，这些包括政治利益、经济利益、宗教利益、职业利益、专业利益等。近百年来，中西医之争表面上看起来是"知识之争"，但本质上是"利益之争"，是中医和西医在现代化进程中相互争夺地盘、话语权、经济利益、社会利益、政治利益、文化利益等诸多利益的"残酷搏斗"，他们各自从自身的信念出发，结成统一战线联盟，与对手展开论战和博弈，进行"你死我活"的殊死较量，争夺知识的霸权地位，从而捍卫自身集团的利益。①

（二）建构主义

科学知识社会学中还有一种建构主义的流派。建构主义的SSK不像强纲领那样有特定的文本作为方法论指南，他们彼此之间存在一种家族相似。汉兹指出，建构主义有一些明显的特征。一是它包含了对科学实践的具体详细

①赵伟.广义科学哲学视野中医本性分析[D].华中科技大学博士学位论文，2011：88.

研究，不像强纲领那样关注方法论，也不从严格的先验开始。二是它的研究是微观的、具体的，定位于科学知识生产的某个特定案例或场景，比如一个实验室、仪器或者实验结果等。三是注重人类学的实地调查，亲自参与观察，科学被看作是"包含真实主体在真实时间当中从事真实的研究过程"。四是它认为科学知识是可争议的、可磋商的结果，是在具体的社会制度环境中相互竞争和讨论的结果，具有很大的偶然性，且对环境极其敏感。五是它认为科学知识不是被科学家"发现"的，而是被科学家"建构""创造"出来的，自然在科学知识的创造过程中很少或基本不起作用。六是它认为"科学是一种社会环境"，科学家"主体在其中工作、相互影响、彼此磋商并最终形成科学知识的世界"。

根据建构主义的观点，中医显然是科学。因为任何知识都不是绝对的，都是相对的，都无法摆脱社会因素的影响，都有特定的历史地域性。科学知识实际上是一种社会建构，代表的是一种科学共同体的基本信念。中医是在中国传统文化中产生的，而西医则是西方文化中产生的，两者都是"地方性知识"，都有存在的合理价值，在地位上是平等的。西医之所以在现代社会中成为一种全球化的、普遍化的"知识样式"，这是与欧洲的殖民扩张和现代化进程密切相关的，这种扩张实际上"把世界变为欧洲科学的一个实验室"。①在这种扩张的过程中把西方医学强行植入殖民地，对殖民地国家的医学进行入侵、干涉、霸权，甚至予以消灭。这样，西医就在权力的手腕下被打扮成全球性知识，掩盖了其地方性知识的本来面目，是对知识公共性、

① 连冬花.中医是科学：社会建构论的视角[J].学术论坛，2007（4）：32-35.

普遍性的夸大。相反，中医在西医的强权之下，只能不断地萎缩、苟延残喘，艰难地生存于夹缝之中。但无论如何，中医经历了百余年风雨沧桑，终于顽强地生存下来，这表明是中国人所接受的一种知识信念，具有其存在的理论价值和实践意义，是一种"地方性知识"的科学样式。地方性知识观是一种批判普遍性知识观的哲学观念和话语武器。^①地方性知识并不等于当地性知识，并不意味着它没有普遍性，越是民族的，就越是世界的。中医的地方性、民族性特征也将随着全球化、现代化的进程走向世界，随着"一带一路"的传播发展必将造福整个人类。方舟子等人将中医视为"伪科学"，站在西医和西方科学的立场来批判中医，这是典型的欧洲中心主义和科学主义。这种做法将西医奉为神明，认为西医是唯一的医学标准，只有产生于欧美的医学才是科学。这种观点不仅是错误的，而且是极端片面的科学主义，完全无视医学的社会语境，无视中医存在的合理性、合法性。

社会建构论实际上为我们敞开了一个全新的看待科学和医学的视角。虽然它在一定程度上片面夸大了权力、利益、社会因素在科学知识生产中的作用，但是恰如其分地指出了科学活动、科学知识的地方性、情景性、文化依赖性。它要求我们承认不同民族、不同国家的文化差异性，不同医学范式存在的合理性，进而以一种求同存异的包容态度和胸怀来接受多元文化并存的现实世界。医学也属于一种人类文化，不同的医学样式本没有好坏之分，不能将一种文化标准强加于其他的文化之上。文化霸权主义是我们这个时代应当予以坚决拒斥的，文明的包容互鉴是时代发展的历史潮流。

---

①吴彤，张姝艳.从地方性知识的视域看中医学[J].中国中医基础医学，2008，14（7）：540-544.

更进一步地说，科学实际上是有一定的文化依赖性的。科学不是凭空产生的，它的产生和发展需要一定的物质生产生活条件，以及一定的哲学、社会和文化基础的，并且一定是与特定时代的意识形态和价值观相适应的。没有所谓抽象的绝对的普遍的科学。自然科学是研究"普适的自然规律"，它确实"没有国界"，但不能因此就认为医学"不具有民族、文化属性"。[1]西方医学恰恰是建立在还原论、原子论、机械论、生物主义、理性主义等西方哲学观念基础上的，只有在西方机械唯物主义的基础上才会产生有些哲学家所宣称的"人是机器"的论调。方舟子宣称"现代医学是一门不具有民族、文化属性的科学"，这种观点是典型的"科学主义"，它忽略了西方医学的发展历程，罔顾历史事实。现代医学怎么可能没有民族文化属性呢？恰恰相反，在这种客观事实的医学背后，恰恰隐藏着某种看不见的文化背景和哲学观念。

这里需要澄清科学与信仰的关系。方舟子认为，"科学与信仰无关"。事实上，相信科学而不是宗教信仰，认为科学是万能的，这本身就是一种信仰，可以称之为"科学教"。科学追求普遍的有效性，这一点不假。物理定律、化学定律等，不管你信不信，它都是客观存在的，你信也灵、不信也灵。但是，医学不一样，医学治疗中有心理的成分，也有医学心理学这门学科，它表明一个人的心理因素是影响健康与疾病治疗的主要因素之一，虽然不是绝对唯一的因素。所以，对于医学而言，信不信还真是能够影响到治疗效果的，所以"信则灵"在一定程度上是存在的，不能如方舟子那样将信仰的心理因素完全予以排除，至少在医学中是这样。

---

① 方舟子.批评中医[M].北京：中国协和医科大学出版社，2007：16.

第二节　中医究竟是何种科学

一、中医是古代已有之科学

习近平总书记强调指出，中医药学是古代科学的"瑰宝"，是打开中华文明宝库的"钥匙"。这一论断非常精准地高度概括了中医的科学属性、历史特点和时代方位。中医学是古代科学，而不是现代科学，是几千年前产生的科学成就，是中华民族对于人类社会知识的独特贡献。

将中医的属性定位为古代科学，这是从广义上来理解科学概念的。"中医学不是严格意义的科学，而是宽泛意义的科学；不是现代科学，而是传统科学；不是公理论科学，而是模型论科学。"[①]狭义的、严格意义的科学是指现代自然科学，它是17世纪的科学革命之后才有的，按照这种现代自然科学的基本要求，必须符合实验验证、数学描述和逻辑推理的要求，主张科学的知识和理论应该具有客观性、可重复性、精确性、可验证性、可证伪性等特点[②]。按照这些规定性要求，不只是中医不属于科学，连古代西方（如古希腊时代）也没有科学。显然，强行以近现代的科学观来评判与核准古代的一切知识学问，不仅是有失公允，而且显然是不尊重历史事实的。科学的形态

①张其成.中医五行新探[M].北京：中国中医药出版社，2017：153.
②张其成.中医生命哲学[M].北京：中国中医药出版社，2016：20.

不是唯一的，不是说只有西方科学才是科学，中国古代的科学也是科学，只不过它是不同于西方科学的另一种形态。没有古代各个学科的知识奠基，没有古希腊时代的理性主义和自然哲学作为基础，近代的科学发展和历史性突破怎么可能突然产生呢？以今日之科学来否认历史之成绩，这是"数典忘祖"的表现，是"厚今薄古"的"胆大妄为"，本身就是不科学的态度。正确的、科学的态度是实事求是地看待中医、研究中医、发展中医，承认其弱点和不足，弘扬其优势和特色，在新时代不断推动中医药的振兴。

将中医的属性定位为古代科学，这意味着它从时间和历史方位上提供的是一种前现代的传统知识。按照通行的医学史研究成果，古今中外的医学发展实际上经历了"三个时代、五种医学模式"，即"经验医学时代、实验医学时代、整体（系统医学）时代"，以及神灵主义医学模式、自然哲学医学模式、机械论医学模式、生物医学模式、生物—心理—社会医学模式[1]。按照这种划分，中医很显然属于经验医学时代的自然哲学医学模式，它不可能超越时代、跨越时空直接进入到20世纪的生物医学时代，更不可能按照生物医学的模式来建构自身的理论体系，它只能构建属于那个时代的自然哲学的医学模式，在阴阳五行的哲学框架内思考生命的本质、疾病的预防和治疗等医学知识。事实上，在历史给定的时空条件下，中医实际上用足了自身所能够利用的一切理论、哲学与文化资源，创建了属于那个时代令人瞩目，乃至叹为观止的经验医学成就。站在人类知识发展的历史长河中，我们能够找到中医的时空坐标，以及它绵延不绝发展的历史渊源和不竭动力。

---

[1] 张其成.中医五行新探[M].北京：中国中医药出版社，2017：162.

总之，中医是中华民族为人类提供的另一种不同于西方科学的医学范式，它是"中国传统科学的重要组成部分"，是中国传统科学中唯一还沿用至今的学科，可见其具有非常顽强的生命力。中医是一种宽泛意义上的科学。我们应该敢于承认中医不同于严格意义上的科学，不同于现代自然科学。即便是西医，也不同于其他的自然科学。中国传统科学有其特点，李约瑟博士都承认中国古代有科学，只不过它是经验性的准科学、前科学。中国传统科学主要有数学、天学、地学、农学、医学等五大门类，它们以先秦时期的哲学为基础，形成了自己独特的、区别于西方科学的范式①。

二、中医是经验医学

中医属于经验医学，提供的是经验主义的知识。这一点是毋庸置疑的，我们已经在前文详细论述过中医的经验特征。有些反对中医的人士如方舟子批评中医，说"中医主流历来是看不起经验的，鄙视建立在经验基础之上的民间偏方、验方"，这种论调显然是不符合历史事实的。事实上，厉害的中医大家都是非常重视临床经验的总结和积累，通过给病人看病来寻找治病的良方，这可以说是中医不断传承和发展的立命基础。方舟子还指出，"中医理论基本上并非经验的积累，而是建立在阴阳五行相生相克的玄学基础上的臆想，并根据这套臆想来诊断、处方"②。阴阳五行是抽象的哲学不假，但是它只是指导医学实践的一种理论，它一来有着其经验性的基础，并非

①张其成.中医文化精神[M].北京：中国中医药出版社，2016：62.
②方舟子.批评中医[M].北京：中国协和医科大学出版社，2007：17.

完全是"臆想",虽然我们不否认中医典籍中确实有一些臆想出来的荒谬结论①,但不能由此而得出中医完全是"臆想"的极端片面化的结论;二来它只是一种指导性的原则,医学的诊断和处方并非全部建立在阴阳五行基础上的纯粹概念的逻辑演绎,而是有着大量的经验基础与实证作为支撑。任何经验观察和实证都有着其理论的前提,在科学中并没有纯粹的经验观察,"所谓的'不偏不倚'的、没有任何前提条件的中立观察实际上是不存在的。观察的结果要靠句子来表达,每个观察起码事先便受到使句子得以真实的条件的限制"②。

这里,我们有必要再度澄清科学中的经验与先验、实践与理论之间的关系。人们之所以攻击中医,一个最主要的攻击点就是中医理论的哲学性、玄学性、非经验性特征,阴阳五行的理论看起来是一种超越了经验的先验陈述,无法用经验来检验。但是,对科学的哲学研究表明,"科学中的每门学科都含有先验陈述,这类陈述的有效性是该门学科得以成立发展的前提,我们无法通过经验检验它们是否正确。这类陈述通常是以'惯例''公理''规则'的形式出现。也就是说,它们是(人为的)规定"。如此看来,阴阳五行理论是中医的惯例、公理与规则,是人们为了发展中医知识所作的人为规定,就相当于一套事先约定俗成的"语法规则",这就相当于物理学中牛顿

---

① 例如,李时珍的《本草纲目》中存在着一些"天人感应论"的谬论,对"立春雨水"的"主治"解释中说"夫妻同时各饮一杯后,同房,就会有孕",这是"取这种雨水资始发育万物之义"。但不能因为这些"不科学"的"荒谬"结论而全盘否定《本草纲目》,正确的态度是"取其精华,弃其糟粕"。李时珍.本草纲目(白话手绘彩图典藏本)[M].倪泰一、李智谋编译.南京:江苏人民出版社,2011:67.

② [德]汉斯·波赛尔.科学:什么是科学[M].李文潮译.上海:上海三联书店,2002:20.

力学的公理，数学中2+2=4之类的先验陈述。正是基于这些先验陈述，才可能将零散的经验、散落的珍珠串联起来，形成系统化的理论体系，构建成可以学习与传授的知识。

我们还应该注意"经验医学"和"经验科学"是两个不同的概念。经验本身虽然不是科学，单凭经验是不能形成科学的，但是所有自然科学都是建立在经验基础上的，从经验中是可以进行归纳，得出某个有效的结论，然后通过经验来证明或证伪。所以，经验科学的说法并非是像方舟子所说的那样没有意义、"不科学"[1]，而是有着其一定的理论意义。

三、中医的解释系统

中医知识是一个解释系统。在这个系统内，中医能够得到完满的解释和论证，从而形成了一个较为封闭的知识系统。事实上，任何学科都是一个知识系统。"科学并非事实的简单堆积"，而是要提供"系统性的解释"，"这是科学与神话的根本区别"，因为神话只是故事的叙述，并没有系统化的理性解释。[2]"科学就是一个完整的知识体系，各个学科都相互联系、统一在一起，不存在一个与其他学科都无联系、甚至相互冲突的独立科学学科。"[3]中医的理论体系产生于两千多年前，在那时候还没有现代生物学、物理学、化学，更别说是细胞学说、基因理论等，故而传统中医"与现代医学不兼容"，与"生物、化学、物理学不兼容"是非常正常的现象，怎么能够强求两千年

---

[1]方舟子.批评中医[M].北京：中国协和医科大学出版社，2007：16.

[2][德]汉斯·波赛尔.科学：什么是科学[M].李文潮译.上海：上海三联书店，2002：29.

[3]方舟子.批评中医[M].北京：中国协和医科大学出版社，2007：16.

之前的东西与现代科学完全融洽一致呢？况且距今两千年左右的亚里士多德的物理学、盖伦医学也与现代物理学、现代医学是不相兼容的。方舟子以今人的眼光来否认古人的科学成就，这是不负责任的表现，是罔顾科学历史的错误行为。不能因为中医是传统医学，就认为它与现代医学对抗，与"整个现代科学体系对抗"。

中医知识的解释系统体现出"开放的圆"的鲜明特点。"圆形"理论可以说是中国传统文化智慧的结晶。它主要表现为生命的圆形运动、生命的圆形结构、生命的圆形修炼法、生命圆的开放性等四个方面。圆形运动意味着"首尾相接、周而复始、循环往复的运动、变化形式"，"气的运动使人体与外界环境构成一个循环沟通的大圆，在这个大圆中人是圆心，天地宇宙是圆周，气的出入循环将圆心与圆周连接在一起"。"从大宇宙的角度看，循环的圆形运动比单纯的上升或下降、出或入的直线运动更为普遍、更为根本。"圆形结构意味着以五行相生相克为基础，配属人的五脏六腑、五时、五化、五色、五味、五音、五味、五方等，形成"交错复杂的圆形动态网络"。这种圆形结构突出了"人体各结构的内在与外在的联系"，属于动态的圆形而非静态的线性结构，更加符合人体的结构特点。生命的圆形修炼法要求人按照圆的规律来修身养性、增强体质、延年益寿、保健养生。值得注意的是，"中国传统生命科学建构的生命圆形理论，看似封闭的，其实是开放的"。很显然，如果"生命之圆是封闭的，那么就必然与外界隔离"，就是"阴阳离决、天人离决"的状态，而中医却是主张阴阳平衡、天人合一的，主张将宇宙万物纳入人的生命系之中，"使人体内环境与外环境有机联系在一起"，"使生命处于一种良性的开放状态"，构成

"一种弹性的、可以无限类推的、开放的思维模型"。①

四、中医的预测功能

解释和预测是科学的两个基本功能。自然现象不仅需要得到解释，而且用以解释的科学理论还具有预见的能力，能够推测出在未来的某个时间点可能会发生什么事情、产生什么现象。这就好比是天气预报，通过收集大气云层的各种气象数据，根据大数据分析来预知未来几天的天气情况，为人类的生产生活提供有效的可靠信息情报。一旦获得了这些预报信息，我们就可以将它应用于日常生活、社会生产等各项人类活动之中，提前做好预防工作，做到有备无患。这是科学知识能够给予我们的力量。

那么，中医能否提供这种预见性的知识，对人的疾病发生和发展做出某种预测呢？仔细研究中医，我们便会发现中医实际上是能够提供这种预测的。最典型的例子是中医的五运六气，以及中医的治未病理念。这里我们重点阐释一下五运六气的预测功能，由于五运六气涉及一些比较具体的推理和演算，我们不打算从这种微观的角度来论述，而只是着眼于宏观的角度来论述它的医学意义。

五运六气属于中国古代的一种历法医学。它"以天干地支作为运算符号进行推演，阐明六十甲子年中天度、气数、气候、物候、疾病变化与防治规律"，"采用十天干与十二地支相配以记年、月、日、时的方法"，"以十天干配合五运推算每年的岁运"，"以十二地支配合六气推算每年的岁气"，

①张其成.中医生命哲学[M].北京：中国中医药出版社，2016：126-134.

"并根据年干支推算六十年天时气候变化及其对人体生命活动的影响"。例如，"由客主加临可推测该年四时气候变化是否正常、人体是否得病"，如果客主之气五行相生，那么就是"气相得"，则"气候和平"，人也不会生病；反之，如果相克，那么就"气不相得"，气候就反常，人就会生病。这种历法显然具有很强的预测功能，它"包含着对日、月、年时间节律的认识"，"为人体生命节律的研究奠定了坚实的科学基础"，它实际上反映了《内经》中所言的"四时阴阳"为"万物之根本""与万物沉浮于生长之门"的生命客观规律。①

五、中医的科学精神

科学精神从历史起源上来说是与希腊的理性思维方式分不开的。清华大学教授吴国盛认为，"在人类历史上，是希腊人第一次形成了独具特色的理性自然观，这正是科学精神最基本的因素"。希腊人看待自然的方式与别的民族有很大的不同。他"首先把自然作为一个独立于人的东西加以整体地看待"；其次，"把自然界看成一个有内在规律的、其规律可以为人们所把握的对象"；再次，"他们发展了复杂精致的数学工具，以把握自然界的规律"。基于这三点，我们可以说正是希腊人开启了"科学精神之先河"。②西方近代科学继承了希腊的科学精神传统，"保留了理性形式和自由精神"，并且在此之外还增加了"技术理性这种新的理性形式"，以服务于现代工业社会的实用之目的。弘扬科学精神，在本质上应该是弘扬"人文精神的科学

---

① 张其成.中医生命哲学[M].北京：中国中医药出版社，2016：83-86.
② 吴国盛.希腊思维方式与科学精神的起源[J].民主与科学，2016（6）：68-69.

精神"，亦即"自由精神"。 因为，"人文精神就是一种自由的精神"，就是
"一种建基于对人之为人的哲学反思之上的批判态度和批判精神"①。

　　科学精神是指科学的实质、核心和灵魂。它是"能对科学活动主体及
其他实践主体和社会的行为与意识产生积极的启蒙、感召和引导等作用的
科学的文化精髓，是科学大系统得以形成、建构和发展的灵魂，是科学的
DNA"。科学精神的内涵极其丰富，不同的学者有不同的看法，例如有学者
认为科学精神包含六大要素，即"求实精神、理性精神、创新精神、竞争精
神、批判精神和自由开放精神"②。但也有学者认为科学精神的内核是对真理
的不懈追求精神，即求真精神，主要包括以下几点：一是普遍的怀疑精神，
不盲从、不轻信，坚持实事求是，追求真理、反对谬误。二是客观的立场，
客观公正地研究科学事实，不添加个人主观成分，有一分证据说一分话。三
是逻辑思维的原则，科学知识是讲逻辑的，以归纳和演绎作为其基本逻辑方
法。四是继承基础之上的创新精神，创新是科学发展的生命。五是清晰的表
达方式，用科学的精确语言来描述客观事实。③我个人认为，这些观点虽然
侧重点不同，都从不同角度反映了科学精神的实质。在我看来，科学中的怀
疑批判精神、求真务实精神、继承创新精神、理性客观精神是其中最为重要
的精神实质和内在灵魂。

　　需要强调，科学精神不等于科学主义。科学精神追求的是科学的本质和
灵魂，宣扬的是科学的合理主张与价值。而科学主义则视科学为唯一、为

---

①吴国盛.科学与人文[J].中国社会科学，2001（4）：4-15.

②王树恩，柳洲.科学精神结构的多维探析[J].自然辩证法研究，2003，19(7)：
65-68.

③马来平.试论科学精神的核心与内容[J].文史哲，2001（4）：51-54.

万能，将科学推向了另一个极端。科学主义是一种关于科学的哲学思想和主张，它认为"自然科学是人类知识的典范，而且科学家描述的科学方法是获得那种能应用于任何现实的知识的唯一手段的信仰"。科学主义包含了三个方面，即"认识论的基础主义、本体论的自然主义和科学精神"。科学主义思想的哲学渊源主要来自近代西方哲学中经验论和唯理论中的科学主义倾向，包括培根对于科学的推崇、笛卡尔认识论中的基础主义、休谟对形而上学的否定以及康德哲学中的科学主义的萌芽等。科学主义的本质主要体现在科学观、哲学观和价值观三个层面。在科学观上，它"信仰科学是合乎理性的"，"信奉科学知识是客观的"，"确认科学是程式化的事业"，"相信科学和科学方法可以推广至一切领域"（包括哲学、人文学科和社会科学），并且主张"科学是价值无涉的"。在哲学观上，它拒斥形而上学，认为形而上学是无用的；它强调认识论的科学性，主张"用科学方法描绘一个关于客观世界的完整知识图景"；它要求"方法论的统一性"，追求科学方法的普适性、中立性和统一性。在价值观上，它认为科学就是理性、文明、进步，它是一切"知识合理性的评判标准"，是一切"知识合法性的衡量尺度"，文学、艺术、宗教、哲学等其他学科由于不具备科学的特征而被排除在外。①我们应该旗帜鲜明地坚持科学精神，反对科学主义。科学主义将科学万能化，否定甚至贬低了非科学的学科和人类知识。这种主张下，科学被顶礼膜拜，被视为万能之神，成为一种信仰的新对象，在本质上就是一种"科学教"。科学主义在社会治理层面容易导致一种"技治主义"，科层制、形式

---

① 曹志平.论科学主义的本质[J].自然辩证法研究，2001，17（4）：11-15.

化、程式化是它的突出表征。"它以科学至上和科学万能论的观点武装人，以科学的方法要求人，并以科学的标准评判人，人离不开科学，也不得不受制于科学。"在这个意义上，"科学被泛化为一种形而上学的图景"，从而走向了它所要反对的对立面。

我们要坚决反对以科学主义的观点和方法来否定中医、妖魔化中医。中医属于古代科学的范畴，它有着一套自身的知识范式、话语体系、阐释系统和价值标准。不能按照科学主义的要求强行批判中医、否定中医、废止中医。中医知识体系中具有科学精神，对于人体生命的探索精神，但它并没有掌握西方科学意义上的那种科学方法而已，在古代它也不可能跨越历史时空去掌握那种方法。中医所采用的方法具有典型的中国特色，带有很强的人文色彩，用这种方法去实现科学精神的经验知识体系。"具有科学精神是一回事"，然而"怎样实现这种精神却是另一回事"，显然"前者是无国界的"，而"后者却是可以文化多元的"。[①]

第三节　中医的真理性及其逻辑

一、实践逻辑

实践是检验真理的唯一标准，这是马克思主义哲学的真理观。这种真理

---

①邱鸿钟.论中医的科学精神和人文方法[J].医学与哲学，1999，20（1）：2-5.

观改变了传统认识论意义上的真理观，打破了认识论范畴的真理观，将它置于人的存在与实践中加以解决。据此，真理属于实践范畴，检验真理的标准需要通过实践来验证。①因为"全部社会生活在本质上是实践的。凡是把理论引向神秘主义的神秘东西，都能在人的实践中以及对这个实践的理解中得到合理的解决"②。人的实践活动是一个双向的对象化过程，一方面它区别于动物的单纯本能活动，另一方面它是主体改造客体、客体反作用于主体的过程。这种在实践活动中形成的客观真理，可以称之为"真理的实践形态"；而把那种纯粹精神性的、观念性的真理称之为"真理的理论形态"。在马克思看来，这两种真理的形态实际上是一个东西，"两者的差异亦不过如同实在的光线同反射的光线罢了"。理论的真理性需要在实践中加以判别和检验，而检验的标准就是人类的"总体性实践"。③在这个意义上，实践既是真理的源泉，也是检验真理的标准。在实践之前就预定一个真理的做法脱离了真实的实践活动，是实践唯物主义所不能接受的。

科学实践哲学强调科学实践，把科学定义为一种实践行动和实践技能的领域，而不是单纯的理念和信念领域。科学是一种实践活动，它必须使用实验设备、检验技术，耗费大量的财力作为支撑，并且现代科学是一种"大科学"的团队作战模式，不再是由少数几个科学家独立完成的"小科学"，所以涉及复杂的科学技术分工与合作，以及相应的各种管理活动。这种实践导向的科学哲学理论不同于理论导向的科学哲学理论，这里的"实践"是"人

---

① 孙伟平.论马克思主义哲学的实践真理观[J].学术研究，2005（11）：43-47.
② 马克思恩格斯选集（第1卷）[M].北京：人民出版社，1995：56.
③ 孙伟平.论马克思主义哲学的实践真理观[J].学术研究，2005（11）：43-47.

参与世界的行动，是我们与世界打交道的方式、塑造的方式"，它包括科学家的行动和行为，以及对这些行动的意义的共同理解。[1]科学家并不是盲目地行动，而是有着特定的目的性，被赋予相应的科学意义和社会意义。

按照科学实践哲学的观点，中医也是一种医疗实践活动，是中国古人与疾病打交道的过程和方式，并且是以一种极其特殊的方式来打交道。中医实践活动所形成的知识不是一个抽象的文本、思想或经络图，而是一种"在世的互动模式"，在这种模式中蕴含着具体的"情景安排"，也只有在这种具体的此时此地的时空环境中，经典文本与实践活动的意义才能得到充分的理解和解释。具体的医疗活动是一种个体化的医疗实践，无论是中医的望闻问切的诊断活动，还是针灸、汤药、养生等治疗保健活动都是极其个体化的、情景化的。中医受儒家伦理的深刻影响，特别强调医生的职业道德精神，应该按照大医精诚、医乃仁术的信条来从事实践活动。而医家的个人禀赋、性格、经历、学历、经验等都会对医生的医术、医德、理论水平、医学成就等产生深刻的影响。从存在主义的哲学视野来看，中医是中国人面向健康与疾病的一种生存方式、生活方式，它能够帮助我们很好地处理人与疾病、人与自我身心、人与自然、人与社会的和谐关系。

二、务实逻辑

除了实践逻辑之外，中国文化中还讲究务实的哲学，反对务虚的理论追求。务实和务虚是两种不同的做法，务实讲究的是实实在在的东西或者

---

[1]赵伟.广义科学哲学视野中医本性分析[D].华中科技大学博士学位论文，2011：92.

结果，而务虚讲究的是相对抽象的理论或者理想化的目标。务实的逻辑实际上有两个方面的哲学作为其思想基础：实用主义和功利主义。功利主义表达的是一种功利化的心态，而不是西方伦理学意义的道德理论，通常的说法是"某某功利心很重"；实用主义表达的是一种后果化的目标，而不是20世纪美国式的哲学观。功利化的心态、实用化的导向很容易与世俗的物质主义、拜金主义相结合，从而产生狭隘的功利主义、庸俗的实用主义思想。

事实上，中国文化的这两种"毒瘤"遭到了很多人的批评。中国人重视"实利"由来已久，举凡哲学、文化、艺术等都以实用为依据，人们并不认真地考究这背后的逻辑依据、学理基础，缺少一种真正的科学批判精神。我们甚至可以说，"实用主义是中国文化中自有的传统，比美国的实用主义有过之而无不及"。狭隘功利主义的思想在中国人日常生活中体现得淋漓尽致，它"近功利，忽远效，崇便利，轻道义，惟计满足，不择手段"，这实际上是中国庸俗社会、世俗生活的真实写照。实用主义在中国人的日常生活中占据了绝对的统治地位，这种现实图景使得很多中国人成为"头脑空空、沉湎享受、漠视他人"的人群，完全牺牲了人的精神信念支撑。[1]

实用主义对中医的接受、传播、实践方式产生了深刻的影响。实用主义在中国文化中表现为一种社会心态、信念和行为。大部分中国人之所以能够既接受西医，又欣然接受并理解中医，这背后有着非常深刻的文化语境。一个中国人，从小到大，就一直生活在这样的文化语境中，他们接触了儒释道

---

[1]赵敦华.实用主义与中国文化精神[J].哲学研究，2014（1）：62-69.

三家的哲学观念，又耳濡目染了气功、八卦、太极拳、食疗等传统文化，正所谓"百姓日用而不知"。一般中国人对传统中医都缺少理性的分析能力和批判精神，多数都抱着典型的实用主义态度，抱着试一试、瞧一瞧、用一用的态度，并不认真地思考它的科学性问题。科学精神的实质是怀疑精神、批判精神，以真理为价值追求；实用主义则不管三七二十一，不管它对错与否、科学与否，以实用、管用为价值追求。"不管啥方法，把病解决了就是好方法"，这话听起来似乎有道理，但这种实用主义其实质是惰性思维，对中医的传承是不利的。

三、求真逻辑

没有求真就不可能有科学。求真求的是世界的本然状态，就是事物的真实本来面目。而哲学家对这种本来面目的看法实际上是指事物的本质、本源、本体。事物的真相并非是不证自明的，"自然喜欢隐藏自身"，所以需要去言说、道说、追问。求真意味着追求真理，而真理不同于意见。意见每个人都有，但关于同一事物的真理却只有一个。人们之所以看不见真理，是因为处于囚禁、奴役的状态中，就像柏拉图所说的"洞穴比喻"中被捆绑的奴隶，他永远看不见洞穴之外的象征着真理和光明的太阳，而只能看见火把照射出来的事物的影子，误把虚幻不实的影像当作事物的真相。所以，为了能看见真理，必须首先是解放的、自由的状态，必须对那些已然被蒙蔽的人进行解放与启蒙。实际上，"哲学的本性就是求真精神"，这是它"区别于各种神话体系、宗教教义和其他意识形式之所在"。我们看到，古希腊哲学被人们尊崇为哲学的典范，其根本原因恰恰在于它"自觉而一贯的求真精神"。①

著名学者邓晓芒认为，中国数千年来缺乏这样一种"求真"的知识分子，缺少了那种"为真理而真理"的献身精神，历史上只有一代又一代的"有学问的官僚"（仕）。读书人的终极理想是"学而优则仕"，即成为那种手中掌握权力的官僚知识分子。中国文化中存在一种"根深蒂固的政治实用主义的治学态度"，"缺乏为真理本身而求真理的自由精神"。西方传统中存在着一种一以贯之的理性主义，这在中国文化中是十分稀缺的。我们缺少普遍的逻各斯精神、契约精神，有的只是纯粹的物质利害关系、人情关系、权力关系。"中国人吃亏就吃在过于实用、近视和急功近利上，结果我们培养出来的知识分子(士大夫)在危急关头反而没有半点用处，只知'闲来无事谈心性，临危一死报君王'，我们自己把自己限定在括号中，还美其名曰'内在超越'，实际上是丧失了真正的超越精神。"②

总之，西方人对医学的态度可以概括为"求真"，因为他们相信"真的东西一定能管用"，真的东西就是具有普遍必然性的知识，当然管用；而中国人对医学的价值取向可以概括为"务实"，因为他们相信"真的东西不一定能管用""管用的东西也无需论真假"。这就是中国人实用主义的最精辟概括。然而，奇妙的是，我们能够运用辩证法的精神将"求真"与"务实"最巧妙地融合在一起，提出并始终坚持"求真务实"的世界观和方法论，不得不说这深刻地体现了中国文化的圆融精神。

---

① 詹文杰.论求真精神与希腊哲学之成型[J].哲学研究，2007（3）：61-67.
② 邓晓芒.求真之路[J].社会科学战线，2001（5）：228-234.

四、人文逻辑

古今中外任何时代的医学都具有人文属性，医学不是纯粹的自然科学，而是不可避免地与人文发生紧密的关系。医学虽然是以生命科学及其他相关科学为基础，但是又包括防病治病的经验和技术，以及疾病治疗的组织管理和工程，是一种极具复杂性的学科体系和事业①。无论是从科学、技术的角度，还是从经验、组织管理的角度看待医学，都不能忽略医学的人文精神与人文价值。

在当今时代，"医学人文是当代医学的重要主题"，科学观念的转换是医学人文思想兴起的深层原因。现代医学存在一个与人文严重分离的现象，医学本来应该是为人类的身心健康服务的，但是现在却在资本与技术的双重挤压下发生了严重的"异化"，使得本来是应该"被人控制的自然和客体"，"现在却反过来控制人了"，"人成为技术的附属物，技术成为主人，人变成技术的奴隶"。医学人文的目的正是为了异化的现象中高举人的旗帜，"恢复人类主体的尊严"，"将人从技术异化的束缚中解放出来"。可以说，医学人文的主题是"医学自身发展提出来的"，既不是"外界强加给医学的"，也不是"人文学者将本门学科运用到医学中产生的"。医学人文是全球性的，是各个国家和民族地区都会面临的问题。医学人文的目的就是要克服当代医学中普遍存在的技术主义、拜金主义，回归医乃仁术的本来面目，使医学更好地造福人民。②

①杜治政.关于医学是什么的再思考[J].自然辩证法研究，2008，24（6）：16-22.
②杜治政.当代医学人文理念与实践论纲[J].医学与哲学（人文社会医学版），2009，30（1）：2-7.

中医学具有非常突出的医学人文属性。中医的很多经典著作，包括《黄帝内经》在内，都具有很强的哲学人文色彩，可以说是人文医学著作。著名学者张其成认为，"中医学是基于生命和人文的医学"，具有非常"强烈的人文关怀、人文精神、人文品格"和"丰富的人文内涵"[①]。中医学一方面是针对人的生命的医学，而不是单纯地针对人的疾病，虽然治疗疾病也是其主要目的之一。在这一点上，中医与西医有着显著的区别，有些专家如陆广莘认为"西医是找病的医学"，是"努力找病，除恶务尽"，而中医则是更加关注人的整体生命，注重于整体生命的和谐。中医学在另一方面具有显著的人文性。这里的人文是在广义上使用的，它包括一切人类的文化和文明。医学本身是文化的一部分，其不可能脱离文化背景。中医的人文性主要体现在它的哲学基础、思想观念、职业道德、语言特征等各个方面，比如大医精诚的医德观念、阴阳五行的哲学思想、隐喻诗意的语言方式、取象比类的逻辑思维，等等，无不深深地根植于中国传统文化的底蕴之中。"若离开了中国传统人文文化教育"，"中医药执业人员单纯学习中医诊断、方剂、药性，终究难成一代中医名家，中药也难以保持和发展道地药材与传统炮制方法"，"离开文史哲等文化的滋养，中医理论也难以得到健康持续发展"。[②]

坚持医学的人文属性，并不意味着要否认医学的科学属性。我认为，医学具有人文和科学的双重属性，既有人文学科的特点，又有自然科学的基础。有些人认为中医是"非科学"，甚至认为"医学不是科学"，"医学不能拜倒在科学脚下"。这种观点就完全走向了另一面，完全站在了人文的立场

---

① 张其成.中医生命哲学[M].北京：中国中医药出版社，2016：19-20.
② 张其成.中医文化精神[M].北京：中国中医药出版社，2016：11.

看待医学，只承认医学的人文属性，而不承认医学的科学属性。这显然是片面极端的，属于人文主义的立场，这同科学主义的立场是一样的片面，彼此站在"人文"与"科学"的两端来否认对方，排斥异己，都是不可取的狭隘态度。

总之，中医是"人文和科学相结合的典范"，"是道和术相结合的典范"，"是形上与形下相结合的典范"。毋庸置疑，"振兴中医完全可以走科学与人文相结合的道路，传统文化与现代科学技术应该并行不悖，如鸟之两翼，共同为当代中华文化、当代中医的发展提供动力"。在科学技术高度发达的今天，中医的人文品格显得有些另类，然而却又极为重要。在发展中医的道路上，不能盲目地采用科学化的指标来打量中医，甚至异化中医，而应该坚守中医自身的特色，体现其独有的文化精神和人文力量。

第六章
中医的现代化问题及其重构

　　提出中医现代化的主张，从国家的发展战略层面来讲，是适应国家治理能力和治理体系现代化的目标的。无论是"两个一百年"的奋斗目标，还是中华民族的伟大复兴，都离不开整个国家的现代化，都是朝着实现现代化的宏伟目标前进。在这个政治话语体系下，中医药事业的发展无疑也要实现现代化。问题是，中医如何实现现代化？它要实现的是什么样的现代化？今天的中医是否就是传统的中医，传统的中医能否实现现代化？如果是按照西医那样去现代化，是否最终意味着传统中医的消亡？如果完全按照西医的模式去发展中医，那么结局是否意味着中医的"安乐死"？这些都是直指问题的关键与核心，要对这些问题作出根本有效的回答，首先需要对中医知识本身进行深入的挖掘和反思，对中医知识的理论地基进行认真的清理，对中医知识的本质与结构进行详细的探究和描画，对中医的治疗效果和实践特点进行精心的对照分析，最终的目的就是要获得一幅完整的中医认知地图。依靠这幅地图，我们才能找到中医的清晰目标和定位，判断中医知识与实践的优点和局限性，并指出未来中医的可能发展之路。

今天的中医，已经很难说是和传统的中医一模一样的，而是不断发展和完善着的中医，并且是携带着今人的世界观、方法论和价值观。今天的中医，已经是受到了西方医学百余年冲击和影响之后的中医，不论是国家政策和法律中提出的中医现代化的口号，还是中医院校中西医结合专业的设置，无不明确地传递一个强烈的信号：传统中医存在其自身的缺陷和弱点，必须经过现代科学的洗礼和冶炼，不断吸收现代西医的优势和强项，才能真正发展成为面向21世纪的中医科学。

第一节　中医现代化的悖论及其解决

中医现代化是中医发展战略的一个响亮口号，它不仅写进了党和政府各种形式的文件、法律和政策纲领之中，而且被学者广为承认和研究。然而，对于究竟什么是现代化、现代化的本质是什么，这样的核心问题却很少有人去研究和反思。大家似乎都是心照不宣地从事着所谓的中医现代化研究，似乎大家都在采用一些现代科学、现代生物医学的方法来研究中医的各种理论和临床问题。很多学者认为，"中医的现代化就是与现代科学、现代医学接轨，以客观、规范、定量、精确为基本要求，将中医的概念、理论作客观化、定量化转移，采用实验实证、分析还原的方法，开展中医学的实质研究、物质基础研究"，等等，其目的是使得中医"成为一门物质结构明确、实验指标客观、数据精确、标准具体的科学"，一句话，"中医现代化就是中医现代科学化"。①

然而，朝着科学化目标迈进的现代化实际上是一个明显的悖论。很多学者注意到，中医的科学化实际上面临着进退失据的两难困境，"不科学化是等死，科学化是找死"。②中医要现代化"就要科学化"，而这就意味着就要"丢失自己的特色"；但是如果故步自封，抵抗科学化，则在非常强势的"现代科学技术面前难以保持自己的特色"③，甚至是遭遇生存之危机，受到现代科学和现代医学的强势入侵或围剿。当前的中医实际上就处于这样一种两难的尴尬处境，"不知不觉中陷入了'现代化—科学化—现代化—西医化—毁灭化'的危险境地"，因为按照当前学术界所盛行的科研方式，其最终的结果必然是一场"惨剧"，"改造中医的结果必将导致中医的灭亡"。④这就逼着我们苦苦探索，中医的未来出路究竟在哪里？如何在两难的困境中突围？

我个人认为，最有可能的路径是，坚持特色，发扬优势，按照中医自身的固有规律来发展，不能完全采取"拿来主义"，照搬照抄西方医学的发展模式。事实上，这也是党中央关于中医发展战略的主基调。很显然，一方面中医不可能再走封闭僵化的老路了，历史证明，完全故步自封的路子是没有出路的。另一方面，中医药必须紧跟当今时代发展的潮流，走中西互补、中西结合、中西并重之路。相比于西医而言，当今中医的生存环境处于较为弱势的地位，为了改变这种局面，党中央提出了"中西医并重"的战略思路，

①张其成.中医五行新探[M].北京：中国中医药出版社，2017：159-160.

②王一方.饭桌上的中医与思想史上的中医——如何开启理性、建设性的中医批评[J].读书，2018（2）：3-11.

③张其成.中医五行新探[M].北京：中国中医药出版社，2017：160.

④张其成.中医文化精神[M].北京：中国中医药出版社，2016：14.

指出中医药既要传承，又要创新，一方面肯定了中医药的优势和特色，另一方面又要求中医药工作需要根据新时代、新要求不断发展自身，守正创新。当然，中医的发展应该"有所为有所不为"，采取扬长避短的策略，专注于发展自己的优势，在慢性病治疗、治未病、疑难杂症、亚健康调理、养生保健、疾病预防等方面中医有着独特的优势，应该予以坚持和发展。而对于自己的弱势，则应该直接采用西医的方法，做到有所不为。

这里需要扭转一个错误的观念。很多人错误地认为中医现代化等于中医现代科学化，并且先天预设了中医不科学、中医落后的假设前提，进而主张用西方科学、西医的方法来改造中医。这是一种观念上、认识上的陷阱。现代化不等于科学化，科学化也不是唯一正确的价值判断标准。必须指出，现代化在本质上是一个与时俱进、不断发展变化的过程，它要求"传统的制度和观念在科学和技术进步条件下对现代社会变化需要"作出相应的功能上的调整和适应。党的十八届三中全会提出了"推进国家治理体系和治理能力现代化"的总目标，要求在经济、政治、文化、社会、生态、党的建设等各个领域进行深入改革，不断完善和发展中国特色社会主义制度。很显然，中医药的现代化也是这个总体布局中的一项重要内容，但是中医药有其自身的特殊性。对于中医药的发展要结合时代发展需要进行调整，要激活传统而不是消灭传统，要传承中医药的精华部分，在实践不断完善自身，实现创新性发展。

第二节 中医现代化的实现路径

一、从传统医学到现代医学的重构

在传统与现代之间，中医的发展存在着不同的立场、视角与路径，从而形成了不同的学术派别。总的来说，倾向于传统保守的一面可以称之为"传统派"，这些包括"补天派""重认派""中体西用派"等，虽然他们的观点有内部的差异和不同，但基本观点是一致的，那就是主张"立足于中医自身的传统思维方式来研究和发展中医"，不主张对中医进行改造或废弃，而应该坚持其自身的理论体系和思维方式，只能进行"小修小补"。与传统派相对立的是"现代派"，它包括"剥离派""改造派""重构派""科学现代化派""西体中用派"等，现代派的内部也有差异，但基本上都主张"采用现代科学的方法和手段将中医学的传统体系改造成科学体系"，应该将中医中杂糅的巫术、迷信等非科学的成分进行层层剥离、解构或丢弃，只保留科学的成分。①

基于本书的综合论证和阐述，我本人基本上坚持重构派的立场，主张中医实现从传统到现代的话语转换、语境转换和范式转换。很多人都主张发扬中医的优势和特色，这也是党和政府在中医药的政策文件中所阐述的基本精神。但是，如何理解中医的特色和优势，这一点却很少得到系统性的研究和

---

① 张其成.中医文化精神[M].北京：中国中医药出版社，2016：45

论述，我在本书的中篇部分从思维、语言、逻辑和结构等方面进行了深入阐述，实际上是对传统中医知识的基本密码进行了重新"解读"，这种解读实际上是一种重构。

在话语方面，中医需要用现代语言来表述知识、阐明自身的理论体系。中医研究必须重新找回属于自己的"语言"和话语方式，找到自身的生存环境，找到适合自己发展的优良土壤。中医经典文本的语言是一种古老的语言，有着独特的语法结构、逻辑方式、修辞方式、文化背景、哲学前提，这些不符合现代人的阅读习惯，未经一定知识基础的训练，很多人是无法读懂、也无法理解的。在对这些文本的阐释中，需要一个文本的转译和解释过程，需要我们理解其背后的哲学观念、文化价值，需要我们设身处地理解古人的生活方式和价值信仰，于此才能读懂这些常人难以企及的"天书"。

在语境方面，中医需要着眼于解决现代社会所产生的普遍疾病现象和实践难题。事实上，近代以来"以实在论的眼光看待阴阳五行是错误的，它并不是一种实体，而是生命内稳态的平衡与关系模型"。中医的劣势很明显，在"传染病时代、公共卫生时代"这个"两个回合的博弈"中，中医"丢失了制高点"。但是，劣势却反过来可以成为优势，在已经到来的慢性病时代、老龄化时代，中医却有着"重新占据制高点的机会"。[①]

在范式方面，中医需要以一种现代性的结构化方式来构建自身的理论体系。如果我们不解决中医"因何而兴"的问题，不对中医的理论体系进行重构，不解决中医知识体系中存在的结构性缺陷，就无法真正复兴中医，就无

①王一方.饭桌上的中医与思想史上的中医——如何开启理性、建设性的中医批评[J].读书，2018（2）：3-11.

法在现代科学知识体系中获得其合法身份和地位，就会永远被视为一种"另类医学""替代医学"，就会被当作一种哲学或文化而非一门真正科学的医学，就会永远只在临床经验上建立起治疗实践的有效性，而无法在科学的医学实验中建立起知识的普遍性。

二、从经验医学到实验医学的转换

现代科学的方法不再局限于传统的经验方法，可以说"实验方法是现代科学的重大特色"。一般认为，现代科学诞生于16、17世纪的欧洲，以伽利略、牛顿为代表的现代科学创始者改变了传统希腊科学的"静观"模式，进入到以征服自然和改造自然为目的的"动态"实验模式。希腊哲学和科学将自然奉为神明，对自然尚且持有很强的敬畏之心，从未想到对之进行任何的人为操作和干预。希腊科学的另一个特点是并没有将数学视为解决自然科学问题的优先方案，亚里士多德只是将数学和数量作为描述事物的十大范畴之一。然而，这一切都被现代科学"无情"地改变了，它一反传统的希腊质性科学，"以数学化的物理学作为开路先锋"，进而将一切自然科学都纳入数学公式的表达之下，从而塑造了现代科学的"数学化品格"。

现代科学在本质上是"数理实验科学"，它一方面诉诸精确的数学公式和量化模型，另一方面诉诸可以人工操作的实验手段。吴国盛认为，现代科学之所以采用数学和实验的方法，其背后的形而上学基础是"求力意志"和"世界的图景化"，而这种图景化主要体现在自然的数学化、空间化、时间化和机械化四个方面。伽利略认为自然这本书是用"数学语言"写成的，这成为"自然数学化运动"的著名宣言。然而数学化的后果就是"质的多样性"

被"无差异地"抹平了，而这又意味着世界意义的消失。现代的空间概念意味着宇宙是无限而空虚的，这使得它不再成为"人生意义的源泉"，"倒成了恐惧的源泉"，正如帕斯卡尔所说"这些无限空间的永恒沉默使我恐惧"。而现代世界图景的时间化是由"基督教的普世主义单向线性时间观、机械钟表技术的发展、科学革命中时间的数学化、工业革命中效率观念的突现等诸多复杂因素"共同编织的。最后，现代世界图景的机械化意味着现代科学是"通过机械类比或隐喻来理解世界"，并且"用力学方式解释世界"，这种方式虽然提高了现代生活的效力、社会组织的理性化进程，但却造成了无生命、无生机的僵化"机械意识"，并且它与传统的官僚制相结合形成了现代社会新的"科层制"和"技术官僚主义"。①

中医能否进行实验，能否按照数学化的模式来进行研究，这一直以来存在很大的争议。以实验的方式来生产知识，这是现代科学的经典模式。而传统的中医采用的一直是个体经验加悟性的方式，基本上不从事人为的操作化实验。在能否开展实验、怎样开展实验的问题上，中医实际上也陷入一种现代化的悖论之中：如果它不按照实验的方式来进行实证，验证中医的理论判断、前提和假设，那么它就无法证明自身的正确性，就会被"科学主义者"视为需要被驱逐的"形而上学"；而如果它采用西方科学或者西医的那种方式来进行研究，那么它要么变成了纯粹的西医式的科学，要么变成了既不像中医又不像西医的那种"另类医学"。在这种进退两难的困境中，事实上我们将发现当代中医的很多实验研究在根本上走错了方向，例如，那些

---

①吴国盛.世界的图景化——现代数理实验科学的形而上学基础[J].科学与社会，2016，6（1）：43-72.

关于"证"的本质的实验研究、藏象的实验研究、经络本质的实验研究，是不可能以动物实验的方式寻找到可靠的结论的。这就逼着我们深入思考：在中医知识领域究竟有哪些是可以开展实验研究的，有哪些是无法进行实验的，并且这种实验应该如何开展，是以动物造模的方式、人体实验的方式，还是其他方式？我个人认为，关于药物的实验研究是可以采用现代实验科学的方式进行的，一种药物的成分是什么，有什么药理作用，有无毒副作用，这些是可以通过临床研究进行检验的。而关于气、阴阳、五行等基础性的理论则在本质上是无法进行实验研究的，它只能以哲学的方式来进行逻辑思辨。至于中医方剂、处方则是可以通过当今时代的大数据科学来进行研究的。

三、从中医案例到中医大数据的跨越

今天的中医所处的是一个信息时代，在这个时代数据将成为核心资源。大数据是当今时代的知识结构基础，很多学科的发展都是建立在数据密集性、网络化的基础上，基于大数据的挖掘技术，各种"新"的知识被逐渐发现出来。[①]可以说，大数据正在逐渐改变我们生活的方方面面，最重要的是它改变了我们认识世界、理解世界的方式，正悄悄地重塑了我们对于世界的认知。中医不可能置身于大数据之外，它不可能再局限于传统的个体经验时代，依靠有限的经验案例来诊断疾病、预知未来疾病的发展趋势。在这个时代，依靠信息、数据的力量将战胜一切传统的手工作坊式生产，依靠海量信息处理数据将打败一切人类顶尖棋手、医生或工程师。

大数据思维的核心是关联性，而不是因果性；是算法，而不是逻辑演

---

① 段伟文.大数据知识发现的本体论追问[J].哲学研究，2015（11）：114-119.

绎。传统的经典科学研究事物之间发生的因果必然性，着重于解释世界"为什么"是这个样子；而大数据则不在这方面下功夫，它寻找的是事物彼此之间的相关性、关联性，只是单纯地探索"是什么"而不是"为什么"，它的哲学本体论基础是"万物互联"，"事物之间的联系是普遍的"，它所要开展的是对事物各个要素之间的关联性进行数据分析和预测。按照这种思维，我们不必知道事物背后的原因，而只是让数据本身"说话"，让它阐明"是什么"就够了。①很显然，这种思维方式向千百年来人类注重因果性的认知方式发起了根本性挑战。大数据作为一种分析工具和分析方法，它让我们看到了很多之前不曾注意到的联系。

大数据处理的优势在于"大"，在于海量信息之运算。单一数据、少量数据不能说明问题，但是一旦产生足够大的数据，就能够产生从量变到质变的飞跃，就能真实地再现事物的本来面目。数据量越大越丰富，关联度就越大，就越容易通过大数据算法来找到治疗疾病、预测疾病发展趋势的有效办法。导致疾病发生的原因和因素很多，传统医生在看病时往往只能专注于一些他自己凭经验认为的主要因素，而选择性地忽略了其他因素，这显然从理论上是不科学的。疾病的产生是多因素的、复杂的、综合的，这就要求我们全面准确地把握它。而利用大数据分析工具我们能做到这一点。我们如果能够将历史上以及现实中所有医生诊疗的案例数据收集起来，形成一个全面的数据库，然后进行大数据分析，必然能够发现这些案例背后隐藏的、单凭医生的经验无法识别的、"暗藏已久"的疾病关系谱、有效的诊断方法、无效

---

①齐磊磊.大数据经验主义——如何看待理论、因果和规律[J].哲学动态，2015（7）：89-95.

的治疗方法等。它将清晰地告诉我们采用哪些治疗办法、什么剂量和剂型来治疗什么疾病是有效的，而又有哪些办法是无效的，甚或是有毒副作用的。如此一来，曾经的中医模糊性在大数据面前变得清晰起来，从而打开了我们重新认知中医的一扇崭新科学大门。

以中医方剂数据为例，两千多年来从古至今中医药临床积累了大量的中医方剂，它广泛地存在于中医药古籍、文献、论文、经验集等各种形式的文本之中，是一笔有待深入挖掘的数据宝库①。如果能够集中力量建立起中医方剂的大数据库，运用大数据挖掘技术从这些海量方剂中抽取有意义、有价值的药物组配模式，必将有效地推动现代方剂学的理论和临床研究，彻底改变传统的个体化、经验化、悟性化的组方建方模式，从根本上变革当代中医医生的诊治技术和能力，推动中医药走向信息化、科学化的更高阶段。

四、从"四诊"到AI的算法超越

基于计算机辅助的诊断推理模型。这种推理首先根据集合论，对疾病的症状进行分类处理，将其划分为必要症状、充要症状、可能症状与否定症状四类。这实际上是一种形式逻辑上的分类，必要症状是判断某一病症的必要条件，是该"病证必然出现的症状，但是这种症状并不能确定一定是某种病证，可能几种病证都会出现这些症状"。充要症状是判断某种病症的充分必要条件，是"病证必然出现的症状，同时这些症状也决定必然是这种病证"。可能症状是"疾病的某个病理阶段或者某些人群才出现的"，它"具有个体差异，

---

① 周忠眉.中医方剂数据挖掘模式和算法研究[D].浙江大学博士学位论文，2006：1.

或者是具体发病原因有所不同而引起的"。否定症状是指"具有这种症状就可以确定必然不是某类或者某个疾病，也就是说这个症状是所预判疾病绝对不会出现的症状，即否定该疾病"。①据此，我们得出如下诊断推理模型的逻辑图：

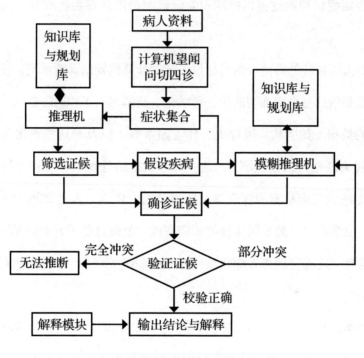

图6-1　诊断推理模型

这实际上是利用模糊数学的方法来进行模糊综合判断。首先，"通过已知症状与知识库的必要症状进行比对，根据符合症状数目确定可能的初选疾病"。其次，"在初选疾病中看是否有充要症状，如果有则可以确定诊断结论。"再次，如果"不能确定诊断结论则参照可能症状和疾病专家知识库，借助专家的临床经验进行模糊推理，得出诊断结果"。第四，"根据获得的结

①章浩伟，朱训生，杨华元.中医证候分级推理诊断方法[J].计算机工程与应用，2005（5）：207-209.

论与知识库中的否定症状进行比对"，如果出现了否定症状而没有出现充要症状，则需要重新进行上述第三步。如果没有否定症状，则需要进行标准症状集合验证，符合验证标准即输出结论并进行病因分析。如果"既有充要症状又有否定症状则通过模糊推理和验证机制给出共存疾病或者无法推断的结论"。

基于人工智能的算法诊所将超越传统的计算机辅助诊断系统，使得对疾病的诊断和治疗变得更加智能化、科学化。其基本的工作原理是从"疾病诊断涉及的数据（如症状、医疗史、环境因素等）以及与这些数据有关的现象中寻找关联性并做出预测"，这些海量数据的处理工作及预测能力恰恰是人脑无法胜任而机器的深度学习所擅长的。依靠"人工智能驱动的诊断工具"，很多水平一般的医生能够瞬间变成"处理过数千万个病理的超级医生"，同时"还能发现患者症状数据之间的隐藏关联性"，并且拥有"完美的记忆力"。①

插上AI的翅膀，中医药将飞得更高，可以实现从"原始自然状态"直接跨入智能化的AI时代。目前，AI在中医药学中的应用主要有：中医数据挖掘、健康大数据分析、医学图像处理、智能中医专家系统、AI中医诊断、AI辅助中医临床、智能康复、中医健康管理、中药新药研究等多个方面。AI技术的优势在于大数据分析和处理，这超越了单个普通医生的专业技术水平，特别是在"老中医药知识图谱的构建、中医优势病种数据处理、基于大数据研究慢病中医药防治及中医临床技能数字化评价"等方面，AI技术拥有

①李开复.AI·未来[M].杭州：浙江人民出版社，2018：139.

更加广泛的应用市场前景。AI能为中医原创思维的发展提供技术策略，它基本上"克服了人脑在接受和处理信息速度上的局限性、存储和记忆上的局限性、思维活动过程中可靠性和精确性上的局限性"，有力地提升了人类处理复杂事物的能力和水平。同时，AI可能会颠覆传统的中医药思维模式，打破传统的感性经验诊治方式，基于大数据的核心运算能力，构建更加现代、智能、科学的诊疗模式。当然，中医药与AI的结合还存在一些核心技术的瓶颈尚未突破，主要是"中医诊疗数据不规范性，缺乏统一标准，数据化难以实现"，"现有中医诊疗设备获取信息稳定性、可靠性普遍不高"，以及"缺乏中医药与AI学科交叉人才及研发平台"等，这些都是未来发展需要突破的主要着力点。[①]

第三节　面向未来的中医现代化

一、坚持传承与创新相结合

在中医药的发展中，要坚持传承与创新相结合。应该注意，这种结合是有机的结合，而不是盲目的、机械的结合。

首先是要传承，"坚守主体""发扬优势"。特别是要着力解决当前中医

---

① 赵宇平等.中医药人工智能现状研究及发展思考[J].中国中西医结合，2019
（11）：1-4.

药教育、临床、科研等方面存在的传承不够的问题。要坚持、保持中医药的特色和优势，这个是基础，不能丢，丢了就不是中医了，就会完全沦为西医的附属品。老实说，我们的中医药事业在传承方面做得还远远不够，在教育和人才队伍建设方面没有尊重中医药自身的发展规律，甚至是与中医药的精神背道而驰的。"要想发展中医，必须要保持中医特色。"那么究竟要传承哪些东西？我想最重要的还是中医特有思维方式，比如象数思维、辨证论治、整体观念、藏象学说，等等。这里要始终坚持中医的"精气神"，不可完全在"形而下"的形体方面着手，中医"如果舍去了'气'和'神'而保留'形'，那样的中医连最初级的西医形态学、解剖学都不如"①。医学要研究和解决的是人的生命现象，是"活生生的生命"，而不是"一堆分子生物结构"，中医的优势恰恰在于能够关注人的整体生命，这一点尤为重要。"中医的当务之急不是去设法求证自己是否'科学'，不是去用还原论方法寻找自己的物质基础，而是要集中精力、认认真真地去研究一下自己的优势在哪里，劣势在哪里"，"制定临床评价标准"，"对中医的疗效进行统计、评估，找出中医的优势病种，哪些病中医疗效超过西医，然后去发扬这一优势"。

在传承方面，当务之急是改革当前中医药院校的教育模式和课程体系。这么多年，我们培养的中医实际上是一代不如一代，更加严峻的是中医西医化的现象特别严重。中医药院校所开设的课程中，中医课时被压缩，西医课程大量增加，与传统文化相关的课程正在越来越边缘化。按照这种模式培养出来的人才是没有竞争力的，丢失了老祖宗留给我们的"传家宝"，完全丧

---

①张其成.中医文化精神[M].北京：中国中医药出版社，2016：46.

失了阅读中医经典书籍的能力，也没有培养出真正的中医人思维。这样的中医"基本上是粗浅的中医和粗浅的西医相加"，实际上是"非驴非马"的"两不像"，这种结合是没有生命力的。因此，中医应该按照自身的规律来搞，建设好真正"地道纯正"的中医。应该大力加强中医师承教育，加强国学通识教育，重视经典阅读，重视耳濡目染、潜移默化的示范作用，培养出真正人格完善、道德高尚、技艺高超的中医人。

其次是创新，"融会新知""开拓创新"。特别是要着力解决当前中医药创新不足的问题。中医也是需要创新的，光是传承老祖宗的东西也是不够的，还需要根据当代社会发展的需要进行大胆创新。但是要正确处理创新和传承的关系，传承是发展的基础，创新是发展的动力。现代科学是追求创新的，创新精神是科学精神的内核。这一点不容置疑。有些人片面割裂了创新与传承的关系，认为"科学讲究创新，绝不崇古"，"在科学中不存在人人必读、必信的经典"，"现代医学的学生除非是本人对医学史感兴趣，否则没有人会去研读希波克拉底、盖伦、维苏里、哈维等历代医学大家的著作，不熟悉经典著作丝毫也不影响他们行医"[①]。很显然，方舟子是站在西方医学、现代医学的立场来看待科学的，根本没有考虑到中医的特殊性，没有关注到中医的文化哲学语境。从事现代医学虽然不需要读原著经典，但这些经典知识却是以各种方式写进了教材之中，他们的核心观念与论证都被吸纳进了今人的知识体系中。中医要读经典，但不是"唯经典"，把经典读死了。古人早就讲过，尽信书不如无书，对于中医经典书籍也要如此。对于经典上所载明的那些理

①方舟子.批评中医[M].北京：中国协和医科大学出版社，2007：15.

论，也需要辩证地看待；经典上所载的处方，也需要在临床实践中去验证。引经据典、背诵经典是一方面，但更重要的是在临床实践中辨证论治。

关于如何实现中医药创新的问题，我们应该充分利用现代科学技术和方法，推动中医药理论与实践不断发展。有些"传统派""守旧派"拒斥现代科学技术，这是非常狭隘的。科学技术手段与中医并非是完全冲突的，是可以进行融合的，坚持中医为本，以技术手段来实现原本较难或者无法实现的诊治，这是很好的。中医药发展《规划纲要》中也指出，要充分"利用好中医西医两种资源，坚持中医与西医相互取长补短，发挥各自优势，促进中西医结合，推动建立中国特色的医疗卫生保障体系"，"坚持中医与中药相结合，促进中医中药协调发展，不断增强中医药发展的整体性和系统性"，发挥中医药特色优势，提高中医药重大疾病防治水平，为人民群众提供简便价廉的中医药服务，在实践中不断解决中医药自身发展问题。

二、促进中医文化伟大复兴

中医药文化是"中华优秀传统文化的重要组成部分"。正如习近平总书记所说："中医药学凝聚着深邃的哲学智慧和中华民族几千年的健康养生理念及其实践经验，是中国古代科学的瑰宝，也是打开中华文明宝库的钥匙。"①可以说，中华民族的优秀传统文化，特别是儒释道三家，都在中医药中得到了深刻的体现，中医的核心价值观、原创思维方式不仅属于中医，更是"融合了历代自然科学和人文科学的精华"，"是古代唯一流传至今并且仍

---

① 引自2010年6月20日习近平在澳大利亚皇家墨尔本理工大学中医孔子学院授牌仪式上的讲话。

在发挥重要作用的科技文化形态"。①

中医在中国传统文化中占据着非常重要的地位。不可否认,"医家是与儒、释、道三家并立的中华传统文化四大支柱之一"。张其成认为,儒释道医四家的关系可以用太极图来说明,其中"儒家是白的,是阳刚","道家是黑的,是阴柔","佛家在太极图外面一圈,因为佛教讲究'空性'",而医家"在中间曲线",它讲究"阴阳调中"。这样,"儒家讲中庸,道家讲中道,佛教讲中观",而"中医讲调中",四家实际上都秉持了一个"中"字的核心精神,它们之间的关系是"你中有我、我中有你","共同构成了中华传统文化'阴阳中和'的基本精神"。"中医的'仁和精诚'是中华文化核心价值观念的体现","中医的基本理论、道德信念、行为规范、临床诊疗、养生实践"无不深刻地体现了这四个字的精髓。可以说,"'仁'是中医人的最基本要求",它体现的是"仁者爱人、生命至上"的伦理道德观;"'和'是中医追求的最高境界",它突出强调人与自然、人与社会、人与自身的和谐之道;"'精'是中医职业精神的最高概括",要求中医人掌握精湛之医术,做到"博极医源,精勤不倦","'诚'是中医行为的最高准则","体现了中医人格修养的最高境界"。

站在民族国家的角度,"中医的发展方向关乎中华传统文化的发展命运"。近百余年的中医发展的坎坷遭遇史证明,"中医的危机从根本上说是中国传统文化的危机","中医的命运是中华传统文化命运的一个缩影",对中医的攻击就是对以中医为代表的中国传统文化的攻击。在西方文明的强势

①张其成.中医文化精神[M].北京:中国中医药出版社,2016:39.

围剿下，中医在历史上遭遇了前所未有的空前危机，几次都面临着被取缔的悲惨命运。西方科学的盛行，科学主义话语成为评判一切是非的最高标准和价值原则，在这种话语霸权之下，中国传统文化都遭到了无情的批判和唾弃，中医不仅在事实上丧失了两千余年的医学主导地位，而且面临着艰难生存的合法性危机，一度成了"失语的中医"。"现代中医院校完全按照西方科学模式进行构建"，用现代的科学技术方法来研究中医药，比如用动物来做实验，用分子生物学来"造模"，传统的中医方法反倒是成为异类，"被挤在人不欲见的偏僻角落"。中医所遭遇的这种"身份危机"不仅动摇了其合法性地位，而且使得中医的话语体系被视为"另类"或"边缘化"，进而不断"蚕食"其处于弱势地位的生存空间。更有甚者，不少中医批判人士大有将中医妖魔化的现象，认为应该彻底"告别中医药"。

我们应该充满信心地看到，当前中医药振兴发展迎来天时、地利、人和的大好时机。"弘扬中医文化是中华文化伟大复兴的理性选择。""中医文化复兴不仅是振兴中医的重要途径，也是推动中国传统文化复兴的重要途径。"中医与中华传统文化同根同源、本为一体，同呼吸、共命运。今天，中华民族伟大复兴的"中国梦"已经成为国家政治的主流意识形态，在"民族复兴"的口号之下，中医也迎来了千载难逢的发展契机。

参考文献

一、著作

[1] [东汉]许慎.说文解字注[M].段玉裁注.上海：上海古籍出版社，1981.

[2] [宋]苏轼.东坡志林[M].北京：中华书局，1981.

[3] [明]李时珍.本草纲目（白话手绘彩图典藏本）[M].倪泰一，李智谋编译.南京：江苏人民出版社，2011.

[4] 郭象注，成玄英疏，曹础基、黄兰发点校.中华国学文库：庄子注疏[M].北京：中华书局，2011.

[5] 叶蓓卿译注.中华经典名著全本全注全释丛书：列子[M].北京：中华书局，2011.

[6] 陆广忠译注.中华经典名著全本全注全释丛书：淮南子[M].北京：中华书局，2012.

[7] 陆玖译注.中华经典名著全本全注全释丛书：吕氏春秋[M].北京：中华书局，2011.

[8] 张松辉，张景译注.中华经典名著全本全注全释丛书：抱朴子外篇[M].北京：中华书局，2013.

[9] 姚春鹏译注.中华经典名著全本全注全释丛书：黄帝内经[M].北京：

中华书局，2010.

[10]周振甫译注.周易译注[M].北京：中华书局，2008.

[11]张登本.《黄帝内经》十二论[M].北京：中国中医药出版社，2017.

[12]陈来.古代宗教与伦理：儒家思想的根源[M].北京：生活·读书·新知三联书店，2009.

[13]陈梦家.殷墟卜辞综述[M].北京：中华书局，1992.

[14]金岳霖.中国哲学·金岳霖学术论文选[M].刘培育选编.北京：中国社会科学出版社，1990.

[15]金岳霖.金岳霖选集[M].胡军编.长春：吉林人民出版社，2005.

[16]程雅君.中医哲学史[M].成都：巴蜀书社，2009.

[17]方舟子.批评中医[M].北京：中国协和医科大学出版社，2007.

[18]冯友兰.人生哲学[M].北京：中国国际广播出版社，2016.

[19]胡孚琛.道学通论[M].北京：社会科学出版社，2004.

[20]黄海.中医今释：从生物医学与科学哲学角度看中医[M].北京：求真出版社，2016.

[21]黄仓，王旭东.医史与文明[M].北京：中国中医药出版社，1993.

[22]李灿东主编.全国中医药行业高等教育"十三五"规划教材·中医诊断学[C].北京：中国中医药出版社，2016：98-100.

[23]李开复.AI·未来[M].杭州：浙江人民出版社，2018.

[24]廖育群.繁露下的岐黄春秋：宫廷医学与生生之政[M].上海：上海交通大学出版社，2012.

[25]齐振海主编.认识论探索[M].北京：北京师范大学出版社，2008.

[26] 钱穆. 中国文化导论[M]. 北京：商务印书馆，1998.

[27] 邱鸿钟主编. 中医的科学思维与认识论[M]. 北京：科学出版社，2011.

[28] 孙广仁，郑洪新主编. 中医基础理论[M]. 北京：中国中医药出版社，2012.

[29] 唐君毅. 中国文化之精神价值[M]. 台北：台湾正中书局，1953.

[30] 滕国兴，许锭，张绍艳主编. 医学形式逻辑学[M]. 北京：科学出版社，2017.

[31] 王旭东. 中医美学[M]. 南京：东南大学出版社，1989.

[32] 王旭东. 中国传统性医学[M]. 南京：江苏科学技术出版社，1992.

[33] 王正山，张其成. 中医阴阳新论[M]. 北京：中国中医药出版社，2017.

[34] 倪梁康. 现象学的观念[M]. 上海：上海译文出版社，1986.

[35] 欧阳康. 社会认识论导论[M]. 北京：北京师范大学出版社，2017.

[36] 邢玉瑞. 中医学概念问题研究[M]. 北京：中国中医药出版社，2017.

[37] 邢玉瑞. 中医哲学思维方法研究进展[M]. 北京：中国中医药出版社，2017.

[38] 邢玉瑞主编. 中国古代天人关系理论与中医学研究[M]. 北京：中国中医药出版社，2017.

[39] 熊继柏. 中医创造奇迹——熊继柏诊治疑难危急病症经验集[M]. 长沙：湖南科学技术出版社，2015.

[40] 熊十力. 熊十力全集（第5卷）[M]. 武汉：湖北教育出版社，2001.

[41] 徐仪明. 性理与岐黄 [M]. 北京：中国社会科学出版社，1997.

[42] 周鸿飞编. 运斤斲垩：余云岫、恽铁樵学术论争集 [M]. 北京：学苑出版社，2019.

[43] 张伯礼，李振吉. 中国中医药重大理论传承创新典藏 [M]. 北京：中国中医药出版社，2018.

[44] 张东荪. 认识论 [M]. 北京：商务印书馆，2011.

[45] 张其成. 中医生命哲学 [M]. 北京：中国中医药出版社，2016.

[46] 张其成. 中医文化精神 [M]. 北京：中国中医药出版社，2016.

[47] 张其成. 中医五行新探 [M]. 北京：中国中医药出版社，2017.

[48] 张其成. 中医象数思维 [M]. 北京：中国中医药出版社，2016.

[49] 张其成. 中医哲学基础 [M]. 北京：中国中医药出版社，2016.

[50] 张世英. 天人之际——中西哲学的困惑与选择 [M]. 北京：人民出版社，1995.

[51] 张宗明. 品读中医 [M]. 南京：东南大学出版社，2014.

[52] 张宗明. 中医药"走出去"的文化自觉与自信 [M]. 南京：东南大学出版社，2021.

[53] 郑开. 庄子哲学讲记 [M]. 南宁：广西人民出版社，2016.

[54] 周东浩. 中医：祛魅与返魅 [M]. 桂林：广西师范大学出版社，2008.

[55] 饶宗颐. 符号·初文与字母——汉字树 [M]. 香港：商务印书馆（香港）有限公司，1998.

[56] [古希腊] 亚里士多德. 形而上学 [M]. 吴寿彭译. 北京：商务印书馆，2007.

[57][奥匈帝国]胡塞尔.欧洲科学的危机和超验现象学[M].张庆熊译.上海：上海译文出版社，1988.

[58] [德]马克思，[德]恩格斯.马克思恩格斯全集(第3卷)(第42卷)[M].中共中央马克思恩格斯列宁斯大林著作编译局译.北京：人民出版社，1960、1979.

[59] [德]马克思，[德]恩格斯.马克思恩格斯选集（第1卷）[M].中共中央马克思恩格斯列宁斯大林著作编译局译.北京：人民出版社，1995.

[60] [俄]列宁全集(第38卷)[M].中共中央马克思恩格斯列宁斯大林著作编译局译.北京：人民出版社，1960.

[61] [俄]列宁选集(第2卷)[M].中共中央马克思恩格斯列宁斯大林著作编译局译.北京：人民出版社，1995.

[62] [俄]维果茨基.思维与语言.[M].李维译.杭州：浙江教育出版社，1997.

[63] [美]爱因斯坦.爱因斯坦文集(第1卷)[M].许良英，范岱年译.北京：商务印书馆，1976.

[64][德]黑格尔.小逻辑[M].贺麟译.北京：商务印书馆，1980.

[65][德]汉斯·波赛尔.科学：什么是科学[M].李文潮译.上海：上海三联书店，2002.

[66][英]李约瑟.中国科学技术史（第三卷）[M].梅荣照译.北京：科学出版社，1975.

[67][英]波普尔.波普尔思想自述[M].赵月瑟译.上海：上海译文出版社，1988.

[68][英]波普尔.猜想与反驳[M].傅季重,纪树立,周昌忠,蒋弋译.上海:上海译文出版社,1986.

[69] [美]查尔斯沃斯.哲学的还原[M].田晓春译.成都:四川人民出版社,1987.

[70] [德]海德格尔.存在与时间[M].陈嘉映,王庆节译.北京:生活·读书·新知三联书店,2006.

[71] [德]海德格尔.海德格尔选集[M].孙周兴选编.上海:上海三联书店,1996.

[72] [德]海德格尔.路标[M].孙周兴译.北京:商务印书馆,2000.

[73] [德]海德格尔.在通向语言的途中[M].孙周兴译.北京:商务印书馆,1997.

[74] [德]洪堡特.论人类语言结构的差异及其对人类精神发展的影响[M].姚小平译.北京:商务印书馆,1997.

[75] [德]卡西尔.人论[M].甘阳译.上海:上海人民出版社,1986.

[76] [德]卡西尔.神话思维[M].黄龙保,周振选译.北京:中国社会科学出版社,1992.

[77] [德]康德.纯粹理性批判[M].李秋零译.北京:中国人民大学出版社,2004.

[78] [德]石里克.普通认识论[M].李步楼译.北京:商务印书馆,2012.

[79]Steinhart E C. *The Logic of Metaphor: Analogous Parts of Possible Worlds*[M]. Amsterdam: Kluwer Academic Plulishers, 2001.

二、论文

[1]Wakefield, J. C.'Disorder as Harmful Dysfunction: Conceptual Critique of DSM-III-R's Defi nition of Mental Disorder'[J]. Psychological Review, 1992, 99（2）: 232-247.

[2]安延明.历史循环理论的两种模式[J].哲学研究，2005,8：96-103.

[3]曹江鹏等.杨骏教授运用针灸治疗中风恢复期意识障碍经验[J].甘肃中医药大学学报，2019, 36（4）: 12-14.

[4]曹志平.论科学主义的本质[J].自然辩证法研究，2001, 17（4）: 11-15.

[5]曾振宇.论"气"[J].哲学研究，2004（7）: 53-58.

[6]常存库.病证关系及病证的重合与分离[J].中医药信息，2009, 26（1）:1-4.

[7]常馨月，张宗明，李海英.2014—2019年中医药文化国际传播现状及思考[J].中医杂志，2020,61（23）:2050-2055.

[8]陈梦家."古文字中的商周祭祀"[J].燕京学报，1936（19）: 149.

[9]陈竹友."医者意也"议[J].中医药文化，2014（1）: 45-46.

[10]成素梅.波普尔的证伪方法与非充分决定性论题[J].自然辩证法研究，2003, 19（1）: 15-19.

[11]程雅君，程雅群.中医原创思维的哲学意蕴[J].哲学研究，2014（01）: 44-49.

[12]程雅君.论中医辨证思维的特点及在新时代的守正开新[J].哲学研究，2021（5）: 93-101.

[13]程雅群，程雅君.论中医原创思维中的理性主义[J].中华文化论坛，2016（3）：119-124.

[14]崔丽娜.形而上学的历史镜像：康德"先天综合判断"之现代性解读[J].宁夏大学学报（人文社会科学版），2013，35（1）：37-42.

[15]邓晓芒.胡塞尔现象学导引[J].武汉大学学报，1998（3）：51-53.

[16]邓晓芒.求真之路[J].社会科学战线，2001（5）：228-234.

[17]杜治政.当代医学人文理念与实践论纲[J].医学与哲学（人文社科医学版），2009，30（1）：2-7.

[18]杜治政.关于医学是什么的再思考[J].自然辩证法研究，2008，24（6）：16-22.

[19]段伟文.大数据知识发现的本体论追问[J].哲学研究，2015（11）：114-119.

[20]范振杰.对逻辑实证主义"拒斥形而上学"的批判[J].学术交流，2006（11）：15-17.

[21]冯平.价值判断的可证实性——杜威对逻辑实证主义反价值理论的批判[J].复旦学报（社会科学版），2006（5）：112-119.

[22]高剑平.古希腊哲学："实体"与"关系"的提出[J].自然辩证法通讯，2010（4）：1-6.

[23]宫玉宽.论证实原则与证伪原则的对立——在逻辑实证主义和波普尔之间[J].科学技术与辩证法，2001，18（6）：25-29.

[24]顾伟康.中国哲学史上第一个宇宙论体系[J].上海社会科学院学术季刊，1986（2）：66-73.

[25]郭蕾.藏象概念、科学性与真理性诠释[J].山东中医药大学学报，2017，41（2）：102-104.

[26]郭太品等.朱勉生教授"时空针灸"针法操作特色撷要[J].中医药学报，2017，45（6）：81-84.

[27]郭郁.从"此在之存在"到"存在之语言"——论海德格尔前后期思想的关联[J].山西大学学报，2012（2）：16-19.

[28]韩星.天人感应与天人合一——从宗教与哲学视角看董仲舒天人关系思想[J].宗教与哲学，2014（3）：40-63.

[29]胡阳，李长铎.莱布尼茨发明二进制前没有见过先天图吗——对欧洲现存17世纪中西交流文献的考证[J].周易研究，2004，2：66-71.

[30]黄建华.中医"证"描述了非稳态负荷的类型——兼论病证关系（下）[J].上海中医药，2017，51（4）：16-22.

[31]贾春华.病证关系论[J].亚太传统医药，2008，4（3）：15-18.

[32]江怡.什么是实证主义：对它的一种史前史考察[J].云南大学学报（社会科学版），2003，2（5）：58-63.

[33]蒋明.中医学发展有赖于对病证关系的再认识[J].中医杂志，2004，45（12）：889-891.

[34]蒋谦.莱布尼茨二进制形成中的概念变化分析[J].周易研究，2014，5：25-37.

[35]景海峰."天人合一"观念的三种诠释模式[J].哲学研究，2014（9）：33-39.

[36]阚红艳.道家视域下的"身国同构"与"内圣外王"[J].江淮论坛，

2018（3）：81–85.

[37] 孔令青，李鸣镝.中医方剂“五子衍宗丸”组方的历史源流[J].中国中医基础医学，2009 ,15（1）：67–68.

[38] 李崇超，王旭东.从内向型文化的特点看中医学的价值[J].医学与哲学(A)，2016，37（1）：91–93+97.

[39] 李刚. 杜光庭《道德真经广圣义》“身国同治”的生命政治学[J]. 宗教学研究，2007，1：30–36.

[40] 李琍.身体的权利——试论笛卡尔机械论身体观的哲学动机[J]世界哲学，2013，6：44–50.

[41] 李鹏举.《淮南子·天文训 》“太昭”说再探[J].自然科学史研究，1996，15（2）：97–106.

[42] 李如辉.中医学究竟是“经验医学”还是“理论医学”[J].陕西中医药大学学报，2016，39（5）：4–7.

[43] 李如辉等.论藏象学说之所以成为问题[J].陕西中医学院学报，2015，38（6）：5–7.

[44] 李晓林.《淮南子》中的宇宙起源思想[J].陕西教育学院学报，1997，2：30–33.

[45] 李振良，孟建伟. 从身心二分到身心合一：论医学观的改变[J]. 自然辩证法研究，2010，26（11）：88–92.

[46] 李致重.中医形上之思（一）[J].中医药通报，2006，5（3）：1–4.

[47] 连冬花.中医是科学：社会建构论的视角[J].学术论坛，2007（4）：32–35.

[48]林可济.马克思的博士论文和古希腊的原子论[J].学术评论,2018,4：4-10.

[49]刘胜利.中医身体观现代阐释的困境与出路[J].深圳大学学报（人文社会科学版）,2014,31（5）：17-22.

[50]刘泰.循证医学与经验医学的区别[J].中西医结合心脑血管病,2006,6（2）：162-164.

[51]刘艳丽,韩金祥.证本质的研究现状及反思[J].辽宁中医,2012,39（5）：809-811.

[52]刘长林."证"的哲学解读——宇宙观和生命观的突破[J].南京中医药大学学报(社会科学版),2008（01）：1-8.

[53]刘长林.中医"证""象"的现代哲学解读[J].太原师范学院学报(社会科学版),2010,9（5）：1-7.

[54]刘长林.中医药走出困境的关键和建议[J].浙江中医药大学学报,2007（6）：669-670+675.

[55]刘长林.中医哲学的"元"创性[J].河北学刊,2007（3）：27-29+33.

[56]刘长林.中医哲学的元创与特色[J].陕西中医学院学报,2015,38（3）：5-8.

[57]刘长林.走出一元科学误区,正确认识中医[J].亚太传统医药,2006（11）：5-6.

[58]楼宇烈.应以直觉智慧建立中医的人文标准[J].中国哲学史,2018（1）：45-51.

[59]罗根海.评判中医药学需要科学与理性精神[J].中南大学学报（社会科学版），2007，13（1）：14-15.

[60]吕有云.道教身体政治学论纲[J].西南大学学报，2012，38（5）：18-23.

[61]马来平.试论科学精神的核心与内容[J].文史哲，2001（4）：51-54.

[62]马文辉.古天文历法是中医基础理论的思辨框架[J].中国中医基础医学，2013，9（7）：28-32.

[63]马子密，贾春华.取象比类——中国式隐喻认知模式[J].世界科学技术——中医药现代化，2012，14（5）：2082-2086.

[64]孟庆云.《易经》与藏象学说[J].中医药文化，2015（5）：27-31.

[65]孟庆云.人身应同天地纪——中医学小宇宙论及全息观的形成与发展[J].中医杂志，2010，51（3）：197-199.

[66]孟庆云.宣明往范，昭示来学——论中医医案的价值、特点和研究方法[J].中医杂志，2006，47（8）：568-570.

[67]孟庆云.至道在微——《黄帝内经》的全息观[J].中国中医基础医学杂志，1995，1（2）：11-13.

[68]潘书祥.汉语科技术语的规范和统一[J].科技术语研究，1998（1）：8-13.

[69]朴勇等.国医大师卢芳教授运用升阳散火汤治成人斯蒂尔病经验[J].浙江中医药大学学报，2019，43（9）：953-955.

[70]戚团结."智者察同愚者察异"经义发微[J].医古文知识，2001，4：25.

[71]齐磊磊.大数据经验主义——如何看待理论、因果和规律[J].哲学动

态，2015（7）：89-95.

[72]钱穆.中国文化对人类未来可有的贡献[J].中国文化，1991（4）：93-96.

[73]钱玺，陆黎娟，张宗明.人工智能技术视域下中医药发展的当代进路[J].中医药导报，2020，26（1）：11-14.

[74]邱鸿钟，梁瑞琼，陈玉霏.中医之神与中医之心的现象学还原分析[J].中华中医药，2017，32（8）：3404-3406.

[75]邱鸿钟.论中医的科学精神和人文方法[J].医学与哲学，1999，20（1）：2-5.

[76]邱鸿钟.中医证本质的现象学分析[J].中医研究，2010，23（7）：1-3.

[77]尚小华，旷三平.从超验实体到关系存在——实体范畴的"去魅"与再生[J].现代哲学，2010（2）：15-20.

[78]申波.天人合一与宗教意识[J].广西社会科学，2003（5）：49-51.

[79]史习，盛晓明.客观主义疾病观之殇——论生物医学视野下的功能概念[J].自然辩证法研究，2016，38（3）：137-143.

[80]宋秒，李如辉，王栋.取象比类方法在藏象学说中的运用探讨[J].浙江中医杂志，2016，51（12）：859-860.

[81]苏德超.有先天综合判断吗?——浅谈分析哲学对先天综合判断的拒绝[J].武汉大学学报（人文科学版），2013，33（2）：43-48.

[82]孙可兴，张晓芒."取象比类"与《黄帝内经》"藏象说"逻辑建构[J].湖北大学学报（哲学社会科学版），2017，44（6）：62-68.

[83]孙伟平.论马克思主义哲学的实践真理观[J].学术研究，2005（11）：

43-47.

[84]孙学刚，贾钰华.医学经验主义的贫困[J].医学与哲学，1999，20（1）：10-11.

[85]唐少莲.道家身体哲学及其政治隐喻[J].广东石油化工学院学报，2018，28（5）：1-4.

[86]陶广正.中医医案学的历史成就[J].中医文献，2002（4）：50-53.

[87]陶嘉磊，袁斌，张宗明等.从辩证唯物主义论中西医结合[J].中医，2018，59（15）：1261-1264.

[88]陶嘉磊，张宗明，汪受传.从辩证的视角看中医科学性问题争论[J].医学与哲学(A)，2015，36（8）：85-87.

[89]汪世锦.再论海德格尔的时间观[J].江汉论坛，2018，8：71-76.

[90]王加华.农事与时间：中国传统时间观的特点、成因及其社会影响[C].山东省民俗学会2012年学术年会论文集，2012.

[91]王荣江.波普证伪主义方法论批判[J].科学技术与辩证法，2000，17（6）：22-25.

[92]王荣江.库恩与科学史[J].自然辩证法通讯，2016，38（5）：128-134.

[93]王姝彦.回望与反思：实证主义之于科学哲学的影响[J].晋阳学刊，2015（6）：11-16.

[94]王淑军.中医药作为国家战略的四个价值取向[N].中国中医药报，2018-12-13：3.

[95]王树恩，柳洲.科学精神结构的多维探析[J].自然辩证法研究，2003，

19（7）：65-68.

[96]王淞等．国医大师张志远临床应用虫类药物经验举隅[J].时珍国医国药，2019，30（6）：1488-1490.

[97]王炜，严火其．智者察同——从SARS诊治看中医学的本质[J].江苏中医药，2004，25（9）：8-11.

[98]王文健．同病类证——病证关系再审视[J].中国中西医结合，2011，31（8）：1023-1024.

[99]王旭东．被"证据"扭曲的医学价值观[J].南京中医药大学学报(社会科学版)，2020，21（2）：118-122.

[100]王旭东．影响中医"认同感"的几个理论问题——由中医申遗引起的思考[J].医学与哲学(人文社科医学版),2010,31（4）：59-60.

[101]王旭东．中医发展亟待解决的重大理论问题：核心价值观的确立和践行[J].南京中医药大学学报(社会科学版)，2019，20（3）：158-163.

[102]王一方．饭桌上的中医与思想史上的中医——如何开启理性、建设性的中医批评[J].读书，2018（2）：3-11.

[103]王一方．五四与医学[J].读书，2019（9）：54-61.

[104]尉万春，张其成，邱模炎．当前中医学发展的现状与出路思考[J].中华中医药，2021，36（12）：6979-6982.

[105]闻凤兰．论西方科学哲学从逻辑主义到历史主义转向的深层逻辑[J].社会科学战线，2015（7）：21-25.

[106]邬焜．从古希腊原子论哲学对科学的影响看哲学与科学的内在统一性[J].自然辩证法研究，2013，29（11）：86-90.

[107] 吴国盛.科学与人文 [J].中国社会科学, 2001 (4): 4-15.

[108] 吴国盛.世界的图景化——现代数理实验科学的形而上学基础 [J].科学与社会, 2016, 6 (1): 43-72.

[109] 吴国盛.希腊思维方式与科学精神的起源 [J].民主与科学, 2016 (6): 68-69.

[110] 吴彤, 张妹艳.从地方性知识的视域看中医学 [J].中国中医基础医学, 2008, 14 (7): 540-544.

[111] 武家璧.中国早期宇宙起源论的几个特征 [J].自然辩证法通讯, 2008 (6): 72-75.

[112] 谢菁, 贾春华.《黄帝内经》隐喻语言的类型与功能 [J].中医药学报, 2011, 39 (1): 1-4.

[113] 谢遐龄.格义、反向格义中的是是非非——兼论气本论不是唯物主义 [J].复旦学报, 2009 (6): 58-66.

[114] 刑梦, 邢玉瑞.中医病证关系研究评析 [J].中华中医药, 2018, 33 (12): 5290-5294.

[115] 邢玉瑞.《素问·三部九候论》模式推理方法探讨 [J].中国中医基础医学, 2012, 18 (3): 240-241.

[116] 邢玉瑞.经验、形而上学与中医学 [J].浙江中医药大学学报, 2010, 34 (5): 635-638.

[117] 邢玉瑞.医者意也——关于《思考中医》的思考之二 (续一) [J].陕西中医学院学报, 2006, 29 (1): 10-12.

[118] 徐陶, 刘立夫.何物存在: 中西哲学本体论的差异与汇通 [J].江西社

会科学，2012（3）：27-31.

[119]徐仪明，廖永安.试论中医走向世界的几个问题[J].亚太传统医药，2009，5（11）：1-3.

[120]许志泉.中医学术语的多义性及其标准化[J].山东中医学院学报，1994，18（5）：329-333.

[121]严火其.智者察同 愚者察异：对东西方科学的一种哲学解读[J].江海学刊，2002（6）：50-56.

[122]杨晓媛，贾春华."寒""热"在温度感觉与中医学之间的概念隐喻[J].世界科学技术——中医药现代化，2015，17（12）：2497-2500.

[123]叶兴华，王慧.实证主义思潮对近代中医学术研究的影响[J].南京中医药大学学报，2012，13（1）：25-29.

[124]殷平善，罗佳波.论中医药学术语言的规范化[J].中国医药学报，2001，16（3）：53-54.

[125]俞吾金.康德"三种知识"理论探析[J].社会科学战线，2012（7）：12-18.

[126]俞宣孟.论普遍主义[J].学术月刊，2008，40（11）：42-50.

[127]詹文杰.论求真精神与希腊哲学之成型[J].哲学研究，2007（3）：61-67.

[128]张伯礼.新时代中医药传承发展的机遇与挑战[J].中国药理学与毒理学，2019，33（09）：641-642.

[129]张伯礼.中医抗疫的文化自信[J].中国科技奖励，2021（04）：58-61.

[130]张伯礼.中医药发展的机遇与任务[J].中国中西医结合,2017,37（02）:145-146.

[131]张岱年.论中国哲学史上的学派论争[J].中国哲学史,1992（1）:9-11.

[132]张岱年.中国哲学中的本体观念[J].安徽大学学报（哲学社会科学版）,1983（3）:1-4.

[133]张洪雷,张宗明.论中西医文化基因的差异及优化重组[J].中医,2015,56（08）:631-635.

[134]张立艳,陈晓.藏象学说进展概述[J].中医文献,2012（4）:54-56.

[135]张荟.解密《内经》"气"理论[J].现代中西医结合,2004,13(15):1963-1964.

[136]张其成.梁漱溟中西医"根本观念"的启示[J].中医药文化,2013（6）:1.

[137]张其成.中医文化是中华文明伟大复兴的先行者——纪念习近平中医孔子学院讲话十周年[J].南京中医药大学学报(社会科学版),2020,21（02）:78-82+139.

[138]张枢明."医者,意也"辨析与正名之溯源求真[J].中医药文化,2017（1）:18-24.

[139]张树剑,赵京生.古代"神"的观念与《内经》"神"相关概念的关系探讨[J].中国中医基础医学,2010,16（3）:182-185.

[140]张文路."天人合一"思想起源于周代宗教[N].中国社会科学报,

2015-06-01.

[141]张再林."根身性"：中国哲学研究的一个新的论域[J].孔子研究，2018（4）：35-37.

[142]张再林."我有一个身体"与"我是身体"——中西身体观之比较[J].哲学研究，2015（6）：120-126.

[143]张再林.从当代身体哲学看中医[J].周易研究，2016（6）：59-72.

[144]张宗明.论中医药文化自信[J].南京中医药大学学报(社会科学版)，2018，19（01）：1-5.

[145]张宗明.中医药文化是中华文化"走出去"的先锋[J].南京中医药大学学报(社会科学版)，2020，21（02）：71-77.

[146]章浩伟，朱训生，杨华元.中医证候分级推理诊断方法[J].计算机工程与应用，2005（5）：207-209.

[147]赵敦华.实用主义与中国文化精神[J].哲学研究，2014（1）：62-69.

[148]赵宇平等.中医药人工智能现状研究及发展思考[J].中国中西医结合，2019（11）：1-4.

[149]郑红，张启明.中医症状术语规范化研究方法探讨[J].山东中医药大学学报，2010，34（1）：21-22.

[150]郑济洲."气本论"考论[J].黑河学刊，2016（3）：21-24.

[151]钟书林."宇宙"语义的古今转换和中西对接[J].长江学术，2013（2）：82-89.

[152]朱良志.原始宗教与"天人合一"文化意识的产生[J].中州学刊，

1988（3）：43-46.

[153]邹诗鹏.中医现代阐释之三"弊"[J].中医药文化，2010（6）：1.

[154]周忠眉.中医方剂数据挖掘模式和算法研究[D].浙江大学博士学位论文，2006.

[155]冯文林.《内经》治则治法学说的渊源与形成研究[D].广州中医药大学博士学位论文，2007.

[156]许霞.宋以前方剂剂型的历史研究[D].中国中医科学院博士学位论文，2010.

赵伟.广义科学哲学视野中医本性分析[D].华中科技大学博士学位论文，2011.

[157]孙磊.《伤寒杂病论》治则探析[D].南京中医药大学博士学位论文，2011.

[158]刘晓明.基于发生学的《黄帝内经》治法理论研究[D].辽宁中医药大学博士学位论文，2017.

[159]甘泽林.基于批判哲学的证本质和辨证论治一般原理之分析[D].南京中医药大学博士学位论文，2018.

后记

本书的写作与出版对我个人的学术生涯而言是一次"旁逸"与"斜出"。说其"旁逸",是指就我的研究方向而言,中医哲学并非我的专业与特长所在,在我多年的学术训练中,中医哲学或中医认识论从未占据我的理论视野,我本人也未曾有过任何的中医研究经历与临床实践经验。说其"斜出",意味着我从原本的伦理学研究领域扩展到一个相对"陌生"乃至有点挑战性的新领地。无论如何,这种非同寻常的"学术之旅"是我来到湖南中医药大学工作近10年的一次意外"奖励"与"回报"。对此,我欣然受命。

我想表达的是,投入数年的时间与精力来撰写这本著作绝不是我一时的心血来潮。从2014年底来到湖南中医药大学,我就常常浸润在中医文化的氛围之中,乃至不断"感染"了中医药的话语体系。这种话语体系的独特性在于,一方面,它挑战了现代人的基本生存方式、生活方式;另一方面,它以传统文化别开生面的视角呈现了一副完全不同于现代医学(西医)的独特"范式"。当我2017年完成《道家生命伦理的传统视域与现代转型》的撰写之后,一直在琢磨着下一本专著的新方法、新领地。终于,在进行反复的大量文献阅读之后，一个声音在我脑海中久久回荡：中医认识论是一个少有人问津的值得深入探索的富矿。于是，经过充分的酝酿，我下定了决心，从2019年1月开始正式投入到本书的写作之中。历时整整一年，终于在2019年12月顺利完成了30多万字的《中医认识论研究》。可以说，在这一年的时光里，我在精神上过得无比充足，每天有某种话语从指尖流淌，逻辑的思绪逐渐变成一本厚厚的专著。我时常因为某段话写得特别漂亮令自己满意，兴奋之余不忘与专业同行们分享自己的心得。按照既定的轨道进行一种学术写作，需要稳定的情绪和清晰的思路。它对我而言是一种精神操练和灵魂舞蹈，而不是一种单纯的学术写作。"古之学者为己"，大概我所追求的就是这样一种"为己之学"吧！每天的进度井然有序，除了正常的教学工作之外，我把主要精力完全投入到这项工作之中。每天写作的速度少则一两千字，多则五六千字。我的写作习惯是，定好提纲、三级标题，然后从前到后按照章节顺序不断向前推进。这样一种写作的自我把握感，让我对自己逐渐充满信心，内心也过得特别充实而有力量。然而，任何事情都具有两面性，当我沉浸在自己的创作喜悦之中时，由于长时间的伏案电脑工作，我的右眼开始闪现出"飞蚊"的症状，时至今日它依然对我的视力构成了一种不大不小的困扰。它迫使我在后面的几年中逐渐减少了对着电脑工作的时间，以至于从那之后再没有动笔写下一部专著的念头了。

决定出版这本书，也是几经考虑和权衡的结果。我曾经两次以这本书为基础申报国家社科基金后期资助项目，然而两次都折戟沉沙，让我大感受挫。投入了众多时间与精力的成果没有获得想要的结果，我决定提前将其中的认识论部分予以出版，也算是了却自己多年的一桩心愿。此间的心路历程，颇多彷徨踌躇，也曾焦虑满怀，但最终还是拨云见日，守得初心、修得正果。大概对一件事情的重视与纠结程度与对它的投入时间是成正比的，投入的时间越多、付出的精力越大，自己便越重视它，也就多么渴望获得他人的尊重。辛苦劳作之后的著作像是一个老农的秋后丰收，也像是一个母亲怀胎十月之后产下的可爱宝宝。无论如何，这本书是完全属于"自己"的作品，就像是一个婴儿完全属于母亲的幸福和喜悦。

不得不说，此时此刻我写下这段后记的心情是平静而略显惆怅的。当我抬起头，秋日的暖阳透过窗户照射到我办公室的电脑上，桌上的绿萝也泛起绿油油的光。世间万事，也正如这太阳、这植物一样有着它自身的生长发展规律，在恰当的时间里吸收着恰当的阳光养分，便得以呈现出生命的多姿多彩。我曾想用某种文学性的笔调和语言构造出某种哲学思想来，这种想法像是一杯老酒令人品味无穷。大概能将文学与哲学融于一炉的哲学家并不多见，我也无奈地接受了自己的平庸，暂且将其视为一种梦想罢了。

然而，我也有着自己的坚守与执着，所谓的放下并不意味着佛系的躺平，而是坚守自己想要的那份品质追求。我曾计划写出中医哲学"三部曲"，即《中医本体论的当代建构》《中医认识论的当代建构》与《中医伦理学的当代建构》，分别从本体论、认识论、价值论三重维度来建构自己的哲学作品。而摆在眼前的这部著作即是其中的第二部中医认识论的部分，它原本属于我初稿中的主体章节。也就是说，我在最初的架构中将本体论的部分放在前面，约有十万字之多，在这部书中将其"拿掉"了，以便下一步构成本体论研究的独立专著。遗憾的是，先出版这本认识论，"失去"了本体论的铺垫与展开，书稿略显得有些突兀和跳跃。不过，作为独立的专著，这本书依然体例结构完整，丝毫不影响相关问题的展开与论证。至于"三部曲"的其余两部，则有待于日后的写作与出版，且拭目以待吧！

　　在此，我需要感谢一众师友与家人，以作为所谓的"致谢"。人生于世很难免其俗，是之为俗世生活。俗世生活的文化魅力也许就在于那一层温情脉脉的面纱。从伦理学的视角来看，所谓的"致谢"意味着对"周遭世界"有所"歉疚"，对不得不与之打交道的各种人与物有所"亏欠"，因而有着某种责任和义务。正是因了这种"亏欠"，这本书才得以"出场"面世。秦裕辉书记既是我的领导，又是我的长辈，当我最初将自己的书稿呈送给他时，心中充满了忐忑。然而，当他读过并给予充分肯定之后，我心中又十分宽慰。秦书记欣然答应我的"作序"请求，还为书的封面插图提出宝贵意见，无不让我感激之至。王一方教授、徐仪明教授百忙之中为我的著作提出中肯的建议，更是令拙著增辉添彩。

　　最后，我想说，这本书是我与"小皮"的一场相遇，一种"医哲同盟"的见证。这既是一种难得的缘分，也是一种人生的修炼。人生的成长，伴随着各种痛苦与不舍，各种酸甜苦辣。在痛并快乐着的生活中，我们修炼彼此，且行且珍惜！人生路漫漫，唯至情至真之人方得始终。

2023 年 10 月 22 日于长沙